THE VW BOOK

声　明

　　本书所提供的信息主要用于参考补充，并不能取代医疗专业人员的医学建议。本书也不应该作为自我诊断或自我治疗的手册。人体阴部的照护应在医疗专业人员的监督下进行，因此我们强烈建议，在任何治疗、饮食控制、运动或其他健康疗程开始之前，都应当先咨询临床医护人员的意见。对于任何直接或间接应用本书内容而引发的问题，本书作者与出版发行者恕不负责。

女性私密健康全书

〔美〕伊丽莎白·G. 斯图尔特 〔美〕宝拉·斯宾塞 著
许杰明 译

浙江科学技术出版社·杭州

版权所有，侵权必究

THE V BOOK: A DOCTOR'S GUIDE TO COMPLETE VULVOVAGINAL HEALTH
by ELIZABETH G. STEWART AND PAULA SPENCER
Copyright © 2002 by Elizabeth G. Stewart, MD
This edition arranged with Ballantine Books, a division of Penguin Random House LLC through Big Apple Agency, Inc., Labuan, Malaysia.
Simplified Chinese edition copyright © 2025 Ginkgo (Shanghai) Book Co., Ltd.
All rights reserved.
本书中文简体版权归属于银杏树下（上海）图书有限责任公司。
浙江省版权局图字：11-2024-313

图书在版编目（CIP）数据

女性私密健康全书 /（美）伊丽莎白·G. 斯图尔特，
（美）宝拉·斯宾塞著；许杰明译 . — 杭州：浙江科学
技术出版社 , 2025. 6. — ISBN 978-7-5739-1732-4
Ⅰ . R711
中国国家版本馆 CIP 数据核字第 2025SY7402 号

书　　名	女性私密健康全书
著　　者	［美］伊丽莎白·G. 斯图尔特　［美］宝拉·斯宾塞
译　　者	许杰明
出版发行	浙江科学技术出版社 杭州市拱墅区环城北路 177 号　邮政编码：310006 办公室电话：0571-85176593 销售部电话：0571-85062597 E-mail：zkpress@zkpress.com
印　　刷	天津中印联印务有限公司
开　　本	690 mm×960 mm　1/16　印　张　25
字　　数	380 千字
版　　次	2025 年 6 月第 1 版　印　次　2025 年 6 月第 1 次印刷
书　　号	ISBN 978-7-5739-1732-4　定　价　68.00 元

责任编辑　唐　玲　陈淑阳　　责任校对　张　宁
责任美编　金　晖　　　　　　　责任印务　吕　琰

中文版序

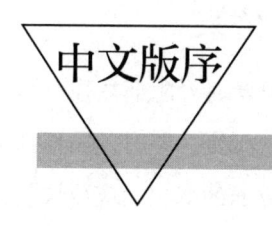

健康性福的桥梁

女性的阴部自古以来一直是人们羞于坦然面对或提及的,然而随着医学技术的发展,我们应以"桥梁"的角色来视之。

男欢女爱的沟通桥梁

在最直接的男女性接触过程中,阴部是实施前戏、爱抚,继而进行最激情部分的桥梁。此外,阴道内会随着阴道表皮细胞的周期性变化及子宫颈黏液的分泌,"铺陈"一座宽广舒适的桥梁以利精子游向子宫腔,并进而到输卵管与卵子结合。

宝宝的诞生桥梁

女性分娩时,阴部这座桥梁更是无比重要,其变化惊人,一个平常仅能容二指至三指的腔道竟可让整个胎儿顺利经过。

成熟女性的象征桥梁

青春期女孩阴部发生变化(包括解剖构造的成熟及毛发的生长),以及生理周期性的月经来潮,表明她已登上成熟女性的这座桥梁。

健康女性的指标桥梁

当女性身体机能异常时,阴部往往也是引导我们窥知问题所在的桥梁。例如身体免疫功能低下、抵抗力差时,阴部内由细菌或真菌感染导致的分泌物增多,提醒个人注意这方面的变化,应尽快就医,以免因局部感染且未得到及时治疗而扩散,造成盆腔甚至全身的感染。

阴部也是医生诊治女性内生殖器(包括子宫、卵巢、输卵管)疾病所必须经过的桥梁。女性阴部更是我们能提早检测到子宫内膜或是子宫颈、阴道等部位正常组织细胞变性为恶性肿瘤的癌前组织的桥梁。常规的巴氏涂片能为女性提供极其重要的提早发现疾病的信息。

医疗手术的关键桥梁

在妇科治疗方面,就宫腔镜手术、阴道镜检查、宫颈管搔刮术,经阴道的子宫切除术或子宫肌瘤切除术等而言,阴部是医疗人员进行手术的桥梁。近年来的高科技辅助生殖治疗中的取卵、将胚胎植回子宫等,亦均依赖阴部桥梁的配合而完成。

可见阴部这座桥梁对于女性的一生真是无比重要,然而以往包括医学界一直没有一部完整详尽地为女性朋友剖析阴部这座桥梁重要性的图书。斯图尔特医生的这本《女性私密健康全书》适时问世并为每一位女性提供了解自己重要部位的机会,相信所有妇产科医生、护理人员及非医界女性朋友,均可由此书得到正确的观念及信息,并享受健康的人生。

许朝钦

中国台湾成功大学前妇产科主任医生

原著序

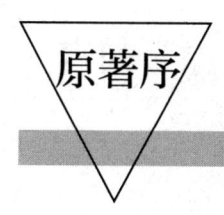

几百年来，我们的社会一直为女性的外阴、阴道覆上一层神秘的面纱。提到它们，女性只能把眼光往下移，用低微到近乎听不见的声音说"下面"。数以百万计的女性饱受外阴和阴道疾病之苦，例如持续的瘙痒、有异常分泌物及性交疼痛等，然而她们只被告知一个错得离谱的诊断："一切都是你的幻想。"

这本由阴部医疗专家撰写的书出现得正是时候。与身体自在相处是非常重要的健康观念，本书让你明白如何舒适自在地面对自己的身体，包括生殖器官。同时，也揭开了阴部的神秘面纱，教女性跨出重要的第一步，了解身体，寻找缓解症状的方法。每一章的内容都非常完整、容易理解、实用，而且叙述轻松愉快。

斯图尔特医生是一位杰出的医生，她帮助我们进一步了解阴道及外阴的健康和问题。除了将专业生涯奉献给阴部健康研究，斯图尔特医生还撰写了本书，希望能减少女性的痛苦及尴尬。斯图尔特医生长期担任护理师、内科医生及妇科医生（因此，在书中她将各个重要的医疗专业人员统称为"临床医护人员"），在此期间的专业训练与经验使得她对文化内涵、疾病与健康对个人的意义都有深刻的洞察，也对人体的生理机制有深入了解。她同时也是一名杰出的老师，教导我们如何改善健康状态。

现在，我们该改变对阴部健康的一切错误、危险的认识。感谢斯图尔特医生——在本书中提供专业见解及直言不讳的信息，教导所有年龄段的女性如何改善阴部的健康状况。我乐意将本书推荐给天下所有的女性，也推荐给关心女性健康的临床医生。

罗伯特·巴比厘

哈佛大学医学院附属布列根和妇女医院妇产科主任、生殖生物学教授

原著前言

就当你从来没见过以下这些题目,准备来个小考吧。预备,开始:

一、你可以很自在、很大声地对医生说出"阴道"这个词吗?

二、下列哪种脱毛方法能安全地使用在"三角地带"呢?剃刀脱毛法、蜜蜡脱毛法、化学脱毛法还是电解脱毛法?

三、如果卫生棉条或是安全套在阴道里不见了该怎么办?

四、为什么有时候性交疼痛是正常的现象?

五、你知道"阴道前庭"在哪里吗?

现在我们来看看结果吧。

一、正确答案是:可以。不过大多数女性都会觉得这样说有点儿奇怪。好笑的是,我们大声对医生说"手肘"或"脚趾"时,倒是不会有奇怪的感觉。

二、这些脱毛的方法各有优缺点,请你把一切都弄清楚以后,再小心地进行比较。

三、正确答案绝对不是惊慌失措。幸好阴道长得像袋子,因此没有什么东西是真的会在里面完全不见的。要找到这些没说一声就到处乱掉的东西,秘诀是耐心及全身放松。

四、这是个很难回答的问题。正常性交不会痛,不论你是十八岁,还是二十多岁、三十多岁、四十多岁,甚或停经以后都一样。可悲的事实是:许多女性一直在忍受性交时的阴道疼痛,却无法找到好方法以解决这个常见的问题。

五、"我"知道。不过,这时"你"心里真正想的是:我从来没听过"阴道前庭"这个词。其实，如果曾做过外阴自我检查，就应该见过，但谁检查过自己的外阴呢？即使是定期做乳房自我检查的女性，也大都跳过这个对健康大有帮助的基本动作。

有这么多女性不了解自己的身体，尤其不了解使女性之所以为女性的部位，实在令人惊讶。不过，这也是很容易理解的，因为外阴和阴道藏在"下面"，被层层裤子包起来。女性的阴部还被迷思、文化禁忌藏起来，更不用提长期以来没有人对阴部的医学感兴趣。不幸的是，看不见也代表不被谈论，被贬抑，甚至引起误解。

外阴、阴道前庭和阴道都是身体的部位，就好像手臂、腿或乳房一样，没有什么不能说的，但很多人通常会把这些部位跟卑贱或肮脏联想在一起。这些人对这些最不该羞于启齿的部位感到不好意思，尤其是在医生面前，或者根本不去想，直到问题爆发了才警觉不对，可是又不知道该怎么办。我们生在一个女性意识觉醒的时代，开始对女性健康的议题有所认识，然而，女性的性器官依然继续被低声、隐晦的言语及行为贬抑。

许多女性不认识自己的身体让我感到很难受，这也是我提笔写下本书的动机。我希望世界各地的女性都能够认识自己，更能衷心赞叹女性独特的生理构造。它们代表了身为女性的美丽，创造了生育下一代的奇迹，更充满了性爱的欢愉。

写这本书，也是因为我亟欲帮助那些让我成为阴部专家的朋友。最近我遇到3个患者，她们都相当具有代表性，当然，本书提到的患者都是化名，以保护她们的隐私。第一个是苏珊，我进诊疗间时，她高兴地跳起来说："天啊！斯图尔特医生，真高兴见到你。我痒得快要疯了！我以为它会自然好，但没有。我知道不能去抓挠，所以白天都还好，可是晚上竟然痒到醒来，我真的忍不住了。"

另一个诊疗间里，英格丽告诉我，长久以来，她没有一次性交是不痛的。"斯图尔特医生，您一定要帮我！"她低声啜泣着说，"我再过几个月就要结婚了啊！"

安妮特的问题是，她本来确信自己得的不过是严重的阴道真菌感染而已，没想到检查出来竟是别的毛病。她问："难道这就是我在药房买的药膏没有效果的原因？"你会惊讶，有多少在药房买到的治疗阴道感染的药膏是无效的，因为根本原因是别的问题。

一天下来，我会看大概 20 个这样的患者；一年大概就有上千人。她们和妈妈、朋友、性伴侣一起来，有些则是自己来看诊的；相同的是，都带着一叠病历。很多人苦于阴道瘙痒的症状，这种症状可能不是仅持续几周，有些可能长达好几年，甚至长达数十年。也有很多患者饱受阴道分泌物异常、阴道干涩和阴道有异味之苦。我见过有人因为这些问题而觉得自己丑陋、不再像个女性，有些人甚至对自己的病症难以启齿。最令这些女性痛苦的是，有人告诉她们"这些都是心理作用"。

这本书结合了我当妇科医生 21 年、当阴部专科医生 12 年的诊疗经验，从某些方面来说，我也成了阴部医学的先锋。阴部医疗照护长期被忽略，因此它的发展一直跟不上现在训练有素、研究丰富的其他妇科专科，包括生殖医学、乳房医学、更年期医学等。阴部医学临床医护人员面临不够现代化的困境，即使是相当优秀的医生，也因技术停滞不前，使医疗情况更糟。美国的医疗现况是，女性会先去看家庭医生，而这些医生对阴部医学的了解比一般的妇产科医生更为不足。

如果连医疗专业人员都对阴部医学认知不足，那么我们又怎能怪女性朋友让阴部不见天日呢？老实说，正确可靠的阴部医学信息少得可怜。能在医学教科书中找到一幅清楚正确的解剖图就算运气好了，卫生棉条说明书上的骨盆断面图是帮不上什么忙的。妈妈可能会跟女儿提有关月经或避孕等的常识，但应该很少会谈什么是正常的阴道分泌物。朋友间更不会讨论性交时的疼痛了。

许多人认为瘙痒和干涩不可能治愈，干脆就置之不理，有些人则把这些症状当成老化过程中不可避免的现象。停经后的女性更不习惯和陌生人谈论这样的私密问题，尤其当医生是年轻男性时，她们会羞于启齿。含蓄不只在美国被视为一种美德，连在像丹麦这种被视为性开放的国家，研究人员试着访问女性有关阴道的话题时，发现她们也会因为害羞而含蓄地回答。为了女性生殖系统及整体的健康，她们应该、也需要非常自在地面对自己的性器官，同时，应当有途径很方便地获取和掌握相关信息。

我的患者发现有像我这样的医生可以求助时，常会松一口气，"我不知道有个东西叫阴、阴、阴……你知道，就是阴道，医生！"嗯，这还算是好的。我走上从医之路的过程其实很传统，我先上的护理学院，当我三个孩子上幼儿园时才进医学院就读。我选择妇产科主要是因为我对女性健康议题有强烈的兴趣。20世纪70年代，我曾做过助产士，因此很希望能改善女性在生产时的医疗照护情况。

在帮助孕妇生下健康宝宝的同时，我开始关心一些不是因为产科问题来就诊的患者。我见过有些女性看了一个接一个的医生，只为了找出一些小问题以解除她们的焦虑，事实上，只要几项简单的检查就能发现病因。我喜欢像侦探一样找出一些难以确诊的病例。这些病例难以找出病因通常是因为比起其他女性器官，像乳房、卵巢或子宫，关于外阴和阴道的研究少之又少。很快，我的医疗小组接触了愈来愈多的阴部相关病例。

我了解到自己可以做些事来满足女性患者快速增长的需求。1990年，我向行政单位报告，每一名女性在因阴部问题到我这里就诊之前，平均已看过5个临床医护人员，且用过10种以上的处方药，于是我开始在大型综合医院里开设阴部门诊。全美国每年因阴部问题去看妇科医生的女性患者有1000万人次以上。据统计，有3/4的女性一生中或多或少有过阴道真菌感染，所以这些就诊的女性最常怀疑自己有阴道真菌感染。其实，另外还有一类阴道感染——细菌性阴道病，每年确诊病例比阴道真菌感染还多，而最近的盖洛普调查却发现，只有34%的美国女性听说过细菌性阴道病。这种情形下，每年有数以千计的患者在没有确诊前就擅用阴道软膏及进行抗生素治疗。我认为，该有更多的医生来治疗女性常见的阴部疾病，同时解决其他医生想不透的棘手病例。

一夜之间，患者蜂拥而至，我的门诊门庭若市。

与妇科学著作不同，这本书仅针对阴部问题，就像我的专科门诊一样。本书以浅显易懂的文字解释最新的相关研究，综合我的临床经验与其他相同领域医生的观察，力求让所有专业知识能够充满趣味、通俗易懂。

本书分成三部分：第一部分是在健康时就该注意的事项，以及该怎么做；第二部分是当身体开始出现问题时，该注意什么及如何处理；最后一部分，则针对特定的健康问题及其治疗，给出深入的剖析指南。

第一部分"主人手册"，从离阴部有一段距离的地方——你脑中的观念——开始谈起，希望你能很自在地阅读书里有关外阴及阴道的内容，也能跟医生或其他任何人谈论相关问题。这部分的内容有助于让大家了解为什么这个话题会让女性难以启齿。

第1章"心理层面"带你回顾外阴及阴道的历史，从颂扬时期到混淆阶段，充满了许多令人面红耳赤的事实。第2章"外阴"和第3章"阴道"是整本书最重要的部分，包括让你大开眼界的阴部剖析之旅，了解阴部这个活跃的器官。第4章"年龄的转变"带你探索阴部从出生到更年期的改变，充分了解之后你就可以进入第5章"阴部的生活智慧"，开始学习如何照护阴部的健康。第5章将向你介绍所有可能与阴部接触的东西，从卫生棉条、卫生棉垫，到内裤、香皂、女性卫生用品，甚至是脱毛用的热蜜蜡和剃刀。性功能，是阴部的主要功能之一，因此在第6章"性事"中，我用了一整章的篇幅来介绍相关信息。

当你感到身体不太对劲时，第二部分"当你需要帮助时"有非常实用的参考价值。但我仍然建议你在身体健康时就把这本书完整地读一遍。第7章"最令人困扰的症状"，正如章名所言，清楚介绍了造成异味、瘙痒、异常分泌物和干涩的元凶，而你又该如何处理这些如家常便饭般的小毛病。第8章"现在怎么办"的内容则是帮助你做医疗决定：如果症状变严重了，是要先试试自己解决这些问题，还是要去看医生呢？我也会解释，为什么只凭借电话问诊很难得到很好的诊断，还有如何找到一个好的阴部临床医护人员。

你会注意到，整本书我都用"临床医护人员"一词，而不用"医生"，主要是因为医生助理、专科护理师和助产士都在照护女性健康上各自扮演重要角色。在美国，有阴部疾病的女性宁愿直接找医生助理、专科护理师，而不是去看医生。临床医护人员比医生更能清楚地向患者说明病况。当你到诊所时，临床医护人员应该提供什么样的检查呢？在第9章"阴部检查"里，我说明了患者该做哪些检查才能得到正确的诊断，还说明了巴氏涂片是怎么一回事，也提供了盆腔检查不再令人那么痛苦的方法。

第三部分"问答指南"包含了很多阴部可能发生的异常与疾病。你或许觉得自己不必懂得这么详细，但是万一你遇到了其中一项状况，我敢说你会觉得书里提供的数据还不能满足你的需求。我从最常见的问题开始介绍，首先是各种不同的阴道炎（阴道不适通常是由感染引起的），第10章介绍真菌感染，第11章是细菌性阴道病，第12章介绍滴虫性阴道炎，第13章则是其他阴道炎，例如萎缩性阴道炎、链球菌性阴道炎。

接下来是各种皮肤异常状况，许多身体其他部位常见的皮肤病也可能发生在外阴部位。第14章介绍由精液、乳胶、真菌或其他物质引发的过敏，第15章则介绍湿疹、银屑病、硬化性苔藓、扁平苔藓，第16章介绍阴部突起和颜色改变。

除了阴道炎和皮肤病以外，还有第三种让我很关切的阴部问题——疼痛。长年困扰女性的外阴疼痛和外阴前庭炎直到近年才被医生认定为疾病。幸好，在治疗方面已经有令人兴奋的进展。第17章"阴部疼痛"提供了很多阴部疼痛的相关信息。第18章"性疗愈"包含了许多过去从未发布的信息，告诉女性如何改善性交疼痛。尿路感染虽然不算是生殖器疾病，但还是值得一提，第19章"膀胱疼痛"整理了两种会造成阴部疼痛的疾病——尿路感染和间质性膀胱炎。

第20章及第21章介绍两种对阴部健康有严重影响，并且已经造成流行病的病毒：疱疹病毒及人乳头瘤病毒。介绍疱疹病毒的第20章名为"伴你一生的病毒"，主要因为这是一种长期的感染，感染过的患者需要学会与体内的病毒相处。介绍人乳头瘤病毒的第21章叫作"狡猾的病毒"，原因是这种病毒可能导致麻烦的生殖器疣。涂片检查则有可能出现令人担心的结果：有可能什么事都没有，也有可能查出宫颈癌。第22章则涵盖了阴道和外阴的癌症，虽然这些癌症并不常见，但如果不作介绍，这本书就不算完整。而最后一章"为阴部发声"为本书做了总结。

我也会提供医学参考数据，如果你想要和你的医护人员讨论，可以请她们参考相关的文献。

你也许会注意到，对各个种族、双性恋者或女同性恋者，本书的信息不够充足。这并不是因为我不关心，而是因为阴部的健康议题实在被压抑太久，导致这些信息相对缺乏。这会是本书再版时努力的方向。

最后我要说，这本书不是要挑战女性的矜持。女性的秘密花园当然可以保持私密状态，我只是想让所有的女性了解到，你应该坦然面对自己的身体，让阴道及外阴对你而言不再陌生。

目 录

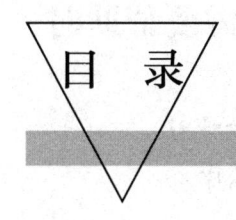

第一部分　主人手册　　　　　　　　　　　　　　　　/ 1

第1章　心理层面
为什么阴部健康从这里开始　　　　　　　　　　　　/ 3

第2章　外阴
女性外生殖器探索地图　　　　　　　　　　　　　　/ 15

第3章　阴道
揭开阴道的神秘面纱　　　　　　　　　　　　　　　/ 31

第4章　年龄的转变
阴部在不同生命阶段的变化　　　　　　　　　　　　/ 51

第5章　阴部的生活智慧
每天改变一点点，让身体更健康　　　　　　　　　　/ 69

第6章　性事
享受性爱不可不知的阴部健康观　　　　　　　　　　/ 95

第二部分　当你需要帮助时　　　　　/ 115

第 7 章　最令人困扰的症状
可能的病因和治疗方法　　　　　/ 117

第 8 章　现在怎么办
遇到麻烦的下一步　　　　　/ 137

第 9 章　阴部检查
该说什么、该做什么及检查指南　　　　　/ 145

第三部分　问答指南　　　　　/ 173

第 10 章　真菌感染
这才是真相　　　　　/ 175

第 11 章　细菌性阴道病
阴道症状的头号凶手　　　　　/ 201

第 12 章　滴虫性阴道炎
引起阴道炎的性传播疾病　　　　　/ 211

第 13 章　阴部还是痒
鲜为人知的阴道炎　　　　　/ 217

第 14 章　可能是过敏吗
引发身体攻击的刺激性物质　　　　　/ 227

第 15 章　**皮肤病**
　　　　　外阴也会得的皮肤病　　　　　　　　　　　　　　/ 235

第 16 章　**阴部突起和颜色改变**
　　　　　不用太紧张　　　　　　　　　　　　　　　　　/ 259

第 17 章　**阴部疼痛**
　　　　　阴部疼痛综合征——外阴疼痛的新观点　　　　　/ 277

第 18 章　**性疗愈**
　　　　　克服性交疼痛　　　　　　　　　　　　　　　　/ 303

第 19 章　**膀胱疼痛**
　　　　　尿路感染或间质性膀胱炎引起的灼痛　　　　　　/ 319

第 20 章　**伴你一生的病毒**
　　　　　与生殖器疱疹和平相处　　　　　　　　　　　　/ 335

第 21 章　**狡猾的病毒**
　　　　　人乳头瘤病毒造成的疣、异常涂片、宫颈癌　　　/ 349

第 22 章　**阴部癌症和癌前病变**
　　　　　确认罕见的疾病　　　　　　　　　　　　　　　/ 365

第 23 章　**为阴部发声**
　　　　　结语与一些想法　　　　　　　　　　　　　　　/ 377

　　　　　致谢　　　　　　　　　　　　　　　　　　　/ 381

第一部分

主人手册

第 1 章

心理层面
为什么阴部健康从这里开始

"阴道"这个词很少被当作日常生活用语,"外阴"和"阴蒂"的情况也大同小异。这些字眼会让人脸红心跳、暧昧,打破常规,不适合出现在黄金时段的电视节目里。它们通常会被转化为宠物的名字,或是用暗语代称,例如"私处""下面""那里""小花",好像除了它们自己的正式名称以外,怎么叫都成。"阴道前庭"这个词比较容易被人说出口,那是因为100个女性里,有99个不知道它的存在,更别提知道它在哪里或有什么作用(别担心,待会儿我就会告诉你)。我相信男性不会容许他们身上这么重要的部位居然在这么长时间里都没有被标示在人体解剖图上。

信不信由你,即使是专业医疗人员,也很难自在地说出和"阴部"有关的语句。我开在美国波士顿的诊所名字是"斯图尔特-富比士专科诊所",这个名字来自我和我的合伙人的姓氏:我姓斯图尔特,她是专科护师黛安娜·帕克-富比士。当我们为诊所名字伤脑筋时,整个医疗团队的管理阶层都不想把"阴道"或"外阴"这些字眼用在招牌上。很多患者会在我走进诊疗间的那一刻大喊:"你竟然是女的!"她们本来以为会看到一个名叫"斯图尔特·富比士"的绅士。诊所名称的意思不明也给我造成了执业困扰。每次我写商业信函或打电话给医生同事时，都得介绍我代表斯图尔特-富比士"阴部"专科诊所。但即使如此，我还是会收到一大堆写给"斯图尔特·富比士医生"的信。

我希望每个人都能以实事求是的态度面对阴道和外阴，这对你的生活和健康都有很大好处。

话说回来，面对自己身体的第一步，是即使不能自在地说出与阴部相关的词语，起码得能自在地思考相关问题。这就是为什么我说阴部的健康要从你的思想开始。哈佛大学医学院精神科医生及神经生理学家玛丽·卡尔森提出了"生理解放"一词，身为医生，我对"生理解放"深信不疑。"生理解放"意味着运用生理学知识，帮助你了解自己的身体，摆脱踌躇，唤起你身为女性的潜能。换言之，外阴和阴道是健康的一部分，应该保护它们避免疾病侵袭，探索且珍惜它们在性生活中的功能，尊重它们在生育时的价值。我希望每位女性都能自在地学习对待自己身体的方法，有问题时也能放松地和医生讨论。

提到外阴和阴道时含蓄、矜持不是什么新鲜的事。为什么我们会对一个寻常的生理器官产生这样奇怪的反应？我既不是人类学家也不是历史学家，但我的确知道将女性外生殖器官罩上一层神秘面纱不是近几个世纪才有的事情，而是已经持续几千年了。厘清这一事实，有助于解释现代人的集体意识，更能为我们的思考指明方向。

所以，现在就让我们从头开始说起。

阴部简史

很久很久以前，人们对外阴、阴道没有负面的想法。数万年前，外阴美丽的造型被歌颂，甚至是被尊崇的。印度教的"雅尼"一词象征女性的性器官——曾以多种不同的形式出现。花、水果、三角形和两头尖尖的椭圆形，都被用来描绘外阴形状。"雅尼"在梵文中的意思是"子宫、起源、泉源、神圣的处所"，用来赞扬外阴是生育的场所、延续生命的地方。今天"雅尼"这个词起死回生，再度被用来象征女性生殖器官，但还是不够普及。

> **阴部笔记**
>
> ### 委婉的称呼
>
> 英国《卡塞尔俚语词典》收录了数百个俚语或短语——用于指代女性生殖器。
>
> Hey-nonny-no（16世纪晚期到18世纪中期）
> Split mutton（17世纪到19世纪）
> Honey pot（18世纪早期）
> Venerable monosyllable（18世纪）
> Agreeable ruts of life（18世纪）
> Crinkum-crankum（18世纪晚期到19世纪早期）
> Downstairs（19世纪）
> Fancy bit（19世纪）
> Botany Bay（19世纪）
> Cuckoo's nest（19世纪）
> Upright grin（19世纪中期）
> Mole-catcher（19世纪晚期）
> Thingamy（20世纪）
> Poontang（1920年代）
> Furburger（1960年代）
> Joy box（1970年代）

"雅尼"一词一度广为流传，甚至比代表男性生殖器的"阳具"更常见。现在我们视为理所当然的基本生理事实，那时还没有被发现。跟其他动物不同，女性可以整年都在排卵，因此人类对女性生殖器官产生了敬畏之心；而月经是一种不太会引起疼痛的流血现象，这在当时也是一个谜；与男性的精液不同，女性的月经与生育的奇迹有着密不可分的关系，因此当时的人们认为女性是因为自身拥有神奇力量，才能孕育出新生命。

考古发现，3万年前古代女神的石刻和雕像都刻意突显外阴部位。那时人们认为佩戴有雅尼图饰的护身符能起到保佑平安及祈求多子多孙的作用，他们把天然的石头摆成类似外阴的形状，在上面举行赞美及祈求多产的仪式。在新西兰的汤加里罗国家公园、泰国的苏梅岛、南加州的沙漠及也门，至今还能发现举行这类仪式的遗迹。在爱尔兰、苏格兰、英格兰及法国某些地方的老教堂，或是在这些地区的教堂庭院地下，发现刻有希拉纳吉（Sheila-na-gig）的石雕，这些雕刻的裸露女体，或蹲或倚，将外阴露出来。希拉纳吉是拥有驱魔能力、象征幸运及丰收多产的女神，这些石雕应该是凯尔特时期或前凯尔特时期的作品，但是到了保守的维多利亚时期，大部分都被埋起来或丢弃了。

许多历史学家认为对外阴的崇拜主要是因为女性可以从内部神秘的地方诞下孩子，人们对这种女神般的能力产生敬畏。然而后来每件与这种女性神秘力量有关的事情都被认为是污秽的，女神崇拜结束了，被我们现在熟知的以男性为中心的文化、宗教和神话取而代之。

我们不清楚在"雅尼"这样的女性中心倾向文化崩溃之后的几世纪里到底发生了什么事。虽然外阴不再被崇拜，但应该没有被视为医学禁地。从古希腊和其他几个古文明的数据中得知，当时人们的妇科医学知识相当丰富，这个发现令人惊讶。希波克拉底的年代，大概是公元前 460 年到公元前 377 年，对子宫颈扩张、尿道感染、子宫脱垂、卵巢囊肿和盆腔感染等都有详尽的描述。当时对阴部医学的了解有多少并不清楚，也许不多，但至少外阴的发育过程及一些炎症都有文献记载。

阴部笔记

将马蹄铁挂在门口可以带来好运

由于马蹄铁独特的形状，在古代它可能是另一个"雅尼"的象征，这也解释了这种风俗为什么留传至今。

过去阴道检查的方法跟现在女性熟知的检查方法也没有太大差别。早在希波克拉底之前，古埃及人就在做阴道检查了。公元 120 年，在罗马行医的希腊外科医生阿契根里斯就描述了古埃及人做妇科检查的情形——女性仰躺，膝盖弯曲，两腿张开，以截石位姿势接受检查。虽然我们没有任何古希腊或罗马时期女性盆腔检查的图像，但我猜得到，你呢？不是所有文化都能够自然看待生殖器官的结构及阴部检查的，在中国古代，医生就用一个没有外阴的布娃娃，让有困扰的女性小心翼翼地在布娃娃身上指出她们觉得不舒服的地方。

阴部笔记

阴道熏蒸法

从古埃及时代直到18世纪，妇科医生经常使用熏蒸法来治疗阴道疾病。在一个瓶子里装入十几升水和草药，将一根细管子从盖紧的盖子中间穿出来，把瓶子放在火上加热，直至冒出烟雾。然后将管子放入阴道或子宫颈，烟雾就会进入体内。

不幸的是，过去妇科的发展并没有持续下去，这是由于当时各个国家之间缺乏信息自由传播的渠道，也没有像书这样的工具将知识散播出去，国家被推翻以后，医药知识也没有传给下一代。几个世纪以来，妇科医学一直有一道知识的鸿沟，直到19世纪初，欧洲人才从希腊、阿拉伯等的医学先知遗留的数据中得到一些妇科医学知识的片段。

虽然古希腊时期人们就已经着手治疗妇科疾病，但当时执业的医生诊治妇科疾病有点儿像盲人摸象，无论医治男性或女性，都并非依照解剖学的知识。公元130年到公元200年，古代罗马皇帝马可·奥里利乌斯的御医克劳迪亚斯·盖伦是当时的医学权威，因为对雌性动物生殖器官的解剖及描述而声名大噪，但他也从来没有治疗过女性。两千年来，人们对女性生殖器官的描述完全受他的影响：他认为人体基本上是一种双性的设计，男女的生殖器正好内外相反，女性生殖器官是根据男性生殖器官变化而来的。

盖伦的论点是："请首先想想，男性外生殖器向内凹进直肠和膀胱间，这样的话，阴囊就跟子宫的作用一样，包着本来在外面的睾丸，一边一个。接下来，试想子宫翻过来突出到外面的样子。可见卵巢不就应该是在子宫里面吗？难道子宫不就是像阴囊包着睾丸一样，包着卵巢吗？子宫颈和阴道本来封藏在体内，反转过来变成垂在外面。"

不，当然不是。盖伦及与他同时代的人只从性交这件事去推想，才会认为女性的身体是男性的相反版本，这就好像匆忙脱下袜子时，袜子反过来了。在盖伦之后的数百年，人体解剖学才有重大突破，人们才知道，女性的生殖器不是男性的反面翻版，盖伦的错误观点持续了好几个世纪。依照盖伦的论点，子宫应该就是女性的阴囊，卵巢就是睾丸，而阴道则变成了阴茎。

当时女性器官的命名也反映了他们认为女性生殖器官与男性生殖器官相似的观点。盖伦也用睾丸称呼卵巢，男性睾丸放入女性体内，就成了卵巢，使得女性自动成为次等性别。男医生会想：如果研究自己就可以得到女性生殖器官的知识，为什么还要深入地研究女性呢？这种想法甚至直到今天还存在，影响十分深远。

> **阴部笔记**
>
> **想吃桃子吗**
>
> 桃子常被认为是女性生殖器官的象征。用中文形容处女时，大家可能会说"含苞待放"，同时用"成熟的蜜桃"比喻成熟的女性。

医学界直到很晚才正确地认识女性生殖器官。15 世纪到 16 世纪，为了绘制人体内部图，才开始制作人类标本，但它们都是用被处决或死亡的男性囚犯身体制作的。帕多瓦大学解剖学教授安德烈亚斯·维萨里（1514—1564）进行了非常仔细的研究，完成了划时代的经典巨著《人体的构造》。维萨里对妇科的贡献是正确地描述了生殖器官，但他依然错误地把女性生殖器官看成男性生殖器官的另一版本。

直到维萨里的两名学生辨认出女性生殖器官的不同之处，对女性生殖器官的认识才开始有了进展。加布里埃尔·法洛皮奥（1523—1562）以他的姓为输卵管命名，并发现了处女膜。马泰奥·雷亚尔多·科隆博（1516—1559）首先使用"阴唇"一词来描述保护子宫免于灰尘、冷风和空气侵袭的部位，他也首先提出了"阴道"这个名词。我们不仅要感谢科隆博发现了阴道内部的皱褶，并使用"rugae"一词来称呼"阴道皱褶"（到现在还在沿用），还得感谢他是第一个记录阴蒂各种细节信息的人。

到了 17 世纪，女性的身体终于可以和男性的身体一起被解剖，此时对女性生理构造的研究才有了重大的突破。莱尼尔·德·格拉夫（1641—1673）画出了女性生殖器的构造图，除了有少数的更改外，绝大部分都沿用至今。在他的教科书中用不同的简短章节，分别介绍了外生殖器、阴蒂、阴阜、处女膜、尿道口、阴道和内生殖器官。

了解阴部构造和解决阴部问题是两回事。有关女性生殖器官的新知识并没有带来新的医疗进展，故作矜持、假正经的想法反而悄悄取代了应有的医学进展。

直到19世纪，妇科教科书中关于阴部的内容也还少得可怜。1805年，英国顶尖的妇科医生托马斯·登曼在他写的教科书里也只提到了罕见的阴蒂肿大。那个时候还没有双合诊检查，只有在紧急情况下才会做阴道检查，检查时还要用保护罩盖着，避免检查的人看到女性的生殖器官。即使在19世纪末期，医学界已经认为阴道检查有一定的好处，但维多利亚式道貌岸然的作风仍然深深阻碍着妇科医学的进步。美国宾夕法尼亚大学的威廉·古德尔医生（1829—1894）的学生就被教导在进行阴道检查时，眼睛要盯着天花板。从铺着软垫且配备隐藏式脚蹬的检查椅就可以看出当时进行的检查是多么"得体"。

对于妇科疾病的有效治疗和精确诊断，医生毫无头绪。直到20世纪初，阴道真菌感染的治疗方法还只是让患者卧床休养。当时阴道瘙痒和发红都被认为是阴道炎，没有什么阴道真菌感染。另外，每4个小时会用加了阿片（鸦片）或莨菪的温水进行阴道注射，睡前再用阿片直肠栓剂帮助患者入睡。使用阿片这样的麻醉药物和休息有助于缓解疼痛，但却治标不治本。

1923年，美国医生弗雷德里克·陶西格出版了第一本关于外阴的医学专著——《外阴疾病》，这本书很快就成了美国的基础医学教科书。事实上，这本书问世后的20年间，除了另一本在英国出版的书以外，医生几乎得不到任何有关这方面的正确信息，更别说患者了。直到1969年，事情才有了转变，那一年产生了许多诸如卫生棉条、芭比娃娃等女性用品及象征女性文化的东西，美国的赫尔曼·加德纳和雷蒙德·考夫曼的开创性著作《外阴和阴道的良性疾病》才终于囊括了大部分外阴和阴道的疾病及其细节。

即使在今天，所有关于外阴及阴道疾病的教科书还凑不满一打，摆不满一个书架，但关于心脏病的教科书却超过 400 部。没有专门的外阴阴道医学期刊，相关研究更是少得可怜，有几十篇关于念珠菌的研究，讲了一大堆念珠菌感染造成的疾病，但没提到阴道炎。细菌性阴道病能够引起医学界的广泛关注，并不是因为它会造成阴道分泌物异常或阴道异味，而是因为它与早产有一定的关联性。

其实这并不令人意外，大众的观念就是医学界的写照。到了 20 世纪，女性生殖器官还是像过去几百年一样，陷在被忽略及让女性羞耻的困境中。阴道是性器官，而且没有人谈性，碰触自己的性器官就可能让人联想到自慰。从古埃及时代开始，就有切除阴蒂的做法，并且向女性灌输"碰触自己的行为是错误的"这种思想。阴道也是产道，但只有帮你接生的助产士或医生才会关心。妈妈在女儿初潮时，只会悄悄告诉她卫生棉条的事情。即使有人教，通常也是到婚礼前一晚，准新人才能知道创造下一代是怎么一回事。没有书可以参考，鼓起勇气开口问时，也只能问亲人或朋友。因为沉默而造成的知识真空中塞满了民间传说、错误认知和黄色笑话。

现在，我们面对这方面问题时的窃笑和尴尬的沉默，实在和过去对"雅尼"的歌颂有天壤之别。

阴部笔记

阴部大事件

1980 年：美国女星波姬·小丝，为 CK 牛仔裤拍广告时，没穿内裤就直接穿上牛仔裤。

1990 年：美国喜剧演员罗珊娜·巴尔在美国职业棒球大联盟比赛前，边抓着裤裆，边唱美国国歌。

1992 年：美国女星莎朗·斯通在电影《本能》中被侦讯时，故意借着跷脚时换脚的动作，小露了一下阴部，吊足了观众胃口。

1998 年：莱温斯基炫耀她的丁字裤，还在白宫椭圆办公室大玩雪茄。

正面思考的力量

根深蒂固的文化习惯很难改变。在 21 世纪黎明的曙光之中，如果你能够坦然面对自己的身体，这绝对值得肯定。"生殖器官只是人体机器一个复杂的组成部分，有很多功能，值得好好照顾"，这样的想法无论是对生理还是心理方面，都是非常有益的态度。如果你可以和医生好好聊聊关于外阴和阴道的问题，并且一点儿也不会觉得不好意思；如果你可以注视自己的生殖器官，并且清楚了解它们的功能，能够判断是否有不对劲的地方，这就代表你可以掌控自己的身体，生活得非常健康。

一位患者试着对我详细描述她的症状，"斯图尔特医生，相信我，我摸遍自己全身上下，没有一个地方是这么柔软的"。她非常清楚自己的身体，而且能很自在地探索讨论，所以才能在我面前这么放得开。相较于这位患者，我经常碰到的情形其实是：患者总是很含糊不清地说"那里很痒"或是"我那里很痛，医生你知道就是下面"。

对大部分的女性而言，这种不健康的态度已经根深蒂固，所以要扭转它是一项非常艰巨的挑战！也许从很久以前，你已经任由这个部位和心理层面脱钩，可能是因为现代社会这种"碰不得"的观念使你觉得自己的想法不能和这个器官有一点儿关联。手拿开！离远一点儿！不能说，不能想，更不能看！

阴部之音

女性如何称呼她的外阴和阴道

私处	下面
就是那里	下面那里（别碰"那里"，洗一下"那里"）
妹妹	我上大号及小号中间的那个
生小孩的地方	尿尿的地方

若你是因为曾经被虐待、被强暴或是受伤害，才产生这样的心态，那我由衷地同情你的处境。除非你已经走出阴影，否则本书对你的帮助将相当有限，

同时，请寻求其他适合你的帮助。

但如果你是因为其他原因出现不健康的态度，那你一定要试着改变自己！如果剖析生理结构在你家里是个禁忌的话题，如果你从来没讨论过性，如果你觉得碰触自己是件肮脏的事，那么，要达到能坦然面对外阴和阴道，你还有很长的一段路要走。含蓄、矜持是可以理解的，但不一定要一直这样，你可以改变，向前迈进。

阴部笔记

对艺术的启发

长久以来，女性总是能从她们的身体获得启发。

20世纪20年代：乔治亚·欧姬芙强调以小狗、百合、牵牛花来表现女性的形体，引起相当大的共鸣。

1965年：表演艺术家久保田成子的阴道画引发话题。这幅画是她将画笔插入阴道，蹲着绘制完成的。

20世纪60年代：艺术家贝蒂·多德森开始用非常精细的春宫图描绘生理构造，后来她成为倡导自慰行为的催生者。

1966年：妮基·桑法勒展出了她创作的巨大雕塑作品——一个女性仰卧着，象征着一个真人大小的外阴。

1974年：朱迪·芝加哥开始绘制著名作品《晚宴》的草图，该作品在1979年发表。她利用多媒体艺术来歌颂女性，并以制作成外阴形状的陶制餐盘来表彰历史上的伟大女性。

20世纪90年代：荷兰艺术家克里斯蒂娜·卡芙森以直接的手法描绘外阴，而不是像欧姬芙那样以花来象征外阴，并将作品发表在网络上。

首先，想想自己为什么对阴部会有现在这种感觉，接着思考：当你想到这些部位时，脑海里会出现什么，是月经、自慰？它们长什么样子，有什么功能，什么是正常，什么又是异常？这些印象是否受到母亲或祖母的影响，是因为她们跟你说了些什么，还是什么都没说，是不是由就医过程或性伴侣带来的不愉快经验造成的？你从哪里取得了相关信息，从哪里得到了生殖器官的相关知识，是介绍月经的青春期手册还是卫生棉条盒子上的说明？是你的医生、朋友，还是健康杂志？当然，答案没有对错，这只是为了试着找出令你难为情、不情愿的缘由，拼凑出造成困扰的来龙去脉。

让我们彻底摆脱"肮脏"的念头吧！阴部充满了肮脏的灰尘？不！阴道里的确有细菌，但你身上其他很多部位也有。我不会说这些细菌是你的好朋友，但事实上，细菌不都是有害的，不都会引起感染和疾病，在某些情况下，阴道里的细菌在维持健康方面可是一把好手。

接下来，我们要战胜用"下面"代替"阴部"这个习惯，去除"外阴是不存在的地方"或"那是不应了解的神秘之境"这样的观念。阴部没有远到看不见的地步，我在每张检查台的抽屉里都会放一面镜子，这样，就可以随时拿出来教我的患者认识阴部的正常结构，也方便她们指出不舒服的地方在哪里。记住，看自己！你看得多，不适就会渐渐改善。我希望你们能自信地说出每个部位正确的名称和功能。

最后，让我们丢掉"别摸"的想法！外阴不是一个禁止入内的花园，那里没有毒蛇。我敢用我的医学专业跟你保证，碰触，甚至是让自己感到欢愉的碰触，都不会引起感染，不会破坏你的名誉、有损你的美德或破坏你享受巫山云雨的机会。

你可能会认为我期待外阴或阴部成为酒会聊天的话题，但这不是我的目标。请切记我在一开始说的，私密之处仍应保有隐私，我只是希望你可以掌握主控权。你的阴部属于你，不属于你的母亲或性伴侣，更不属于你的医生。有一天，当你觉得不舒服时，你能够走进我的办公室爽快地告诉我，你的阴唇上有一个突起，或阴道前庭会痛，这才是我真正想要的结果！

第 2 章

外阴
女性外生殖器探索地图

就算是临床医护人员,也会觉得外阴的构造有点儿令人搞不懂,所以很多女性,甚至包括很关心自己健康的女性,都不了解外阴。这并不奇怪,我的大多数患者只知道阴唇和阴道口而已。

因此,你开始惊叹,这么容易让人误解的秘境竟是如此精密、复杂的作品!要了解外阴的构造,首先要学会轻松面对自己的身体。你应该很了解牙齿,担心你的胸部,也常想到大肠吧?现在,该轮到外阴了!这么一来,你可以清楚了解月经周期、怀孕及分娩的细节。熟悉了外阴的结构和功能,你还可以享受倍加欢愉的性生活。如果你不探索自己的身体,怎么会真正知道如何进行舒适的性生活?更别提让你的性伴侣了解了。至少,当感到不舒服,例如出现炎症、过敏、皮肤病、疼痛或月经引起的外阴不适时,你能知道是怎么回事,并做出适当的处置。而且,了解外阴的构造也能帮助你与医护人员沟通,

阴部之音

"我甚至不知道外阴(vulva)是什么——这个单词让我想到沃尔沃(Volvos)。"

——哈娜,45 岁,3 个孩子的妈妈

加速解决问题及缓解症状。

现在，就让我们来探索外阴的秘密吧！

外阴有三个主要功能：

- ▼ 外阴具有保护作用。外阴是身体器官与外界重要的交接处，因此避免感染或外伤相当重要。
- ▼ 外阴是大多数女性性反应的中心。阴唇受到刺激后会充血，敏感的阴蒂也是外阴的一部分，也是大多数女性出现高潮反应的重要部位。外阴是柔软的、有弹性的、覆盖着阴毛的脂肪垫，能使性生活更加舒适。
- ▼ 位于阴道口和肛门间的会阴在分娩时会被拉开。外阴构造到两片阴唇会合处为止，但实际上紧接在外阴后的会阴与外阴的构造十分相似，因此具有伸缩性，在分娩时可以张开。

阴部之音

一群男性聊起挂满了画廊的一位女性画家的作品，说它们尽是些彩虹般的巨大七彩花朵。"那些才不是花，而是阴部。"一位男士抽着烟斗说，"每个人都看得出来，外阴令她着迷，她把外阴画得跟一个成年女性一样大。乍看起来它们像花瓣，可是，看看花的中心，有两片不对称、像嘴唇一样的东西，中间一条细线，再加上波浪般的边缘，向外展开。这女人在想什么啊？大庭广众之下展览如庞然大物般的阴部，巨大的外阴，层层收向窄小的阴影，像隧道一样，最后消失在深处，就像有人真的会走进去一样！"

——阿内斯·宁恩，《激情维纳斯》

阴部笔记

神圣的领地

很多历史学家都在宗教建筑上发现了女性的象征。例如，两道门，里面和外面——象征阴唇；通往大厅的主要走廊——象征阴道；走廊通往圣坛——象征子宫；通常两边还有走道——象征输卵管；圣坛可以通往小教堂——象征卵巢。

了解每个部位

你大概会做乳房自我检查（我希望你会如此），也会常常观察自己的嘴、脚趾缝或腋下。然而，女性生殖器官的构造并不明显，因此做外阴检查不是件容易的事。一对阴唇缩在另一对阴唇里面，阴道则藏在两层阴唇之后，从外表完全看不出来，只能看得见性器官的尖端——阴蒂，其他延伸部分则全部看不见。

所以，让我们先厘清这些部位的位置。女性的生殖器官有些在体内，有些则在体外。一般来说，我们口中的"阴道"大致涵盖了大腿间所有的部位，但临床医护人员的理解是：阴道在体内，外阴则在体外。事实上，阴唇间的任何部分都在体外。

来探索自己的身体，了解外阴的各个部分吧。

外阴：包含所有位于两腿间，眼睛可见的外生殖器。

基本上大阴唇是合在一起的，所以我们看不见其里面的部位。但每个女性的外阴在外观上还是有差别的，有些人的大阴唇完全闭合；有些则微微分开，里面的小阴唇可以被看见。小阴唇在大阴唇里面，但仍在体外。阴道在体内，而且与外阴分开。在小阴唇张开的状态下，我们可以看见阴道口，管状的阴道完全位于体内。阴道前庭是外阴非常重要的一部分，也是大部分女性不知道的部位。阴道前庭指小阴唇间的区域，虽然在小阴唇里面，但仍在体外。

外阴是什么，又有什么功能？阴唇又是做什么的？阴道前庭又有什么重要性呢？

外阴的英文单词原有"遮盖"的意思，这是个巧妙的命名，因为外阴正好遮住了女性性兴奋的区域及人体与外界的部分通路。外阴包括阴蒂、小阴唇和阴道前庭，也包括尿道口。外阴遮住了与性交、月经和生育有关的器官——阴道。外阴与性行为、泌尿排泄、月经、怀孕及分娩等人体生理活动密不可分，再加上肛门也在附近，所以外阴也与结肠、直肠的活动有关，算是身体与外界许多重要通道的交汇要地。

现在让我们一步一步仔细地观察阴道结构。

阴道的上方是阴阜。阴阜的英文名有"山丘"的意思，在身体的地形图上，这个部位是高于皮肤表面、位于耻骨上方的圆形隆起。阴阜主要由脂肪组织构成，被阴毛覆盖。阴阜的拉丁文全名可译为"维纳斯山丘"，由此可联想阴阜的功能主要与性爱有关。脂肪层加上阴毛形成了保护垫，如此一来，坚硬的耻骨就不会在性交时产生不适。阴毛可以避免性交时由于肌肤摩擦而引起的不适感，阴阜也有助于性爱欢愉，会促进性欲激素产生并散发自然气味。

即使体重明显下降，阴阜脂肪垫的厚度也不会改变，这是相当巧妙且符合人体工学的设计。而阴毛的生长形态则受激素的影响，女性的阴毛分布呈倒三角形；男性的阴毛则向上生长延伸到下腹部。受种族、遗传的影响，有些女性的阴毛也会长到下腹部。

阴毛也有个体差异，其中种族因素影响最大。黄种人的阴毛直而稀少，有时只有几撮而已；黑种人的阴毛卷曲浓密；白种人的阴毛则介于黄种人和黑种人之间。也有人因基因、内分泌的影响或烧伤，出现阴毛稀疏的稀毛症，甚至是一根都没有的无毛症。阴毛浓密的阴阜对性生活来说非常重要，因此也发展出很多治疗无毛症的方法，但目前医学界认为只有手术植毛才有效。

阴部笔记

深藏的美丽

中国人用富有诗意的词形容阴毛，例如"春草""黑玫瑰"或"青苔"。

阴部笔记

两种颜色

的确有这种情形。一个人的毛发出现一种以上的颜色，称为"异色"。想象一下，一个人头顶上的头发和两鬓的颜色不同。一般而言，浅色头发的人阴毛的颜色都比头发深，其中可能有一小撮颜色不同，但这种情况很少见。

> **阴部之音**
>
> ### 亲密之声
>
> "很多女性在谈到她们的阴部时仍觉得不好意思或羞耻,这真的很可悲。一些女性甚至觉得她们最亲密的部位奇怪、丑陋、不正常,包括阴唇、阴蒂等部位。注视它,发现它的美丽、重要及私密,对我自己来说是在经历一场内在的治疗。我知道有许多女性还在跟类似的误解斗争,因此我很乐意将阴部的美丽表现出来,它不是色情,而是一种强化的力量。"
>
> ——艺术家克里斯蒂娜·卡芙森在网络虚拟画廊展览外阴绘画作品

阴阜下面两边各有一片大阴唇,这是两片向下延长、呈圆弧形的皮肤,表面有阴毛覆盖。大多数人两腿间及肛门附近也有阴毛,阴唇的前后端是连在一起的,前端结合处皮肤平滑,而后端则或平滑或像接缝一样,有些微隆起,这同时也是外阴的末端。

支撑子宫的组织有一部分是固定在阴唇上的。数条圆弧形韧带从子宫中间经过腹股沟到阴唇,属于子宫支撑系统的一部分。这些韧带在怀孕时相当重要,有些拉扯到韧带的动作会引起剧烈的刺痛,从骨盆里的子宫一直痛到阴唇。

阴唇像阴阜一样,大部分是脂肪组织,在性交时有缓冲的作用。大阴唇很像男性的阴囊,不只外观像。在人的胚胎发育成不同的性别前,大阴唇和阴囊属于相同的组织,甚至有相同的肌肉,在受到性刺激时都会紧缩,只是大阴唇的肌肉反应没有阴囊明显而已。

大阴唇的皮肤上有毛囊、汗腺和一些特殊的腺体,它们会分泌混合着油、脂肪、蜡酯、胆固醇及细胞碎屑等物质的皮脂。皮脂形成防水的保护膜,避免尿液、经血或细菌附着在阴唇的皮肤表面;皮脂也可以润滑阴道前庭和阴唇里的皮肤皱褶,使其表面像涂上了一层蜡;皮脂和阴道里的润滑剂有助于减小性交时的摩擦力。有些女性会分泌较多的皮脂,并堆积在大阴唇的表面和阴蒂周围，形成一层米色的蜡状物质。放心，这没什么不正常的，就跟耳朵会有耳垢是一样的。

经常运动的女性都知道，腋下和胯下是汗水最多的部位，那是因为外阴部位汗腺的密度比身体其他部位都要大。外阴是个血液循环旺盛的区域，布满了血管，充血时热度就会上升，因此需要较多的汗腺帮助散热。这也可能是异味的主要来源，但大部分人都误认为异味是阴道散发出来的。汗腺是让我们觉得舒适的皮肤构造，但也可能导致各种肿块和充满液体的囊肿。

大阴唇和小阴唇间的区域称为阴唇间沟，看起来就好像是大、小阴唇间的山谷。阴唇间沟可能长出肿块及突起，也可能出现瘙痒或疼痛。

小阴唇是围绕在大阴唇周围、两片薄薄的无毛的皮肤，颜色比大阴唇深，每个人不同，但颜色大概介于深粉红、带点咖啡色的粉红或是偏红的粉红色之间。小阴唇的样子没有标准可言，有些女性的小阴唇像两片衣服的褶边，有些则是张开的，宽度超过大阴唇的位置。厚度也不同，有些很薄，有些很厚，有些则凹凸不平。两片小阴唇也不一定一样大，一片可能比较长，另一片较宽，厚薄两片可能也不一样。小阴唇张开的宽度平均4~5厘米。

大小阴唇的边缘有很多微小的腺体，这些腺体白白的，像细砂子，更像小小的青春痘。很多女性担心这些粗糙如细砂的小突起是不正常的。其实不然，小阴唇就是靠这些小突起分泌油脂，保持湿润和平滑的。大小阴唇通过分泌油脂来保持皮肤边缘润滑，避免因为互相摩擦产生刺激和不适。小阴唇也有保护作用，它覆盖阴道前庭、尿道和阴道。如果没有小阴唇，尿液就有可能会喷出来！小阴唇还有促进性生活正常进行的作用。小阴唇上布满了神经和血管，就好像阴茎海绵体也有丰富的血管一样。性冲动会增加阴茎的血流，使之膨胀勃起。在受到性刺激时，小阴唇及阴道前庭也会膨胀，但程度不如阴蒂或男性的阴茎。前戏可以使小阴唇充血，提升性感受。

小阴唇上端分开，直至阴蒂下方才又合起来，形成阴蒂系带。阴蒂系带是小小的黏膜皱褶，用来固定会移动的部位（人体的另一条系带在舌头下，也就是舌系带）。小阴唇在阴蒂上方会合后，形成一层包皮，像风衣的帽子一样，保护着全身最敏感的组织——阴蒂。

一些小阴唇会分裂两次，一次是形成包皮，另一次则是形成在包皮旁的另外一层组织皱褶。

小阴唇的后面看起来好像又长在大阴唇上，但它们实际上是在阴道开口的下方形成一层很薄的皮肤皱褶——称为唇后连合。如果在生孩子时做过会阴切开术，或是分娩时会阴撕裂，唇后连合就消失了。

小阴唇之间的区域是阴道前庭。一如整个阴部不受女性重视，很少有女性注意到阴道前庭这个部位。了解阴道前庭是身体独立的一个部位是非常重要的，它与阴唇及阴道，无论在组织结构上还是功能上都不同，而且会产生独特的疾病和问题。阴道前庭是一个平滑的三角形区域，两边是小阴唇，上端是阴蒂系带，底部是唇后连合，即小大阴唇交汇形成的像山脊一样的微微突起。只从名称也能看出阴道前庭的功能，它就好像建筑物的大厅一样，管制着许多的门户。阴道前庭就在人体重要的门户位置上，阴道前庭的上方是尿道口，下方是阴道口。

▼阴唇整形

有时候，小阴唇会比大阴唇大，请不要担心，这很正常，完全不需要去看医生。但若小阴唇比大阴唇明显大太多，称为小阴唇肥大。这类患者会来找我，她们有些担心功能会受影响，有些则是影响到了情绪，甚至只是为了美观。例如，有的女性会抱怨小阴唇突出在大阴唇之外，看起来很丑，就像是猎犬的耳朵。这种肥大的现象可能出现在一边，又或是两边都有，有可能造成刺痛、性交时的不适、月经时的个人卫生问题，还会影响跑步、游泳等运动。如果小阴唇肥大严重，在某些情况下就需要做手术缩小小阴唇。而且只有当这些刺激不适感并非来自皮肤病，或一种称为外阴前庭炎的病症时，才能动手术。手术应该由具有丰富经验的整形外科医生或妇科医生来操作，阴唇缩小术与为了外形美观漂亮如"隆鼻"等美容整形手术不同，大家不应该为追求时髦而动手术——也就是所谓的阴唇整形。阴唇两边不对称是正常的，它们不一定要紧紧贴合在一起。事实上，也没有固定的标准来评断什么样才是正常的阴唇，因为每个女性的阴唇都有不同之处。只有当你觉得阴唇过大而引起刺激和不适时，才需要考虑动手术。

> **阴部笔记**
>
> **诗意的命名**
>
> 小阴唇又被称为宁芙，在希腊神话中指居于山林水泽中的优雅仙女。

> **阴部笔记**
>
> **美丽的标记**
>
> 非洲南部的科伊人过去将阴唇的大小作为性吸引力的重要指标。女孩们都会试着拉长阴唇，甚至悬挂重物，希望让阴唇长度达到当地审美的标准。

阴道前庭上布满了腺体，这里的皮肤湿润，呈粉红色，事实上，有时红色也算正常。表面分布着许多腺体，其分泌物使阴唇不会因为互相摩擦而疼痛。就像小阴唇一样，阴道前庭也有丰富的末梢神经和一束束血管，形成前庭球，就像建构出大厅的墙和地板一样。性兴奋时，阴道前庭会快速充血勃起，坚挺如阴蒂。许多年来，前庭球被认为只在阴道前庭的下方才有，但最近研究人员发现，在交缠的血管中，勃起组织的范围比原先预想的要大多了。

前庭球分布在尿道周围、靠近阴蒂轴心的地方，手指顶住阴道前壁，这里就能被激发。被广泛讨论的 G 点（阴道内某处柔软的组织，有人认为这里是某些女性性敏感度最高的地方，详见第 3 章和第 6 章），有可能就是前庭球。正常女性的阴道前庭会有一些痛点，用棉签擦拭会导致疼痛，但如果在性交时没有问题就没关系。

阴道前庭皮肤不像身上其他部位有较粗糙的部分，反而比较像口腔里的黏膜组织，敏感而湿润。

阴蒂下方的阴道前庭部位有一条小管子通往膀胱，这就是尿道口，尿道大概只有 4 厘米长。位于尿道口两边的腺体输送管开口通往阴道前庭，一对斯基恩氏腺正好就在尿道口两侧。斯基恩氏腺和尿道旁腺都是阴道前庭润滑系统的一部分。尿道下方就是阴道口，若你注意到尿道口和阴道接近，就不难了解为什么尿道口会因为性生活而感到不适、疼痛，甚至发生感染。

许多女性都知道什么是阴蒂，阴蒂就是阴唇间一个突起的小部位，你能碰触到的其实是只有直径约0.5厘米的阴蒂头，不过阴蒂的重要性远远超出它的实际尺寸。连接着阴蒂尖端到耻骨的是一条长为2~4厘米的轴，它相当坚实，有弹性，并且能够活动。轴逐渐分成两部分，像两条叉骨形状的组织连接骨盆，形成像锚一样有固定效果的根部。这是一个大小合适并隐藏起来的器官，轴部及根部都被肌肉完全盖住了，只有阴蒂头能露出来。

> **阴部笔记**
>
> **你说阴蒂，我说阴核**
>
> 其实我们说的都对，只是现在比较常用的说法是阴蒂。

阴蒂的英文为"clitoris"，原意是"闭嘴"或"隐藏"，所以常常会被误解。但从生理结构来看，阴蒂的确是隐藏在大阴唇之后，被小阴唇的帽状包皮藏起来的。

阴蒂头露在帽状包皮外面，如果阴蒂头被帽状包皮完全盖住，没有露出来，那么，把包皮往后拉一点就可以看见了。皮脂腺和黏液分泌腺体保证了阴蒂系带所需的润泽，使其不易撕裂，与阴蒂头间也不会有裂痕。阴蒂的大小和铅笔附带的橡皮擦差不多，虽然有个体差异，不过身高和体重都不会影响阴蒂的大小；生过孩子的女性，阴蒂可能会变大；如果女性服用、注射或局部过量使用睾酮，阴蒂头就会变大。

无论大小，阴蒂之所以拥有至尊地位，是因为阴蒂头拥有激情的潜在本能。相对于身体其他部位来说，阴蒂头只是极小的一部分，但它有成千上万的神经纤维，这也是许多人都对这个部位感觉陌生的原因。事实上，直接碰触阴蒂头，大多数女性会感到疼痛，比较好的做法是刺激阴蒂体或整个阴阜。

> **阴部笔记**
>
> ## 阴蒂学
>
> » 阴蒂在胎儿只有 27 周大时就已经发育完成。
> » 阴蒂的大小与人的性反应无关。
> » 近 8000 条神经末梢一束一束地绑在阴蒂上,其数量比人体其他部位的都多,甚至是阴茎的 2 倍。
> » 两条主要血管经过阴蒂两侧,与阴蒂头在顶端汇合并构成像帽子一样的部位。
> » 性兴奋时,阴蒂会膨胀到平时的 2 倍大。

阴蒂体,那个隐藏在阴道前庭的皮肤和肌肉下面,你看不见的部位,虽然神经细胞较少,但却布满血管,性兴奋时,它会将阴蒂头往前推。

阴蒂在性高潮中的重要性与男性的阴茎有相似之处,因此两者常被拿来互相对比。的确,阴茎和阴蒂在性兴奋时都会充血,但却有着根本性的差异。阴茎有着丰富的静脉丛,性兴奋时,紧密交织的血管就会充血,造成阴茎勃起;但阴蒂没有静脉丛,所以它不会变硬,更不会勃起。由于缺乏静脉丛,血流可以在阴蒂部位流通自如,阴蒂很容易马上充血继而放松,这就是女性可以拥有多次高潮的原因。

阴茎和阴蒂的功能也不同。阴茎不只是用来享受美妙性爱的,同时还肩负生殖器官、泌尿器官的重任,而阴蒂和前庭球的存在,除了创造性爱的感官体验以外,几乎没有任何别的作用。

外阴将阴蒂与阴道前庭的性敏感进行了一个大汇总,因为从阴阜到肛门有

> **阴部之音**
>
> "阴蒂,是一个如此纯粹的性器官,并不兼为内分泌器官或排泄器官。或许,最妙的就在于阴蒂总是藏在外阴的凹陷之中。它是私人的玩笑、神圣的秘密,是一个打开来盈满笑声,而不是哀伤的潘多拉盒子。"
>
> ——娜塔莉·安吉尔

丰富密集的会阴神经纤维,这些纤维使这里敏感至极。会阴神经还有一些分支一直延伸至肛门,这解释了为何肛交也能带来快感。有研究认为,另一条传递感觉的路径与迷走神经有关,迷走神经是一条很长的神经,从子宫颈延伸到脑部,并且不经过脊髓。这解释了有些脊髓损伤的女性,依然能够保持良好性反应的原因。

前庭大腺(又称巴氏腺)是两个小小的圆形腺体,它们分布在阴道口的两侧,在小阴唇的底部一边一个,巴氏腺是阴道前庭的重要腺体,分泌出润滑液。除非它们胀大,否则你看不见它们,也感觉不到它们的存在。巴氏腺用细小的管子将分泌物送至阴道前庭,虽然分泌物只有几滴,但也是性交时润滑液的一部分。而大部分在性兴奋时分泌的润滑液都来自阴道。

当一个小小的女婴诞生时,在她的阴道入口处,会覆盖着一层薄膜,中间有一个或几个小孔,这就是处女膜。当女孩性成熟时,处女膜上的小洞可以让经血顺利流出。刚出生时,处女膜通常只是在阴道口周围的一层平滑环状组织,不过在3岁之前,它的形状可能产生变化,可能仍是环状或变成新月形,而这些改变也和种族有关。除了在不同文化中,处女膜的存在与否带有某些重要的含义,到目前为止,医学界几乎没有发现处女膜有任何生理上的功能。

处女膜的伸展力因人而异,基本上阴茎、手指、情趣用品等都可以撕开处女膜,使处女膜的开口变大。然而与一般认知不同的是,在对300个女性的研究中我们发现,进行体操练习、骑马或其他激烈运动并不会破坏处女膜。而以处女膜的开口大小来判断一位女性是否为处女同样没有医学根据。就像我一开始提到的一样,处女膜可能会有变化,有些发生在幼儿时期。正常的性交会使原本小而平滑的开口变得不规则、像花瓣一样或像组织悬垂物一样,这称为处

阴部笔记

宛若处子

处女膜,英文 hymen(希腊神话中主宰婚姻的女神),原意面纱,这层意思相当符合处女膜的生理特性,即一层盖住阴道的薄膜,而且在历史上,人们常会将处女膜与贞操联想在一起。

女膜痕，它们会留在阴道口，成为处女膜的残余物。

女性生育过后，处女膜的开口会变得更大，更不规则。很多女性误以为处女膜痕是病变的前兆，请放心，这是完全正常的现象。

有一种少见的情况是，处女膜没有开口，将阴道口完全遮住，这种情况称为处女膜闭锁，只需要以简单的小手术在处女膜上开个洞就能够治愈。

在阴道及肛门间有一片能够伸展的皮肤，称为会阴，会阴的英文名称源自希腊文，意指排泄器官周边。在这层皮肤组织下面有一条被称为会阴体的肌肉，会阴体是长形的，长度为1.3~7厘米，甚至更长。在分娩时，这条柔软而富有弹性的肌腱起到了支撑的作用。

在分娩时，会阴会自然伸展，以方便婴儿的头可以顺利通过。多年来，在会阴上做一个小切口来帮助产妇分娩是十分常见的，这个小手术被称为会阴切开术。然而这个手术在产科引发了一些争论，许多医生坚持进行这项医疗处置，但也有医生认为，并不是每次分娩都需要做会阴切开术，因为会阴切开术伴随着会阴损伤的发生风险增加。不过在有些紧急状况下，例如必须在很短的时间内快速分娩时，进行会阴切开术是十分重要的医疗处置，发生这种情况时，或许还需要用到真空吸引器或产钳。

外阴自我检查

恭喜，现在你已经做好认识外阴及阴道构造细节的准备啦！你需要时间、隐秘的处所，还有探索自己身体及越界到"那里"去的决心。有些人偷偷耻笑探索自己身体的想法，有些人则是一想到就觉得不舒服。几个世纪以来对性的禁忌使得探索自己的身体并不容易。我们的文化强调禁欲，直接结果就是当你碰触自己身体时会非常在意，但是如果你不看、不摸，就很难了解自己。

外阴和阴道是身体的一部分，就好像手和脚，我曾说过，探索阴道和外阴没有什么不对。如果在碰触时，感到性欲被挑起，那很好，表示你一切正常，应该再确认看看。允许自己去体验整个区域的感觉，去体验性感带或非性感带及那个隐身在皮肤下的真正的你。

认识整个外阴，你需要用镜子和一盏明亮的灯来观察你的生殖区。随身携带的小镜子和手电筒可没什么用，一面有把儿的大镜子和一盏可调整角度的灯才能帮你看得更清楚。最理想的情况是：你最好还能空出两只手。

现在，对着镜子叉开双腿，要够近，否则你什么都看不清楚。试试以下方法吧：将马桶盖上，在上面放几本书，再放上一面镜子，然后双腿跨站在马桶的两侧（以你的高度，调整书堆的高度）。把灯放在地板靠近你的地方，以便对准阴部。将书靠在马桶水箱上，或任何你能够看清的地方。这时你的双手应该是空着的，可以用来打开阴唇以便看到整个阴部。你也许希望在家的洗手间里，利用私密的时间进行这项有趣的研究，不过另一方面，你一定要知道，认识自己的身体并不是一件令人羞耻的事情。

如果你是稍稍丰满些的漂亮姑娘，那么，下面这种方法会更加适合你：找一面靠墙立在地上的全身镜子吧，面向镜子坐在地上，将腿分开，一定要尽量靠近镜子，头和肩膀靠着枕头或椅垫，确保视线不会被腹部挡住。然后调整光线照在阴部，手持小镜子稍微朝向墙上的全身镜，这时就可以从大镜子里看到自己的阴部。

阴部之音

"女性不看自己的阴部，更不会去看别人的。平时身边也很少会有赤裸的女性出现，就算偶尔碰到，也只不过看见三角形的阴毛地带而已，因此我对女性生理上的个体差异根本没有概念。直到大学时，我才第一次惊觉到这个事实。那天晚上在宿舍里，我们捉弄怕痒的艾米，她刚淋浴出来，只披着浴袍，艾米笑得前仰后合，倒在了床上。她把膝盖弯上来，靠近胸口，想要躲开我们的攻势，突然她的浴袍松开，我呆住了，我看到艾米有着厚实的小阴唇——竟然已经挤到大阴唇外了，而我却只有两片小到像鱼鳍一样的小阴唇——藏在大阴唇后面，自己都很难看得见。直到多年以后，我还常常会想起艾米。"

——帕蒂

> **阴部笔记**
>
> ### 拥有一切的女性
>
> 阿诺·凯格尔医生曾经用一个阴道石膏模型来证明"凯格尔运动"的效果；而现在，已经有商人研发出工具，可以制作"与自己一模一样的阴唇模型"。用蜡塑造出的阴部模型被称为"不用镜子就能了解阴道构造的好工具"。尽管如此，我还是认为照镜子比其他方法更简单，也更有教育意义。

你最好一次看一个小区域，虽然不能马上看完整个阴部，但当你下定决心要开始认识自己的身体后，随时都可以这么做。如果你觉得整个过程很放松，也可以请朋友或伴侣帮你。

按部就班会让这个认识探索的工作更加简单，看、摸和感觉都可以。你做这个观察是因为想要了解女性是如何构造的。你会想把"那里"改口为"阴部"。这不是纸上谈兵的知识，要了解每个角落和缝隙，你才开始了解自己的身体。

透过镜子，你可以观察到整个外生殖器，或称为阴部，也就是在你两腿间的部位。覆盖着阴阜和耻骨，蔓延到大阴唇和肛门的是阴毛，这是第一个明显可见的特征。在毛发的下方，你可以看到丰厚的阴阜和大阴唇。大阴唇包围着小阴唇，但小阴唇可能会被拉开，长度超过大阴唇，在肛门和大阴唇间的部分则称为会阴。

仔细瞧瞧小阴唇，薄薄的皮肤在上缘分开，阴蒂的帽状包皮如同一袭带有帽子的外衣，下面则是形成支撑阴蒂的系带，有些女性的小阴唇会沿着帽状包皮两边发生额外的分裂。将阴蒂包皮轻轻推开，可以看到粉红色的小核，这就是阴蒂头。轻轻地碰触这个区域，会有点儿刺激，这种感觉很好。有点儿感觉以后，将手指上移到阴蒂上方的耻骨处，会感觉到有点儿硬硬的，但像橡胶一样有弹性的阴蒂体。你不会感觉到阴蒂的其他部分，如阴蒂脚。在阴蒂体和阴蒂脚的交接处，前庭球正在等待着性刺激，好让阴部充血，不过，通常你摸不到这些球状的腺体。

> **阴部笔记**
>
> ### 粉红佳人
>
> 小阴唇里有丰富的血管，这使它看起来像玫瑰花苞一样粉嫩红润。

当你分开小阴唇时，可以看到阴道前庭和阴道口周围的组织。

外阴自我检查会让人非常舒服，甚至还会让人带点儿兴奋的感觉。在自我检查时如果感到疼痛，例如，轻轻触碰外阴或阴道前庭就会疼痛，或有刺痛的感觉，那么我建议找个临床专家帮你找出疼痛的原因。

大阴唇的底部有巴氏腺，你看不见它们，正常的状况下也感觉不到它们的存在。

> **阴部笔记**
>
> ### 外阴诠释
>
> 在 15 世纪的经典名著《芳香花园》中，作者谢赫·奈夫瓦齐将外阴分成 42 种类型：长到肛门的修长型、金发女性常见的紫翅椋鸟型、阴阜突出的钟楼怪人型和性兴奋时边缘会发红的鸡冠型等。

在小阴唇中间，阴蒂的正下方就是尿道口，看起来是个小小的凹陷或细缝。尿道口下方是阴道口，如果你从没有体验过阴茎插入的性交，阴道口应该圆而平整，但每个人也有差异。如果你有过阴茎插入的性经验，阴道口边平滑的环状组织就会分开成为粉红色的悬垂的处女膜痕。如果你曾经生过孩子，阴道口看起来就应该是张开的，处女膜痕可能会更突出。

将你的手指缓缓伸入阴道中，手指越深入你越能感受到阴道壁前后互相紧贴和扩张。阴道皱襞可能会让你感到阴道壁不是那么平滑，这些皱褶可以让阴道张开，方便分娩时婴儿通过。如果你感到里面紧张干涩，那么在整个检查过程中，可以用些水或凡士林加以润滑。尽量将手指朝下方推，你会感觉到直肠的压力，朝上则可以感觉到膀胱。阴道的每个地方都能感觉到，哪怕是最小的触动。

手指在阴道里的时候，试着绷紧肌肉，这时你在使用的是盆底肌。盆底肌固定着骨盆内各器官的位置，但是有时会因太紧张引起痉挛，造成性交时的疼痛。

有一层薄薄的组织隔开阴道和后方的直肠。你甚至可以经过阴道壁摸到直肠，还能感觉到里面有成块的粪便。

如果你将中指一直伸到阴道最里面，会碰到子宫颈。摸起来就像摸到鼻尖，硬实但不稳定。子宫颈的位置会随着月经周期及性兴奋而不同，所以这项工作时而困难时而简单，取决于当时你的情况。请注意，你的手指不是直伸进去的，阴道的构造让你的手指自然地向下、向后倾斜，与后腰成一个角度。子宫颈的周围——无论是前方、后方还是侧面——也就是阴道的末端是个小袋子，称为"阴道穹"。

> **阴部笔记**
>
> ### 外阴诠释延伸
>
> 在谢赫·奈夫瓦齐提出外阴分型后的500年，性教育者贝蒂·多德森根据建筑学提出了她自己的外阴分型。她的分型包括：天主教堂拱顶般的哥特式、精雕细琢的巴洛克式、极简现代式与充满个性化装饰的装饰艺术式。

除非受到暴力伤害，否则无论是手指、卫生棉条还是阴茎，没有任何一样东西能够穿透子宫颈。再加上囊袋状的构造，也没有任何东西会在阴道里遗失。

亲爱的，现在你已经成为专家了！知道所有部位的正确名称，也清楚每个部位的正确位置和功能。外阴和阴道不是不能说的秘密，它们是你身体的一部分，我希望你能因为拥有这些奇妙的器官而感受到生命的美好。

第3章

阴道
揭开阴道的神秘面纱

阴道这个词最简单的解释就是"通道",从阴道口开始,一直到子宫颈周围囊袋状的末端。用建筑的观点来看,与其说阴道是一个没有特色、空无一物的走廊,倒不如视它为时尚的高科技旅馆,这才更贴近阴道的功能及代表意义。有多少走廊有伸缩自如的墙壁?有多少走廊有十万亿的友善居民?又有多少走廊能够随着不断变化的需求持续调整温度呢?

阴道是独一无二的通路,它的功能比身体中大多数器官都还要多。阴茎、卫生棉条和医生的阴道扩张器都可以进得去,婴儿从阴道娩出,经血从阴道流出。为了承受这么多东西的来来去去,阴道不只强壮耐用,也同样巧妙而精细。为了保持健康,阴道需要自然长住其中的细菌,维持生物上的稳定平衡。干扰平衡后最常发生的是阴道炎,症状包括发痒、红肿,因为阴道炎而到妇科求诊的女性数量远超过因其他疾病就医的人数。了解阴道构造以及正常的阴道状态是预防和察觉问题的第一步。

功能万千的阴道

作为身体的一部分，阴道常被视为理所当然的存在而不受重视，但从身体的各方面来看，阴道绝对是器官中的明星。

阴道的功能：

▼ 经血流出的通道。当卫生纸或内裤上第一次出现铁锈色痕迹时，你开始成为真正的女人，这也是每个女孩成长的必经之路。月经创造了上亿的商机，其产品包括卫生巾、卫生棉条及护垫等许多女性生理期相关用品。

▼ 性交时阴茎进入的地方。阴道的英文名"vagina"原是"剑鞘"之意，在性交时阴道包裹着阴茎，就好像剑收进剑鞘的感觉，两者完全贴合，因此阴道不只带给女性快感，也带给男性足够的愉悦感。

▼ 产道。在婴儿出生时，阴道能够轻松自然地扩张使婴儿顺利通过，这是阴道最令人惊叹的设计。虽然很多女性由于不同的原因选择剖宫产，但这一结果绝不是由阴道的这项功能丧失所致。

▼ 提供巴氏涂片及子宫、卵巢检查的通道。阴道就好像是体内器官的窗户，巴氏涂片检查是少数真正有效的医学检验之一，使许多女性能够早期发现子宫颈病变，免于罹患宫颈癌，而在这一过程中，阴道起到的作用非同寻常。

▼ 保护身体、避免细菌入侵的防御屏障。阴道里有十万亿的乳杆菌，它们可以制造出酸性环境，避免有害菌滋生造成感染，对人体来说是非常有益的细菌。

阴道到底在哪里

许多女性用"阴道"来代表两腿之间所有的女性外生殖器官。有个患者跟我说："我阴道痒。"也有患者说："里面好痛。"但她们痒或痛的部位都在阴唇间，而阴唇是在阴道外面的。请牢记，对医疗专业人员而言，"里面"指的是阴道里面，阴道是体内的器官，且与外阴不同。使用正确的词讲述自己存在的问题是得到良好医疗照顾的第一步。

阴部之音

"阴道在这里,我说过一遍,阴道,再说一遍。我要说!因为我认为平常大家避而不谈,视而不见,不深究,也不希望想起。避而不谈的事变成秘密,秘密造成羞愧、恐惧和迷思。我说出来,是希望大家也能坦然地说出来,不用觉得羞耻和罪恶。"

——伊娃·恩斯,《阴道独白》

阴部之音

"我虽然可以很自在地说出'阴部'这个词,但却不能完全接受它。我年轻的时候就发现,竟然没有一个比较间接的词可以替代'阴部',以方便在家里说起。另一方面,我母亲是一位爱尔兰天主教徒,不太能很自在地与我们谈论妇科话题。所以我们得到了极简单的事实:不是不正确,而是以一种让人觉得不舒服的方式表达出来。

"我认为'阴道'听起来很奇怪,当我说出来时,就好像'投资银行家霍顿在讲话,大家注意听'那个老广告的效应一样,房间里立刻静下来,大家全部竖起耳朵,注意听你在讲什么。"

——弗洛拉,47岁

为什么里面和外面的差别这么重要?因为阴道的组织与阴道前庭不同,可能发生的问题也不同。部位描述得精确与否会直接影响治疗方法。例如,如果你得了阴道炎,就要把药膏涂抹在阴道里,可如果是外阴的问题,那么把药膏涂在阴道里是没有作用的,应该把药膏涂在阴道前庭。

阴道可以伸缩自如,从阴道前庭直到子宫的颈管状肌肉组织可视为子宫的延伸。当你站着的时候,阴道并不是垂直的,而是向后倾斜30°;当你躺下的时候,阴道仍然后倾30°(如果你还记得几何课学过的内容,那你应该记得,当你站直的时候,身体是0°,而当你平躺时,身体则是90°)。这意味着,如果保持平躺姿势,那么当阴茎进入阴道时,就会滑过你的性敏感点,包括阴蒂或阴道壁前方(这里有可能就是G点)。因此,在性交时,女性要抬臀,因为阴茎向下插入时可以刺激到性敏感点,这就是一般俗称的"传教士体位"。

30°也提示置入卫生棉条时,不论你的姿势是站或躺,都应该瞄准下背部。

凯格尔运动——重要的体内运动

分娩教育家把凯格尔运动当作重要原则来遵守，性治疗专家拍着胸口保证它的效果。妇科和其他科室的医生也纷纷推荐，这种运动特别适合尿失禁和子宫脱垂的患者。但大家还是觉得很疑惑：到底什么是凯格尔运动？它又为何如此重要？

凯格尔运动是以发明这项运动的阿诺·凯格尔医生的姓命名的，又称骨盆底紧缩操、会阴运动或收紧运动，可以强化盆底肌的主要肌肉——耻骨尾骨肌。范围包括阴道、尿道和肛门。肌肉强壮可以给予器官良好的支撑，改善膀胱的控制力。

想找到耻骨尾骨肌，要先想象你在排尿，然后停止，也可以在实际上厕所时定位。但在排尿时，并不建议做凯格尔运动，因为这样容易导致尿路感染。紧缩肌肉10秒后放松，10遍紧缩和放松为一组动作，然后重复这组作20次。

凯格尔运动做法必须正确，并且坚持3个月以上才能看得到效果。就像仰卧起坐一样，这项运动只有在运用正确的肌肉、紧缩的时间够长和反复做的次数够多时才会有效。

可以试着用以下的方法将凯格尔运动融入生活，使其成为日常的健康习惯：

» 看电视时练习
» 等红灯时练习
» 在运动健身前后练习
» 洗澡时练习
» 开会时练习（没人会发觉的！）
» 睡前练习

每个人都应该做凯格尔运动吗？许多健康专家认为，对盆底肌松弛的女性来说，凯格尔运动是有用的。虽然凯格尔运动不能减轻女性怀孕时子宫的沉重感，无法改善子宫脱垂的状况，但可以改善产后尿失禁。前列腺手术后的男性也可以做凯格尔运动。

凯格尔运动可以帮助以下女性训练盆底肌：

» 先天骨盆底缺陷者
» 有子宫或膀胱脱垂家族病史者
» 幼年时骨盆受过创伤者
» 接受过阴道手术者
» 从事的工作需常搬运重物或攀爬高处者
» 常便秘及排便困难者
» 从事跳高、跳远、跨栏赛跑、体操、篮球、排球、空手道、柔道、健美等运动职业者，以及每天进行马术训练或跳跃者子宫颈也与卫生棉条置入的位置有关，有些长一点的卫生棉条会往子宫颈旁边偏移，所以当拉出卫生棉条时，卫生棉条会有点儿弯曲。

沿着阴道前壁（尿道和耻骨下的部分）测量，从阴道口到子宫颈长 6~7 厘米；直肠上方的阴道后壁略长一些，长 7.5~8.5 厘米，因此阴道是一根长 6~8.5 厘米的管道。

阴道口由不一样的肌肉组成，但它们都属于盆底肌。这些肌肉固定着盆腔里的器官，因此做凯格尔运动强化盆底肌可以增加性行为时的快感，有帮助分娩、避免尿失禁及子宫脱垂的作用。阴道只靠一层薄薄的组织与膀胱和直肠分开，当直肠中有粪便时，阴道会有一边突起，甚至在性交时，女性会觉得阴茎进入并不顺利。阴道的尽头是子宫颈周围的阴道穹。

> **G 点：真实或虚构**
>
> G 点指的是阴道前壁的一个敏感区，就在尿道下方。这个名称是以在 1950 年首位著作论述 G 点的德国妇产科医生——恩斯特·格拉芬贝格的姓氏命名的。传统性学研究者认为阴蒂是女性性快感的主要来源，格拉芬贝格指出 G 点也扮演着重要角色，经由刺激其他神经引起快感。
>
> G 点真的存在吗？有些女性坚持从来没有感受到它的存在，另一些人则断言 G 点一定存在，并且绝对是个值得寻找的性敏感带，也有人质疑 G 点只是阴蒂的延伸，而非阴道的一部分。即使 G 点已广为人知，也已经被视为现代性观念的一部分，但医学界对 G 点的存在仍莫衷一是，没有达成共识。不过，性伴侣间可以借着寻找 G 点发掘不少乐趣。

巧夺天工的设计

当阴道不用时，阴道的前后壁会碰在一起，就像坍塌了一样，但手指、卫生棉条、阴茎或 4.5 千克重的婴儿都可以轻易地将它撑开。这怎么可能呢？我在初中时，花了很多时间想弄清楚这个问题，可怎么都想不通：为何明明那么细的阴道，居然可以生出婴儿来！但这就是与生俱来的女性能力。阴道的宽度和长度都有个体差异，但我还是要再次强调，阴道周围的肌肉非常有弹性，因此阴道宽窄与性交疼痛或难产无关。这儿有一层环状肌肉和一层纵贯上下的肌肉，它们不像在做凯格尔运动时能够任意收紧或放松的盆底肌可以随你控制。阴道壁的弹性肌肉覆盖在结缔组织的柔软皱褶下。人体也有其他的肌肉腔具有类似的扩张性，像胃或膀胱。但阴道皱襞的弹性更大，它们不仅看起来像扫帚上的一根根纤维，连功能都有点儿像，可以让肌肉张开到我们无法想象的程度。分娩时，婴儿头骨的结合处会稍稍重叠，这样头就可以略微缩小，方便婴儿通过阴道。其实你自己也可以感受到这些皱褶的存在，将手指伸入阴道中，你会感受到阴道壁不是平滑的，而是有点儿起伏的。

阴部笔记

大小不重要

由于阴道壁上如手风琴皱褶般的皮肤，任何尺寸的阴茎，不论多长，阴道都能照单全收。在生产时，阴道也可以扩张到足以让婴儿通过。某些女性不能自然生产的原因，绝不是阴道太小，而是骨盆狭窄或骨盆结构太小。事实上，也未曾发现因为阴道太狭窄而引起性交疼痛的案例。

阴道同时也是产道，这种奇妙构造的关键就是阴道黏膜（鳞状上皮细胞）。阴道内层覆盖着与口腔一样湿润、强韧的细胞，这些细胞在阴道里随着女性激素，也就是雌激素的波动复制与增生，形成内膜。但是口腔里没有雌激素接收器，因此口腔黏膜维持着一定的厚度，不会改变。鳞状上皮细胞粗糙不平以符合实际的需求，口腔里有许多食物碎渣，还有唾液腺分泌的酶等。阴道的鳞状上皮细胞很坚韧，可以应付所有活动，包括月经、性行为及分娩。鳞状上皮细胞也以强大的恢复力著称，例如，粗暴性行为造成的刮伤或使用卫生棉条不小心造成的擦伤，阴道都可以在48小时之内复原。

医生们一直被灌输"阴道里没有什么末梢神经，所以不太敏感""生产时的疼痛应该来自子宫颈扩张"等观念。可我一直质疑，如果阴道没有神经，那性交时的快感又是从哪里来的呢？但当时性学研究都将焦点放在阴蒂上。一般认为阴道切片是不需要局部麻醉的，然而修复外阴或会阴在生产时造成的裂伤，就需要局部麻醉，阴道甚至连缝合都不需要。事实是，神经一直在那里，但我们却没有更好的技术去深究。直到十年后，特殊的染色技术应用于人类阴道组织的研究，我们才发现阴道里其实有非常多的神经，阴道口比子宫颈附近的阴道组织有更多的神经纤维，阴道前壁的神经纤维比后壁的多。

阴部之音

"我从没想过阴道是什么，也没有好奇过它长什么样子。我甚至并不清楚尿液是否经过阴道，或经血是从哪里流出来的。我从不认为女孩子长大后，就应该对这些事有概念，当然我也从来不看。

"即使是现在，我也不认为我知道每一件我应该知道的事。例如，在怀孕时我曾读到'产道'这个词，一开始我根本不知道这就是阴道。这种话从我这么一个曾经怀孕生产过的女性嘴里说出来实在有点儿奇怪，可是隐喻实在太多了，即使在有关孕育的书籍里也是一样。为什么不一开始就说是阴道，而要说是产道呢？"

——杰西卡，30岁

阴部之音

莎士比亚笔下的阴道

许多有关女性生殖器官的现代隐喻都很直接、不加修饰，而大文豪莎士比亚的用词，饱含诗意的赞美。

▼少女之首——《第十二夜》

▼荷兰——《错误的喜剧》

▼贞操的玻璃——《伯里克利》，比喻处女膜

▼处女结——《暴风雨》，比喻处女膜

▼尾巴——《驯悍记》

▼宝藏——《辛白林》

▼甜蜜的底层草——《维纳斯与阿多尼斯》

阴道分泌物

一定有许多女性不止一次因为阴道分泌物的问题感到困扰。内裤上有着黄色的污渍，是不是哪里出了问题？老是有滑滑的黏液是正常的吗？到底该不该

有阴道分泌物呢？

女性在生育年龄有阴道分泌物是正常的。事实上，阴道壁里有那么多不同的物质，大部分女性的分泌物却仅有一点点，这常让我感到惊讶不已。阴道里没有腺体，因此阴道本身不会分泌东西。我们说的"阴道分泌物"是由不同来源的分泌物合成的，包括：

▼外阴汗腺分泌的油脂和汗水

▼外阴巴氏腺与斯基恩氏腺的分泌物

▼阴道壁散发出来的湿气

▼阴道壁细胞的脱落物

▼子宫颈黏液

▼输卵管和子宫的液体

▼阴道细菌的产物

▼组成体液和黏液的生理盐水

从上述可知，阴道分泌物是由一些存在于体内的物质组成的，包括生理盐水、矿物质和细胞，不像粪便或尿液，是身体的脏东西或排泄物。在正常情况下，有分泌物是绝对没问题的。

> **阴部笔记**
>
> **干爽才正常吗**
>
> 内裤上有污渍表示有问题，这种想法是错误的。根据月经周期来推算，正常的分泌物也很有可能弄湿你的内裤，或在上面形成污渍。

到底女性正常的阴道分泌物有多少？答案是，到现在还不是很清楚……这样一个影响所有女性生活的基本问题，竟然没怎么做过精确的科学测量，妇科教科书也很少讨论到底多少才正常。旧一点的书有时会提出以下的概论性陈述："一直会出现少量的分泌物。"或指出用阴道扩张器检查阴道时，阴道"不会比潮湿更湿"。但究竟是根据什么证据下的结论，并没有交代清楚。

一些研究收集了受试者在两次经期间使用的卫生棉条，借着比较使用前及使用后的重量，尝试算出阴道分泌物精确的量。结果发现，22位育龄期的女性，平均每8小时的分泌物约重1.55克，大约是1/4茶匙的量。分泌物的量在第14天时，也就是排卵时最多，为1.96克。量最少的时候是在第7天和第26天，分别为1.38克和1.37克。服用避孕药的女性变化不明显，因为口服避孕药会使体内激素量的波动变化较不显著。另外一项研究则是使用子宫颈帽，在子宫颈置入一个橡胶套，可以让研究者只测量阴道的分泌物，结果与前项研究相似，一天的分泌物约为1.89克。

虽然这项研究的受试者样本很少，但长期与女性患者接触的医生都知道，阴道潮湿是相当正常且常见的，月经周期的不同阶段也有极重要的影响。分泌物的量与体内激素的浓度及子宫颈的特性有关，激素水平升高通常会使分泌物增加，有些人的子宫颈会比其他人分泌更多的黏液。

激素如何影响阴道分泌物

一个影响阴道分泌物的重要因素是——酸碱度！酸？是会在东西上腐蚀出洞来的"酸"吗？"酸"在阴道里有什么作用？别紧张，阴道只是呈弱酸性，"酸"度完全没有强到具有腐蚀性。维持一定的酸碱度，是为了保持健康阴道的最佳状态。

溶液的酸碱度常用pH来表示。pH的范围为1~14，当pH小于7时，数值愈低，溶液的酸度愈强。pH 7.0表示溶液呈中性，pH大于7表示溶液呈碱性，如果pH达到14，溶液具有高度腐蚀性。pH小于7的溶液呈酸性，假设某硫酸溶液的pH为1，那么被这种溶液碰到的东西几乎马上就会被烧出洞来。阴道的pH为3.5~4.5，呈酸性，不过这个酸度比柠檬汁或碳酸饮料还要低。

阴道的酸性并没有强到具有腐蚀性，但为什么阴道里是酸性的呢？因为阴道口是开放的，体外的那些喜欢在碱性环境里生活的有害细菌可以轻而易举地闯进来，而阴道的弱酸性环境有助于杀死有害细菌。另一个会对阴道分泌物产生影响的因素是——细菌性阴道病，这种情况通常发生在阴道 pH 失去平衡的时候，在第 11 章里会有更详细的说明。

那该如何保持阴道的弱酸性？细菌和激素在这里扮演了重要角色！分泌物的种类和量受到体内雌激素及孕酮（又称黄体酮）浓度的影响。在你的体内一直都有这些激素的存在，只是其浓度会受到月经周期的影响而上升或下降。激素浓度周期性变化也会影响阴道黏膜，这就是为什么分泌物量在周期刚开始时较少，慢慢增加，到排卵时达最高峰，然后递减。

月经周期的第 1 周，即月经来潮，这时体内雌激素浓度低。当雌激素浓度上升时，阴道黏膜细胞随之增加，分泌物也开始增多。到周期一半时，也就是排卵刚结束时，雌激素的浓度急速下降，黄体酮的浓度上升，这时阴道黏膜停止增厚，并开始因糖原而变得厚实。糖原会被住在阴道里的细菌分解成葡萄糖，成为细菌的能量来源。葡萄糖被细菌利用后的产物为乳酸。目前医学界认为这一过程是造成阴道酸性环境的主要原因，这也同时有助于喜好酸性环境的微生物生存。乳杆菌就是最好的例子，它是众多阴道益生菌中相当重要的一种。当阴道呈酸性时，乳杆菌会留在阴道里，并且黏附在阴道的上皮细胞上。

所以，弱酸性的阴道就是健康的阴道。阴道的 pH 是依靠乳杆菌维持的，无论食物或是阴道灌洗，都不会改变阴道的酸碱度。

分泌物的变化 | 月经周期激素与分泌物的关系

周期天数	雌激素浓度	黄体酮浓度	分泌物
1~7	低	非常低	少量，干涩
8~13	上升到顶点	非常低	增加
14~16	急速下降	开始上升	最多
17~25	第二次略微上升	顶点	浓稠，变黄
26	缓慢下降	快速下降	减少至最少

阴道壁最上端的部分会在月经周期的前半期变厚，然后在后半期剥落，变成一层薄薄的内膜，所以这时的分泌物含有许多阴道壁的细胞，比较浓稠。而薄的阴道壁弹性会变差，所以女性在此时性交会觉得不舒服，也比较容易受伤。

到月经周期一半时，阴道分泌物会增多，这时的分泌物主要来自子宫颈、子宫和输卵管。排卵时，子宫颈会发生变化，方便精子通过与卵子结合，子宫颈黏液在这时会变稀，类似水状，量也会增多。这时的黏液具有很好的延展性，不仅可以粘在两个物体表面，还可以被拉成长条状。这些黏液的渗透性比较强，非常有利于精子穿透，而浓厚的黏液则不利于精子穿透。这些在不断变化的黏液就是月经周期中期分泌物的主要成分。

排卵后，黄体酮浓度会升高，为受精后的怀孕初期做准备。黄体酮会使阴道分泌物变浓、变黄。当月经周期近尾声，下一次月经又要来潮的时候，分泌物就会减少。月经结束后的第一周分泌物非常少。然后雌激素浓度重新上升，分泌物也再次增加，另一个循环周期又开始了。

子宫颈如何影响阴道分泌物

子宫颈也会影响阴道分泌物的多少。虽然从字面上来看，子宫颈只是子宫的"脖子"，但实际上子宫颈与子宫体的组织结构不同，子宫颈并不属于子宫体的一部分，甚至有医生视子宫颈为一个独立的器官。子宫从上至下体积会逐渐变小形成开口状，底部与子宫颈上方相接，连接处称为内口，内口下面则是子宫颈管，子宫颈最下面与阴道相接的一端称为外口。子宫颈和阴道一样，表面覆盖着粗糙不平的鳞状上皮细胞，其强度足以支撑性交时的力度。排卵时分泌的子宫颈黏液来更精妙的细胞，这些被称为柱状上皮细胞的组织也构成了子宫颈管的内膜。这些细胞制造黏液来保护子宫颈免于疾病的侵袭，也帮助受精，清澈优质的黏液是精子在女性生殖器官里"旅游"的最佳搭档。

柱状上皮细胞通常羞答答地藏在子宫颈管里，生怕被我们发现。但在雌激素的影响下，这些细胞会在子宫颈内扩散开来。当这些黏液制造细胞长至子宫颈表面时就会形成一层膜，同时由于毛细血管充血，这层膜呈现出红色，很容易就会被看见。过去，医生们认为这种现象是炎症或感染引起的，由于得了子宫颈炎，子宫颈看起来红红的。然后医生们用"热疗"，也就是烧灼来摧毁这些细胞。如果你超过50岁，那么你就有可能接受过子宫颈烧灼术。然而我们现在已经知道，子宫颈外的黏液制造细胞看起来红红的是一种正常现象。这种情形一般会发生在青春期、怀孕或服用避孕药后，而这些时段正是雌激素水平升高的时候。一些没有怀孕或服用避孕药的女性也会有这种情形发生，但这单纯是因为身体制造了较多的雌激素。随着时间的推移，柱状上皮细胞会逐渐变成鳞状上皮细胞，而年龄的增长则会使雌激素水平下降，黏液制造细胞会自动退回子宫颈内。因此，无论是上述哪种情况，都是不需要治疗的。

有些女性会主诉阴道分泌物太多，有时甚至多到要用护垫或卫生棉条。请注意！使用这些生理用品不是明智的选择，请不要这么做！我会在第5章解释原因。当那些黏液制造细胞从子宫颈管增生到子宫颈表面时，就会制造更多的黏液，造成分泌物量大增。不幸的是，我们没有改善这种困扰的好方法。如果可能感染柱状上皮细胞的微生物（包括疱疹病毒、淋病奈瑟球菌及衣原体）的培养结果都呈阴性，评估检查也没有发现任何异常，仍然用烧灼或冷冻法来破坏这些细胞，此举或许可以减少分泌物，但有可能妨碍受精。正值生育年龄的朋友们，若有这样的问题，只要检验结果已证明黏液或分泌物都正常的话，还是忍一忍吧。

阴部笔记

重要的差异

经血与阴道分泌物是完全不同的。经血由子宫内膜而来，属于周期性的出血，与阴道或子宫颈没有关系。

不可或缺的阴道细菌

阴道里的细菌也会影响阴道分泌物。所有人体向外开放的腔室，例如口腔、肠道、阴道都是许多细菌的家。但是，为什么这些细菌不会致病呢？这是因为它们大多是无害的，虽然有一些细菌是病原体，会导致疾病，但我们还有有益菌，其最大的好处就是，它们借着繁殖的过程占住地盘，就好像管家一样，把可能致病的有害细菌统统赶走。阴道分泌物、子宫颈黏液，还有好像巡警一样的白细胞，都是阴道的防御系统，它们阻止有害细菌入侵我们的身体，从而预防疾病。

身体各部位的菌群组合都不一样，会有什么样的细菌完全视不同的环境条件而定。阴道也有独特的菌群组合，形成一个微妙平衡的生态系统，这会对某些细菌特别有利，而这些菌群生态也会影响阴道的环境，可以说环境与菌群彼此相互影响。例如，随着月经周期的循环，体内激素浓度不断变化，菌群生态也随之改变。所以，阴道内的菌群并非固定不变，而是会随激素浓度的波动而不断变化。

健康阴道里的常见细菌	
微生物	在女性体内的占比（%）
乳杆菌	68
棒状杆菌	31
链球菌	37
肠球菌	26
表皮葡萄球菌	53
金黄色葡萄球菌	8
大肠杆菌	20
阴道加德纳菌	25
梭菌	12
肺炎链球菌	26
拟杆菌	52
梭形杆菌	21

了解正常的阴道细菌非常重要！某些阴道细菌有重任在身，它们的改变可能会导致疾病。虽然大部分阴道细菌不会致病，但当阴道环境剧烈变化时，它们可能会引发疾病。换言之，无论是阴道的环境发生改变，还是阴道里的细菌发生改变，都可能会导致一些阴道的症状。

使这个微妙平衡更为复杂的因素是细菌的数目。在阴道里，大约每 1/4 茶匙的分泌物里有超过 10 兆个细菌，分布最广的是乳杆菌属。嗜酸乳杆菌的名称常出现在酸奶包装上，也称为 A 菌，是广大乳杆菌家族中的一员。1892 年，当第一次广泛的阴道细菌研究完成时，大家都认为阴道里只住着一种名为"窦特兰氏杆菌"的耐酸乳杆菌，它应该就是后来大家熟知乳杆菌的一种。当发现阴道里的其他细菌时，它们被视为有害细菌。直到 80 年后，才证实在正常的阴道里住着很多种不同的细菌，包括不需要氧气就可以生长的厌氧菌和需要氧气的需氧菌。

阴道里还存在着其他的细菌，像会致病的大肠杆菌，但就如我先前提到的，靠着完整无缺的阴道黏膜、阴道黏液及完善的免疫系统，我们远离了危险的入侵。所以，重要的是，我们必须了解阴道细菌培养可能会培养出很多种细菌，无论它们是有益的还是有害的，都不表示我们已经生病或有任何异常。由于可能引起对疾病的误判，专攻阴部的妇科医生不建议患者做阴道细菌培养。大肠杆菌、链球菌或加德纳菌培养结果呈阳性是意料中的事，但它们不太可能引起任何症状。另一方面，有些微生物很少出现在阴道里，包括引起淋病的淋病奈瑟球菌（简称淋球菌）、造成感染的衣原体或疱疹病毒，它们会使子宫颈感染性传播疾病，所以不是从阴道而是经由子宫颈微生物的培养检查出来的。

阴道乳杆菌

阴道乳杆菌在保护我们避免疾病的侵袭上占有重要的地位，值得仔细讨论。比起其他许多菌种，乳杆菌的数量要多得多，而适当的乳杆菌数量有助于保护阴部的健康。虽然目前还不完全了解这种保护机制是如何产生的，但我们可以了解以下事实：

▼乳杆菌制造的乳酸维持阴道的弱酸性。

▼乳杆菌可以阻止其他细菌附着在阴道壁上。

▼乳杆菌制造的过氧化氢可以抑制其他细菌的生长繁殖。

▼乳杆菌制造的物质可以抑制其他细菌的生长繁殖。

▼乳杆菌可以刺激阴道免疫系统。

阴道炎的诊断标准之一是进行湿渍法检验时在显微镜下找到乳杆菌。将少量的阴道分泌物与几滴食盐水混合，放在玻片上，用显微镜观察。阴道健康的话，乳杆菌会占满整个玻片。所以，当临床专业人员看到乳杆菌在玻片上占优势时，就会认为没有发现细菌感染。但唯一的例外是真菌感染，因为真菌可以在乳杆菌的包围下生长。在这种情形下，虽然乳杆菌的数目正常，但临床专业人员会认为它们没有发挥应有的功能。

从在美国最常见的阴道疾病——细菌性阴道病，就可以看出乳杆菌的重要性。这种疾病不是感染引起的，而是因为乳杆菌缺乏造成阴道内某些特定的细菌过度生长，而引起分泌物异常和异味。阴道的pH也因此改变，不再是酸性。现在我们还不知道是什么原因造成乳杆菌的消失，细菌性阴道病虽然可以用抗生素治疗，但是很容易复发。

阴部菌群生态导览

阴道细菌的种类和数量受许多不同因素的影响。从精子到抗生素，还有阴道灌洗和使用药物导致的免疫抑制，或手术等都会影响阴道菌群，艾滋病（获得性免疫缺陷综合征）、糖尿病和癌症等疾病也可能会影响它们。

然而在所有的因素中最重要的应该是激素。激素的浓度不只随着月经周期不断变化，也随着生命周期而改变。我在前面提到过，阴道黏膜也会随着月经周期产生变化。月经周期初始时，阴道黏膜细胞会在雌激素的影响下开始增殖。

月经周期中期，雌激素浓度下降，黄体酮浓度上升，增殖活动也随之停止。这时阴道黏膜因糖原堆积而厚实。月经周期末期，阴道黏膜最上层开始剥落，黏膜变薄，周期又从头开始。

阴道的 pH 也随着月经周期变化。月经来潮时，pH 开始上升，最高时可以达到 7.0，然后急速下降，接下来 3 天为 4.0~4.5，虽然排卵时会略升高，但大致会维持至第 21 天。因此，细菌数量随月经周期有非常明显的变化，细菌数量会在月经来潮时达到高峰，这可能是因为经血富含养分，也可能因为经血改变了阴道的 pH。

怀孕时，阴道黏膜表面的碳水化合物和乳酸的浓度都会增加，因此此时的阴道对嗜酸的细菌来说是一个非常有利的生存环境，这种变化也可以在胎儿通过充满各种细菌的产道时起到保护作用。产后护理使阴道菌群产生了戏剧化的改变，雌激素浓度偏低，对母乳喂养的妈妈有明显的影响：因为细胞的糖原减少，阴道壁变得干而薄，需使用润滑剂来减少性交时的不适。

性交也会影响阴道细菌的组成。在性兴奋时分泌出的润滑液碱性很强，会使阴道的 pH 升高，最长可能得用 8 小时才能让阴道的 pH 恢复正常。因此，很难在性生活活跃的女性阴道里发现适合在 pH=4.5 的环境下生存的细菌。

不是所有的事情都会影响阴道细菌。生理用品和避孕就是很好的例子，正确使用合格的卫生棉条对阴道细菌几乎完全没有影响。有证据显示，卫生棉条和卫生棉条的线，很少会把肛门或外阴附近的细菌带到阴道里去。

下表整理了女性一生中阴道的情形：

	怀孕和生产后	无月经时期	生育年龄	停经
雌激素浓度	高	低	中等	低
pH	酸性	中性	酸性	中性
糖原含量	高	低	中等	低
细菌的数量和种类	增加	减少	增加	减少

怎样的分泌物才正常

所有的事实都告诉我们，阴道绝不是个静态的、空无一物的容器，而是一个动态的器官，并且拥有持续变动的生态系统。正常的阴道微生物菌群可以防止可能致病的微生物入侵。雌激素使阴道细胞富含糖原，给乳杆菌提供充足的养分，因此乳杆菌在阴道细菌中占了优势，同时它们释放乳酸，使阴道维持酸性的状态。月经、性交、疾病、阴道灌洗和抗生素都会改变阴道酸性环境的平衡。当你在厕所里清理阴道分泌物或必须因此更换内裤时，你一定会注意"怎样的分泌物才正常"这个问题，上述的一切情况都会影响阴道分泌物的产生。

依据月经周期的变化，分泌物从透明变成乳白色，再变成黄色，有时还会呈延展性的黏液。分泌物有时滑滑的，有时却结块。随着月经周期的变化，大多数女性都会在内裤上发现白色或黄色的污渍。正常的分泌物有时也会在阴道口周围的阴毛上形成白色或黄色的薄片或块状物。一些女性的分泌物多到会让她们觉得底裤整天都是湿湿的。如果你不曾感觉到任何分泌物的存在，那也是正常的，因为分泌物也会待在阴道里，没有流到外面来。

最重要的是，正常的分泌物不会让你觉得痒、痛或不舒服。虽然内裤上的分泌物会发出酸酸的味道，但正常的分泌物不会有难闻的异味，在第7章里我将详细说明异味的问题。正常的分泌物即使被放在显微镜下看，也不应带血。阴道分泌物正常的女性妇科检查结果应该也都正常，没有阴部皮肤病，其子宫、卵巢及输卵管也都没有问题。同时，这些女性的阴道环境应呈酸性，通过显微镜观察，其真菌、衣原体和淋球菌检查结果都应呈阴性。一般而言，阴道细菌培养会培养出所有生长在阴道里的细菌，因此医生需要完整的因素评估才能做出适当的诊断和给出治疗方案。如果临床专业人员只是看了某项或几项检查结果就诊断，请不要轻信（第9章将介绍如何进行适当的检查）。正常分泌物的条件，整理如下表：

育龄女性阴道正常分泌物的特征

量	受个人差异及经期变化的影响
颜色	白色、黏液状,在月经周期的后半段会呈黄色
浓稠度	白色液体里有些微小的固体物质,如果子宫颈活动的话,在月经中期会出现透明的黏液
pH	低于4.5
显微镜下观察	有一些白细胞,很多乳杆菌,有边缘锋利的阴道上皮细胞,可能可以看到小小圆圆的酵母菌孢子
阴道细菌培养	很多不同的细菌,包括大肠杆菌、链球菌及葡萄球菌
子宫颈细菌培养	无疱疹病毒、衣原体、淋球菌

如果你停经了

育龄期的女性可以得到更多信息。当月经、雌激素和黄体酮逐渐消失时,所有的周期变化也慢慢减少。当子宫颈黏液的量减少、乳杆菌从阴道消失时,分泌物会非常少,甚至完全消失。以下是一些可能性:

▼ 如果采用激素替代疗法,白色或黄色分泌物会持续出现。

▼ 如果你没有采用激素替代疗法,体内雌激素的水平会降低,这时会有黏而黄的分泌物出现,主要是白细胞、细菌和阴道壁细胞。请注意:更年期的女性若出现任何不寻常的分泌物,都应请医生评估。

阴部笔记

分泌物与排卵

用阴道分泌物来预测排卵期已经是家庭计划的一部分了,女性可以通过每天观察和触摸子宫颈的分泌物来避孕。分泌物增加,清澈透明,具延展性且滑滑的,这就是排卵的信号。在使用这个避孕方法的第1年里,有3%的怀孕率。换言之,每100位使用此方法避孕的女性中,有3人还是怀孕了。利用这种方法避孕的最大缺点就是它比服药或置入宫内节育器麻烦,而且怀孕率比服药或用宫内节育器的要高多了,约在20%。

阴部笔记

每个人都搞错了

据纽约《乡村之声》报道,在万圣节游行时,一个参与游行的人在到达电视转播的摄影机前就被拦了下来,因为"他化妆成了一个大阴道,不适合出现在全国性的电视转播节目上"。游行者的服装上有装饰着卷卷毛发的阴阜和构造非常写实的阴唇,不管这套装束到底适不适合出现在全国观众的面前,但是请搞清楚,这根本不是"阴道",而是一个巨大的"外阴"!

▼ 如果你的体形偏胖,在停经后体内的雌激素仍会维持在一定水平,虽然卵巢不再制造雌激素,但是脂肪可以将肾上腺激素转化成雌激素,所以此时你仍会有一些跟育龄期一样的白色分泌物。

▼ 如果你使用他莫昔芬治疗乳腺癌,会出现像更年期女性服用雌激素一样的效果,分泌物可能会略增加。真菌需要雌激素才能繁殖,因此服用他莫昔芬的女性容易发生阴道真菌感染。

第 4 章

年龄的转变
阴部在不同生命阶段的变化

无论你是在妈妈子宫里"冲浪"的勇敢小宝宝，还是已届更年期的女性，你们的身体从生理上看是相同的，但在你身体深处隐藏的那些秘密一直随着生命阶段的不同而改变着。你在成长，生理结构也发生着变化，甚至你的嗜好、生活方式和优先选择也会随着时间改变。生命阶段不同，健康的状态也不一样。

所有生命中的变化都会让阴部也相应发生改变。事实上，在一个女性的生命历程中，她的阴部不断发生着翻天覆地的变化。我会在稍后介绍许多关于阴道的健康问题，它们不仅有趣，而且能帮助你了解在不同的生命阶段中阴道的不同状态。不论如何，身为女性，阴道在你的一生中都扮演着重要角色，例如月经初潮、第一次性行为、怀孕、分娩和停经。

妊娠期与新生儿时期

一切全都从精子遇上卵子的时候开始。要成为女性，必须有以下四个重要步骤：

1. 首先，必须是双亲的 X 染色体结合，胚胎才会发育成女性。婴儿的性别由基因决定，父亲才是决定胎儿性别的人，因为母亲永远只能提供X染色体。如果父亲贡献的是Y染色体，出生的就会是男宝宝。

2. 在X染色体的控制下，胎儿发育出卵巢。

3. 胎儿在子宫里成长的时候，卵巢就已经开始制造激素了，胎儿慢慢地长出内生殖器官，包括子宫、输卵管和阴道，外生殖器官也开始发育，包括外阴和阴道前庭。

4. 最后一个步骤开始于婴儿出生后，一直持续到童年。到青春期时，胸部开始发育，腋毛及阴毛等第二性征开始出现，接着发生月经初潮，女孩的整个发育才算完成。

常见问题：新生儿时期

问：给宝宝换尿布和洗澡时，该如何清洁其生殖器？

答：小心地用湿布或婴儿湿巾从前到后擦拭即可。不建议使用乳液或爽身粉。如果一定要用，请选择玉米粉制造的爽身粉，不要选用以滑石粉为原料的产品，因为有研究显示，滑石粉与癌症有关。虽然与阴部健康无关，但爽身粉有个缺点，就是容易被宝宝吸入，当宝宝吐奶时容易引起窒息。

问：为什么稍大一点宝宝的阴唇里有白色黏糊糊的东西？

答：那是阴道前庭腺体分泌的润滑性分泌物，这是正常现象，在成年女性身上也会出现。如果没有这些分泌物，两片阴唇就会互相摩擦，造成不适。

问：宝宝的阴蒂及阴唇看起来比较大怎么办？

答：宝宝的阴蒂和阴唇看起来的确比较大，因为阴阜和大阴唇还不是很明显。不同宝宝的小阴唇和阴蒂的大小、形状有很大差别，如果你很担心，去请教小儿科医生。

卵巢分泌的性激素在外阴和阴道的形成及发育中有至关重要的作用，同时还影响其外观和功能。胎儿的阴道里没有细菌，但出生后没多久，因为经由脐带接受了妈妈血液中高浓度的雌激素，初生宝宝的外阴和阴道里的情况就跟育龄女性差不多了。这种情况会持续数周，直到雌激素的浓度下降。

> **阴部笔记**
>
> ### 模样会骗人
>
> 妊娠初始的 9~10 周中，子宫里的男宝宝和女宝宝看起来都一样，分不出性别。和虾差不多大小的胚胎开始依照基因的安排，慢慢发育出睾丸或卵巢，再过 2 个月，也就是差不多在怀孕 17~18 周以后胎儿的性别才能通过超声波辨别出来。

> **阴部笔记**
>
> ### 罕见的先天缺陷
>
> 有些女孩可能生下来就没有阴道。当胚胎发育时，受精卵里的一组细胞应该形成阴道，却没能够完成任务，应该长出阴道的部位，只有像酒窝一样的凹陷，没有人知道这是为什么。由于子宫、输卵管和卵巢是由另一组细胞发育而成的，往往不受影响。可以用手术重建一个人工阴道，方法包括移植皮肤，或逐渐将凹陷处扩张成为新的阴道。虽然现在的医疗技术还没有办法将人工阴道与子宫连接在一起，但是辅助生殖技术和剖宫产可使这些女性拥有生育的机会。这种情况非常罕见，许多妇科医生都没有见过这种先天缺陷。

婴儿的大阴唇、阴阜的皮肤光滑无毛，必须等到青春期肾上腺开始活跃时阴毛才会长出来。肥厚的大阴唇往往掩盖已经发育得相当完整的小阴唇，当两腿张开时，阴唇间的阴道口很容易就能被看到。虽然尿道口不太容易被看到，但只要尿布是湿的，就说明排尿功能正常。这时可能会由于雌激素的浓度还相当高，而发现有浓稠的黏液覆盖在阴道口上，甚至在婴儿出生的前几周里，有时会发现有少许阴道出血的现象，这个原理和漏服避孕药导致突破性出血的原理一样。这时，婴儿的阴道里也有相当多的乳杆菌。

儿童时期

在童年的大多数时候，阴部都处在相当安静的状态中，直到青春期，阴部才会为了性交及怀孕做准备而活跃起来。婴儿出生后不久，血液中的雌激素浓度会降低，直到青春期时才会再度上升。丰厚的肉垫形成阴阜，相对于小阴唇和阴蒂来说，大阴唇相对较小，不像小阴唇和阴蒂较为明显可见。小女孩体内的雌激素浓度偏低，因此阴部组织看起来很薄，血管经过的部位呈现淡红色或粉红色。阴唇也有可能粘在一起，这种情况称为阴唇粘连，常发生在婴儿期或学步的幼儿身上。主要是因为没有足够的雌激素来产生润滑物，分开两片阴唇。阴唇粘在一起并不会引起疼痛，通常会随着年龄增长自然分开。但如果有阻碍排尿的情况，必须询问小儿科医生。过去有些医生在门诊时，不采取麻醉措施，

▼ 常见问题：儿童时期

问：可以洗泡泡浴吗？

答：泡泡浴作为一种特殊的奖赏，偶尔为之，并不会使你的宝贝感到发痒或刺激。但如果天天洗，那么你的宝贝就会暴露在不必要的化学成分里，有可能出现过敏或其他不适。记得选择小朋友专用的产品，使用频率不宜太高，还有香味太重的香皂也可能引起刺激。

问：女儿多大时，我可以开始用"外阴""阴唇"等词语呢？

答：一开始就使用这些字词。精确的生理名词有助于女孩建立正确观念，提到这些器官时可以觉得自在。不要以不具名的方式或是隐晦不清的说法，像"下面""那里"等来解释。

问：我家学龄前的小朋友会塞一些玩具到阴道里，这样的行为正常吗？

答：你会惊讶于小朋友常常把小石子、黏土、小玩具、干豆等小东西塞进她们身体的开口，包括鼻孔和耳朵。虽然有碍健康，但以幼儿的年纪来说，这是十分正常的探索行为。小女孩出现阴道分泌物的最主要原因就是有东西塞到阴道里，最常见的异物是揉成团状的卫生纸。

问：青春期前期阴道会被感染吗？

答：除了因阴道异物而产生分泌物外，小女孩还可能会因链球菌感染而得阴道炎。这在成年女性身上很少见，但B群链球菌在成年女性的阴道里比较常见。小女孩的链球菌阴道炎可以用抗生素治疗。而真菌感染通常与雌激素有关，要到初次月经来潮前后才会出现。小女孩若常有阴道瘙痒，请到小儿科诊治，有一种称为硬化性苔藓的皮肤病，症状和真菌感染一模一样，如果不治疗的话，将会永远改变外阴的构造。另外还有一些比较轻微的问题如长时间穿着湿泳衣、洗完澡没有用毛巾把外阴擦干，或排尿后没有擦干净，可能会引起一些刺激和不适。这些都不是真菌感染，不难治疗，不理它也会自行痊愈。小儿科医生曾告诉我，有不少父母带着阴部瘙痒的小女孩问：手淫会引起刺激、不适吗？答案是，不会。

> **阴部之音**
>
> "我们女生,能把每样东西都安排得好好的。可我在十几岁的时候才发现有另外一对阴唇藏在里面,平时是看不见它们的。更好笑的是,我还以为尿是从阴蒂里出来的。有一次我问我妈妈,那个小突起是什么,她说她不知道,她有时还真能装傻。"
>
> ——安妮·弗兰克,《安妮·弗兰克:一个年轻女孩的日记》

便直接将两片阴唇拉开。千万不要同意这种治疗方式,这种治疗方式既会引起疼痛,还会给孩子的心理造成创伤。如果阴唇粘连造成困扰,可以局部给予雌激素治疗。如果要用其他方法分开阴唇,请选择局部麻醉。

在雌激素缺乏时,阴道黏膜相当薄,阴道呈中性或微碱性,乳杆菌数量少。小女孩的阴道及外阴状态与停经女性差不多,由于其缺乏乳杆菌的保护,容易受化学物质刺激,如泡泡浴或卫生纸上的染料等引发不适。

青春期和生育期

9~16岁时,女孩体内的激素开始活跃,并且进行一连串的生理活动,使女孩在性方面逐渐成熟,蜕变为女性。这种变化不是在一夜之间发生的,刚开始是长高,然后乳房发育,接着长出腋毛和阴毛,到月经初潮为止,整个过程平均要花4年半的时间。在青春期,女孩的肾上腺成熟了,并开始分泌雄激素,使10岁左右的女孩开始有体味,长出腋毛及阴毛,有些女孩的皮肤还容易出油、长青春痘。这也是女孩开始对异性感到好奇的时期,而这些变化与雌激素

> **阴部之音**
>
> "当我还是个小女孩时,从没有想过要观察腰部以下,因为这是秘密,而且是禁忌。我妈妈告诉我,她小的时候,修女曾让她把爽身粉放进洗澡水里,来避免在洗澡时意外瞄到自己的下体。我们曾经嘲笑过这种荒谬的事情,但事实上,我从来不曾在泡澡时透过水看自己的下体,所以连爽身粉都不需要了。"
>
> ——苏西·布莱特,《沙龙》杂志专栏

一点儿关系都没有，这时雌激素还未出现。睾酮刺激腋毛、阴毛的生长，使汗腺发达，皮脂分泌旺盛。乳头、阴道、阴蒂上都有睾酮受体，因此这些部位对性刺激相当敏感。脑内也有睾酮受体，与性欲相关。请记住，对女性而言，非常少量的睾酮可视为是女性激素的一种。

雌激素在青春期的第 2 年或第 3 年才会出现，促进乳房及外阴发育，臀部在此时会变宽，为怀孕做准备，月经也开始出现。

青春期体内雌激素持续升高，阴阜和大阴唇再一次变得肥厚，外侧长满阴毛。内侧仍维持光滑无毛，皮肤也非常湿润、柔软，呈现深粉红色。虽然小阴唇因个人的差异有不同的形状和大小，但一般而言，小阴唇和阴道开口比较不容易被看见。

随着月经来潮，阴道上皮细胞的糖原开始堆积，制造乳酸，阴道 pH 下降，阴道维持酸性的环境，乳杆菌及其他嗜酸细菌开始进驻繁殖。这些变化有助于维持阴道的健康，准备面对性成熟后的一切挑战。

处女膜覆盖着部分阴道口。处女膜是非常精美但不完整的一层薄膜，有一个以上的开口好让经血通过。目前我们对处女膜的了解仍不够多，有针对 0~3 岁幼儿的研究，但是没有一项针对青春期阴唇、阴道前庭及处女膜发育的研究。我们只知道处女膜上的开口形状不同，但没有任何证据表明，处女膜可以显示女性的性活动状态。正常处女膜的形状实在多到让人眼花缭乱，我无法从患者的处女膜上看出她是不是处女。女性出生时，处女膜开口平滑，像一个环，但在青春期时，又会逐渐变成如新月般的弧形。我不禁又想到一个对于处女膜的误解：在西方故事里，兴高采烈的庄稼汉拿着新婚之夜见红的床单出来，证明新娘是处女。这样的场景大家一定不陌生。但事实上处女膜的血管非常少，出血量也很少，因处女膜破裂而大出血的情形十分罕见。

处女膜不会妨碍性行为。处女膜上的末梢神经不多，拉扯它的话通常不会引起疼痛，但还是有一些女性表示曾感到疼痛。对于第一次阴道性交的疼痛报告差异相当大，疼痛的程度常与女性心理及生理的准备程度有关。有一种病称为外阴前庭炎，会引起剧烈疼痛，我们将在第 17 章详细讨论。年轻女性可以先了解所有阴部的相关信息，为性交做准备，包括使用卫生棉条，或在进行温水浴时用手指轻轻撑开阴道。

处女膜完全没有开口的情况也有出现，称为处女膜闭锁，但非常少见，可能会导致经血滞留。处女膜闭锁或任何处女膜不容易张开的情形，需要妇科医生做一个简单的门诊手术，可以进行局部麻醉或全身麻醉。在判断是否需要医疗前，请仔细阅读 17 章和 18 章中有关性交疼痛的内容。

> **常见问题：青春期**
>
> 问：女孩子什么时候可以做第一次妇科检查？
> 答：女孩子只要有异常的分泌物或出血，有性行为或到 18 岁了，就可以找妇科医生诊治。
> 问：用卫生棉条会危及少女的贞操？
> 答：用卫生棉条与贞操一点儿关系都没有，详见第 5 章。
> 问：怎样教我家十几岁的女孩用卫生棉条？
> 答：首先，向她说明基本的阴部构造。让她轻轻地用手指熟悉阴道口的位置。买最细的，像注射器那样有辅助置入作用的卫生棉条。可以用润滑过的卫生棉条，或在温水泡澡以后使用，因为热气有助于放松骨盆底肌肉。
> 问：青春期少女可能得阴道炎吗？
> 答：当女性性成熟时，就会感染真菌，也可能发生细菌性阴道病，即使没有性生活也一样，许多患有外阴前庭炎的女性会误以为自己有真菌感染。一旦年轻女性开始有性生活，阴道感染就会随之出现。

怀孕与产后

怀孕时，你几乎可以在第一时间感受到生理上的变化，从疲劳到恶心，你的外阴和阴道也跟着发生变化。怀孕 7~8 周后，身体的血流量会增加，外阴和阴道黏膜会变成紫罗兰色。子宫和胎儿重量的压力可能造成阴部静脉扩张，出现危害不大但有时会令人不太舒服的静脉曲张。此外，外阴与会阴的结缔组织变软，使得分娩时更容易伸展开来。阴道壁也开始为分娩做准备，包括分泌较浓稠的黏液、结缔组织变松、肌肉纤维增加等。这些改变增加了阴道壁的长度，有时会使阴道前壁下面的部分稍微突出。

此时，阴道里乳杆菌的数量到达高峰，可能致病的厌氧菌减少。乳杆菌数量的增加从怀孕初期持续到分娩，不仅可以维持阴道的酸性，还能抑制阴道里致病菌的繁殖。这又是"好人"乳杆菌发挥长处的例子，它们可以保护胎儿在分娩时免于细菌感染。

阴道分泌物也会增加，它们主要来自子宫颈，呈白色而且浓稠，有时会因黄体酮的影响带一丝黄色。如果分泌物变成水状，而不是浓稠的糊状的话，请找临床专业人员检查。这种状况极有可能是子宫颈提早张开（被称为子宫颈内口松弛症），也有可能是胎膜破裂。然而，即使一切正常，分泌物也有可能接近水状。孕期女性漏尿的情形也很常见，让人担心是不正常的破水。请不用觉得不好意思，有任何状况都应该请教临床专业人员，谨慎小心总比以后悔不当初来得好。

接下来终于到了生产的时刻：阴道真是个奇妙的"肌肉管"，只要简单的扩张就可以让一个2.5千克、3千克甚至是5千克的巨婴通过，真是世界奇观。这都要归功于阴道壁上皮肤的皱褶——就像折叠的布料般可以打开，还有延展性极强的弹性肌肉层。这一切让我们不得不感慨造物者的神奇！

阴部之音

"我弯腰接住了从阴道里急着出来的婴儿，他来到我两腿间的小世界，我感到一阵奇妙特殊的高潮。"

——鲁丝·克莱尔，《母亲》杂志专栏

外阴和阴道在接收到身体的指示后，就会自动调整进入生产状态。分娩后，阴唇系带，即阴唇连结处的组织突起会被压扁。分娩时如果进行了会阴切开术或出现会阴撕裂，会阴处就会留下一道浅浅的伤疤，将来它还可能会缩短。这时，处女膜看起来像许多小小的组织悬垂物，挂在阴道口周围。因为大阴唇分开，阴道口变宽，所以此时有利于观察阴道内部。虽然很多新妈妈会感到有些不同，但到目前为止，还没有人研究探讨阴道在分娩后短时间内会发生怎样的变化。阴道皱褶会完全伸展开来，变得光滑扁平，阴道也变得更宽。产后3周，阴道皱褶再次出现，不过不像怀孕前那样完整，6~12周内阴道会逐渐收缩，但无法恢复到孕前的状态。

分娩后几天，有一部分的细菌可能导致疾病，这就是产后容易发生子宫感染或罹患子宫内膜炎的原因。为什么在分娩后阴道里的细菌会有如此戏剧性的变化，我们到现在还无法判断。可能的原因包括分娩的冲击、产后子宫的分泌物（恶露）、阴道被肠道的细菌污染，或是激素浓度的突然下降。生产后雌激素的浓度会降低，尤其是母乳喂养的女性最为明显，这些因素也使阴道缺乏分泌物，导致刚开始恢复性生活时有可能发生性交疼痛。

常见问题：孕期

问：为何孕期的女性特别易患阴道真菌感染？

答：事实上，准妈妈常患阴道细菌感染是一个误区，我们不确定事实是否果真如此。早期这方面的研究工作做得不好，而近期的研究十分匮乏。孕期的真菌感染会比较难治疗，因为体内激素的浓度高，阴部细胞的糖原含量也多，真菌有充足的食物就会附着在阴部的细胞上，而且容易长出菌丝。

问：处理大量分泌物的最佳方案是什么？

答：孕期分泌物增加是正常的现象，如果每天都用卫生棉条或护垫可能会刺激阴部，导致不适。可以准备一些棉质内裤，经常更换来保持干爽，你可能需要一个大袋子装这些内裤，而且这绝对比使用卫生护垫要安心安全得多。

问：阴道感染会导致早产吗？

答：细菌性阴道病和滴虫性阴道炎都与早产有关。虽然许多医生——包括我在内——都认为怀孕女性若患有这些疾病，就应该接受治疗，但并不是所有的医生都同意这么做。如果你患有这两种疾病，应与医生讨论治疗方案。一般认为用甲硝唑治疗对怀孕女性来说相当安全。

> 另一种在孕期值得注意的细菌是B群链球菌，有40%女性的阴道里都有B群链球菌，它们危害性不大，也无法被消灭。它们并不是引起阴道炎的主因，也不会造成早产。然而在分娩时，若阴道培养发现有B群链球菌，可以先使用抗生素，避免胎儿在破水后通过阴道时因B群链球菌感染而出现肺炎或脑膜炎。抗生素可以预防90%以上的感染，但不能避免所有的B群链球菌疾病。
>
> 问：会阴缝合的伤口疼痛怎么办？
>
> 答：在医院里，可以冰敷和使用镇痛药镇痛。在家时可泡在温水里，服用对乙酰氨基酚（扑热息痛）或布洛芬等镇痛药。严重疼痛时最好去看医生。
>
> 问：女性生育后，真的再也没有"弹性"了吗？
>
> 答：生产后，外阴和阴道的确不一样了，但没有人可以准确地说出这些改变是什么、意义又在哪里。多年来医学界一直认为所有的事情都会回归正常，或回到近乎正常的情形，但许多女性还是抱怨，生了孩子后感觉不一样了，尤其是在性交的时候。一些国家的女性甚至选择剖宫产，以免阴部发生改变。关于怀孕和生产在尿失禁及子宫脱垂上扮演的角色，医学界也有激烈的辩论。从生理学角度来看，可能有个别差异。你的组织强度、遗传、生产时用力的时间长短、胎儿的大小等都是影响因素。如果产后3个月阴部还没有恢复正常，可能是结缔组织强度较差，或是骨盆底的肌肉和神经受伤造成的。女性泌尿专科医生最了解这些问题。也可以用手术缩紧阴道口，校正脱垂的组织。不过你必须在决定不再生育后进行这类手术。

临床医疗人员经常会建议在产后的4~6周内避免性生活。这样做主要是为了保护阴部，不过具体情况还是要视分娩时的实际情形而定，例如是否有阴道或外阴的撕裂伤、是否进行了会阴切开术，或两者都有。此时进行性生活可能会伴有疼痛，也可能会扯掉伤口的缝线或是传染疾病，这是因为在产后初期子宫颈仍然张开，阴道里的细菌容易长驱直入闯进子宫。

更年期

更年期的传统定义是介于育龄与非育龄的交接时期，它并没有确定的年龄或时间界限，一般在45岁以后出现，可能持续4年或更长时间，也有人的更年期只有2年。有些女性的更年期会提早出现，甚至有人在30岁时就进入更年期，这就是所谓的"卵巢早衰"——这种情况不常见。现在，并没有精确的检验能够确定你已进入更年期。在更年期，卵巢功能低下、雌激素分泌量减少、排卵量减少，直至卵巢退休，并且向你说声"再见"。

在更年期，激素不只影响排卵，还影响身体其他器官的运作，几乎全身的器官例如骨头和大脑都有激素受体。因此，你的月经周期会改变，你还会出现其他症状。

雌激素、黄体酮、睾酮等由卵巢分泌的激素会有阶段性的改变。首先黄体酮的浓度下降，雌激素掌握主导权，因此女性会有类似经前综合征的症状，包括痛经、情绪起伏、胸部肿胀和疼痛，这种每分每秒都纠缠着你的"痛苦"会持续整个经期。到了下个阶段，雌激素的浓度也开始下降，伴随着潮热、记忆力衰退、心悸、偏头痛和阴道干涩等症状。在更年期后期，雌激素和黄体酮的浓度都已接近停经时的浓度，许多症状消失，但像潮热、阴道干涩等症状会持续到停经。

更年期症状

如果你有下列任何一种症状，请咨询临床专业人员，讨论改善症状的方法，包括口服避孕药、草药、任何剂型的雌激素或黄体酮。

经期不规律	指甲脆弱，易断裂
经前综合征：小腹胀痛、痉挛，乳房疼痛	体重增加，腰臀围明显变粗
潮热和盗汗	阴道干涩或瘙痒
失眠和疲劳	性交疼痛
心悸	性欲丧失
情绪不稳定、感到不安	阴道感染
偏头痛	尿路感染
记忆力减退	尿频或压力性尿失禁
心思模糊或无法专心	关节疼痛
皮肤干、痒及其他不适	肠易激综合征
毛发干燥而稀少	

停经

超过 90% 的女性会在 55 岁前停经。在此时期，没有进行激素替代疗法的女性阴道和外阴会有一些典型变化：结缔组织和外阴的脂肪减少，皮肤也变得较薄而干燥。小阴唇缩小，呈扁平状，阴道口也跟着缩小，阴毛变得稀少灰白，阴道壁的皱褶扁平，细胞中的糖原减少，阴道壁看起来薄而苍白。就连阴道的守护者——乳杆菌也难觅踪迹，pH 因此上升，引来其他不同的细菌进驻阴道。薄而干燥的阴道壁在性交时容易出现不适，甚至受伤，也容易有病菌入侵，引起感染。雌激素的缺乏使得尿道和膀胱的组织变薄，出现泌尿系统感染的可能性升高。以上所有的变化被称为"萎缩"。

> **阴部笔记**
>
> **年过半百**
>
> 停经一般指月经停止，并且超过 1 年都没有再出现的情况。停经的平均年龄大概是 51 岁，和古希腊时代的纪录一样。

停经后身体变化的程度取决于体内的天然雌激素含量，目前没有一个明确的标准写明停经后身体发生的变化。例如，身体脂肪可将肾上腺制造出的激素转化成雌激素，所以有些胖胖的女性停经后的改变比较轻微。其他可能有影响的因素还包括遗传、营养及疾病史等。但即使是使用了激素替代疗法的女性，最终也会出现某种程度的萎缩退化。

大多数女性都太不在意身体的萎缩退化，她们在没有考虑到阴部的情况下，就决定不服用任何雌激素。更年期和停经的症状虽然不会危及生命，但会使你觉得非常痛苦。虽然一开始只是轻微的变化，但是当体内持续缺乏雌激素几年后，你就会感受到明显的不同。你可能会经常发生尿路感染，每次擦拭或清洗阴道前庭时，会觉得这里的皮肤像砂纸般粗糙。前戏已经无法激发快感，薄而干的阴道使得性生活没有一点儿乐趣可言，这还算好的，更糟的是你可能还会非常痛。虽然润滑剂有所帮助，但你再也不可能像以前一样了。这样几年下来，小阴唇就会扁平化，甚至消失不见，阴道口缩小，本来不会引发疼痛的巴氏涂片检查也开始让你觉得疼痛。停经后还会出现一种常见的阴道炎——称为老年性阴道炎，这会引起分泌物异常，甚至出血。要解决这些问题，可在阴道

常见问题：停经期

问：怎么知道我已经进入停经期？

答：停经是女性生命中相当重要的时刻，如果能有个信号指出"就是现在"，那该有多好！不幸的是，现在没有方法可以清楚地界定这个阶段的到来。传统上，医生认为如果在1年内没有来月经，那么就算停经了。但即使月经1年都没有来，卵巢也可能还继续活跃着，随时都有可能再来一次月经。可以测量卵泡刺激素，也就是由脑垂体分泌的控制卵巢的激素的浓度来判断停经与否，但这种方式也不一定完全准确。有可能在测量卵泡刺激素并确定进入停经期几个月后，卵巢又开始排卵了。因此，我的建议是：随时保持警惕，详细记录月经周期和症状，定期向医生咨询。如果出现难受的症状，你就应该开始寻找合适的治疗方法。如果你没觉得有什么不舒服，那就耐心等待，不需要采取任何行动。

问：为什么会出现潮热？

答：潮热被视为停经期的典型症状，但跟所有与人体相关的事情一样，每个人都有个体差异。从只有脸和脖子觉得热，到全身被汗湿透，各种情况都会发生，还有些女性一点儿感觉都没有。潮热可以从更年期开始，一直到停经结束，平均持续 6~24 个月，也有女性受潮热困扰达数年之久。没有人真正知道潮热发生的原因，但补充雌激素可以降低发生的频率及严重程度。不想接受雌激素治疗，也有许多其他选择，包括改变生活方式，例如穿清凉透气的衣服、少吃辣的食物、吹电风扇并睡在凉爽的卧房里、多吃黄豆制品或使用北美黑升麻的草药疗法都会有所帮助。但是像当归、月见草油或人参则没有什么疗效。如果仅使用雌激素无效，可以考虑使用含少量睾酮的复方制剂，可能会有所帮助。

问：多喝水可以补充皮肤水分，也可以缓解阴道干涩吗？

答：对不起，答案是不行。阴道干涩和缺乏水分无关，主要是因为雌激素的缺乏对阴道组织产生了影响。雌激素是一种血管扩张剂，因此雌激素缺乏会使血管萎缩，血液循环受影响，在血液循环不畅的情况下，原本膨胀而充满水分的细胞就会变得干而薄。血液循环不畅会使阴道壁产生的润滑剂剂量减少。此外，雌激素也会影响阴道组织，没有雌激素，阴道壁的表层将变薄或消失。

局部施以少量的雌激素，或采取激素替代疗法。

这些令人郁闷的改变使许多没有接受激素替代疗法的停经女性放弃性生活。然而，保持性生活可以促进阴道健康。研究显示，停经后性生活活跃的女性阴道的pH比没有性生活的女性要低。也有证据指出，有性行为的女性阴道萎缩程度比没有性行为的女性低。在这么多不幸中，幸存了一个好消息，那就是阴蒂不会因为停经而改变。

进行口服激素替代疗法（只有大概不到1/5的停经后女性使用），和使用局部雌激素治疗，如用软膏、阴道环或阴道栓剂的女性可凭借增加雌激素来避免阴道发生变化，维持丰厚有弹性的阴道、足够的乳杆菌及正常的pH。阴毛受睾酮而非雌激素的影响，但卵巢分泌的量应该足够维持阴毛的生长。

要不要口服雌激素确实是个相当复杂的问题，要考虑个人的健康史、家族病史和生活方式，还有许多发表在报纸杂志上的相关研究。你必须想到乳房、子宫、外阴和阴道，还有体内许许多多有雌激素受体的器官，亲爱的大自然把这些器官放得全身都有——大脑、消化道、骨骼及生殖器官——假如它们再也接收不到雌激素，那会是什么状况呢？这是个需要阅读资料、详细咨询的问题，绝不是在你走出门诊时顺道一问就可以得到答案的。停经的女性若想保持健康，继续进行性生活，甚至只是想要生活舒适的话，和可以帮你考虑使用激素、激素替代品及润滑剂的临床专业人员详谈，这是非常重要的一件事。

第7章、第13章里有许多教你处理停经后身体变化的建议。不要认为这些症状是这个年龄段必须承受的，现在有很多治疗方法，雌激素在改善这些症状上快速有效。如果服用雌激素后仍然出现性交疼痛，那它很有可能是别的原因造成的，那么你就应该进行有效治疗。请切记，你永远都不会老到需要承受不舒服的性生活！

性欲降低常被解释与年纪有关，这个问题没得到应有的重视。有更年期或停经女性告诉我，她们缺乏性趣，我们会讨论所有影响性欲的因素（请见第6章）。在适当的情形下，检查她们体内睾酮的浓度，如果偏低，我会对她们的激素进行调整。非常有趣，雄激素是引发停经女性性欲的关键因素。20

世纪50年代起就有大量资料指出，激素在性欲的产生上扮演着重要角色。15年前，加拿大的研究明确指出，在进行激素替代疗法的同时辅以睾酮，可以帮助因手术摘除卵巢而停经的女性提高性欲及增加性生活次数。这些研究和论述都还有争议，但是我赞同性学研究者劳拉和珍妮弗·贝尔曼姐妹的观点："对女性的性功能而言，睾酮是不可或缺的，当它消失时，不管是爱侣或是大量的性刺激都无法取代。"

不幸的是，不是所有的临床专业人员都知道睾酮的重要性，并将其使用在治疗过程中。美国食品药品监督管理局核准上市的睾酮补充药品也不多，使用在女性身上的研究更是少得可怜。更麻烦的是，女性害怕使用睾酮，因为她们认为这是一种雄激素，用了以后会有男性的特征，像声音低沉、长胡子等。请回头去看本章介绍青春期的相关内容，再次确定：卵巢会分泌正常性欲所需的少量睾酮。当身体停止分泌睾酮时，补充睾酮不会令女性出现男性特征，而且补充的量也不会比育龄期卵巢分泌的睾酮多。

女性所需的睾酮浓度为40~60 ng/dl（ng：纳克；dl：分升），男性血液中的睾酮浓度为500~1200 ng/dl，低于500 ng/dl时，男性才会丧失性欲。但由于女性的需求量很少，对浓度的变化更为敏感，对你而言，大概降低10~15 ng/dl性欲就会产生变化。更年期女性体内的睾酮浓度开始下降，性欲也随之降低。手术摘除卵巢的女性，在术后24~48小时内睾酮浓度就会降低，除了丧失性欲外，还会感到疲劳、沮丧、郁闷和关节疼痛。

当你觉得累、沮丧并且了无性趣时，常会发生以下状况：你开始服用雌激素，它会增加激素运输载体（性激素结合球蛋白），它们就像清道夫将周围的睾酮清扫在一起，使血液中睾酮的浓度更低，从而使情况变得更糟。一些女性因为激素的关系，觉得沮丧、抑郁，而医生开出抗抑郁的药方，结果使性欲更差，真是一团糟！

这也是许多更年期和停经女性身体健康，性伴侣也很好，却性致全无的原因。我会检查一下她们的激素浓度，首先必须使其雌激素浓度恢复正常，然后再采取睾酮补充疗法。我也会告诉准备在摘除子宫的同时摘除输卵管和卵巢的患者，失去卵巢后性欲下降的情况十分常见。我们必须了解，人生面临重大转变时，激素也会跟着变化，这会对我们的生活产生重大影响。

睾酮补充疗法仍不是很成熟，缺乏治疗准则，也没有多少药品可选。我们必须切记，性欲受非常多的因素影响，激素不是唯一因素。虽然女性体内的睾酮浓度远低于男性的事实十分明显，但也是直到最近才得到研究证实。睾酮的种类也很重要，药厂用合成的方式制造出女性使用的睾酮，也就是甲睾酮。但是使用这种化学分子与睾酮不一样的化合物，也有不良反应，效果比卵巢和肾上腺素产生的天然睾酮差。服用这种合成的甲睾酮，会使血液中睾酮的浓度测量不准确，要靠昂贵的特殊检验才能监控它的效果。在进行睾酮补充疗法时，记得一定要监测血液睾酮的浓度、肝功能和胆固醇量。

标准的口服复方制剂名称为 Estratest，内含 1.25 毫克雌激素和 2.5 毫克甲睾酮。另一复方制剂 Estratest H.S. 中的剂量则减一半，内含 0.625 毫克雌激素及 1.25 毫克甲睾酮。报告指出，有些女性只需一周服用 2~3 次 Estratest H.S. 就能获得很好的效果，但有些则效果不佳。如果你正在服用，而且感觉不错，请不要觉得不安全或有问题。

当我们使用少量的天然小粒的睾酮（1 天 1~4 毫克）时就能得到良好的疗效，但想要使用这种疗法得到最好的效果，我们还有很长的一段路要走。治疗剂量是根据卵巢及肾上腺自然分泌的量来计算的，开始时先服用 1~1.25 毫克，再根据血液中的浓度及患者的感觉逐渐增加剂量，通常最佳剂量是每天 2~4 毫克。由于口服吸收效果不能达到最佳，而且胆固醇指数可能受影响，患者可以使用逐步吸收的软膏来改善这个问题。软膏或凝胶经由皮肤吸收，不需要经过肝脏代谢，所需的剂量比口服要少。一些专家建议使用软膏的起始剂量约为口服的 1/10，也就是说一开始口服 2 毫克的话，软膏只要 0.2 毫克就行了，然后根据反应及血液中的浓度来调整剂量（我的经验是：口服剂量的 20%~50% 的效果最佳）。

脱氢表雄酮，由肾上腺制造，有很多非处方药可以选择，号称可以改善所有的健康问题，从脑部功能到性欲。但不幸的是，精确可信的相关研究相当少，而且大多是动物实验，而非人体试验。美国食品药品监督管理局对脱氢表雄酮没有进行规范，因此很难知道葫芦里究竟卖的是什么药，目前也没有标准剂量。多数专家认为瓶子上的建议剂量可能比实际所需要多得多。

脱氢表雄酮被称为激素之母，是身体制造天然雌二醇和睾酮的前驱物质，当停经、卵巢已不再发挥作用的时候，这种转化就不会发生。你的身体无法将脱氢表雄酮转化成其他的激素。还可能会有多余的雄激素在转换的过程中堆积，引起不良反应。唯一能了解脱氢表雄酮转化成其他激素过程的方法是监测血液中激素的浓度，我们可以确定，脱氢表雄酮过多可能造成和睾酮过多一样的不良反应。

脱氢表雄酮有一些潜在功能，但如果考虑服用它的话，最好能够找一位医生监测血液中激素的浓度、胆固醇含量及肝功能。脱氢表雄酮过多可能会损害肝脏，同时你也要注意睡眠质量、头发及体重的改变。最好请医生开处方级的脱氢表雄酮，不要随便服用非处方的保健食品。

> **阴部之音**
>
> "年纪大了之后，我们大部分的女性特质都因过期而失效了。月经不再来，不能生小孩，没人追……但如果有性伴侣，就会让我们感觉年轻起来，重新回到少女时期。所以，你必须不断自我洗脑：我很性感，我值得享有性爱，而且我永远不会让这种感觉消失。"
>
> ——海伦·葛尔莱·布朗

充满争议的习俗——女性割礼

在本章的最后一小节我一定要谈一谈有些地域极具争议的习俗——女性割礼。女性割礼指的是改变或切除女性的外生殖器官，通常在她们还是小女孩时就进行手术。第一种是将阴蒂部分或全部切除，第二种是切除全部阴蒂和小阴唇，第三种则是切除全部阴蒂和小阴唇，并将部分大阴唇缝合。

第一次听说在亚洲和非洲有人在做这种手术时，我简直不敢相信自己的耳朵，接着便是极度愤怒，怎么可能有人在做这种事？！甚至直到现在还有人在做这种手术。后来我才知道，女性割礼在那些社会里相当重要，一个没有行过割礼的女性会被视为不贞洁，会被诅咒、被孤立，无法结婚，生活没有任何保障。大多数接受过割礼的女性不认为这是在侵犯她们，如果用类似"侵犯"的词来描述这一习俗，她们会认为你在侮辱她们的文化及人民。虽然不是全部，但这些接受割礼的女性一生都会受割礼的并发症及手术带来的长期问题困扰，只有身为女性才能享受到的性爱欢愉也随之被剥夺。

这些信息让我对"女性割礼"这种历史悠久、为世界上众多人口与宗教所遵循的传统有了一些基本认识。然而，这些背景无法改变我的想法——"对女性而言，女性割礼是残酷并且暴力的行为！"割礼可能引起结痂、囊肿、慢性疼痛、长期感染及不孕。

行过割礼的女性，我能了解她们的立场，也尊重她们。虽然割礼在某些文化中是为了维持女性的社会地位，有其善良的动机，但侵犯阴部巧夺天工的构造及机能，对其施予不可逆的破坏，我不能视而不见。这跟男性割礼不同，我将致力于创造一个世界，一个不再将"女性"作为第二性别的世界，一个女性不必改变性器官就能生存下去的世界。

第 5 章

阴部的生活智慧
每天改变一点点,让身体更健康

洗完澡你会换上什么样的内裤?生理期,你会选择哪种卫生用品?每到夏天穿泳衣的季节你会修剪"三角地带"吗?很多女性视为理所当然的生活细节都会影响阴部的健康。本章将介绍生活中每天都应该注意的小事情,让你不必经常到妇科医生的办公室报到。我也会分析许多影响阴部的东西,包括卫生棉条、卫生巾、卫生护垫、阴道灌洗用品和卫生用品、内衣及脱毛工具等,以及普通人对这些东西的看法,医学方面的根据。

阴道健康的关键:重要原则

健康的外阴和阴道需要靠你主动保持健康和预防疾病。以下是一些指导:

1. 打好基础。良好的健康状态是对抗身体各部位感染和其他疾病的最佳防御措施,所以我还是要再说一次:要保证均衡的饮食、适度的睡眠,一周至少运动几次。

2. "聪明"的性。固定性伴侣,了解性伴侣的性史,使用安全套。如果你只和一个人有性行为,而他也是如此,你就不容易感染性传播疾病,但要注意的是,如果你的性伴侣有单纯疱疹病毒引起的疱疹,那么你可能也会得生殖器疱疹;如果你的性伴侣不知道自己有生殖器疱疹或疣或是症状轻微，都有可能把疾病传染给你。还有个常见的问题——不要在肛交之后马上进行阴道性交，除非你的性伴侣先清洗干净。请注意，当双方中的任何一方有多个性伴侣时，女性都极有可能感染由性接触传染的人乳头瘤病毒，引起子宫颈癌前病变或出现疑似癌细胞的细胞。

3. 除非医生建议你做，否则不要灌洗阴道。虽然你会认为阴道需要"清洁"，但是灌洗会破坏阴道里的正常细胞，引起感染。切记，月经一点儿都不肮脏，是自然而且健康的现象，这是身体正常机能的一部分，不会残留。本章稍后会有详细说明。

4. 最好用无味产品。避免使用女性卫生喷剂、含有除臭剂的卫生棉条或卫生巾，更不要在阴道喷香水。用了以后当然很好闻，但是有可能造成刺激或是过敏反应。此外，身体健康的话，你的气味不至于糟到需要掩盖的程度。如果你的皮肤敏感或有外阴的症状，不要用衣物柔顺剂、漂白水来清洗内衣，因为这些清洁用品可能会使刺激物质残留在内裤的纤维上。最好用温和、无香精的肥皂洗内裤，而且要冲洗干净。如果你的外阴容易感到不适，白色棉质内衣是让你远离刺激的最安全选择。

5. 切忌过度保护。不要每天都用卫生棉条或卫生护垫，这可能会造成刺激和摩擦。偶尔用几天就好，如果你的分泌物会弄湿内裤，每天都需要这些卫生用品的帮助，请医生帮你找出原因。

6. 小心使用卫生棉条。依照月经流量选择吸收力刚刚好的卫生棉条，而且要经常更换，每2~6小时就要更换一次。

7. 使用爽身粉前多想想。滑石粉是爽身粉的成分之一，有可能一路从阴道进入盆腔。滑石粉会增加卵巢癌的发生风险，玉米粉是相当安全的替代品。使用前请详细阅读说明书，有些产品是滑石粉制成的，有些则用玉米粉作为主要原料。有些香粉虽然不含滑石粉，但与油状的外阴分泌物结合后会像布丁一样。为了避免这黏糊糊的问题，请用在腹部、臀部和大腿上。注意，这些香精、化学物质还有提高皮肤或阴部敏感度的风险。

8. 从紧身衣中解放出来吧！丁字裤、有内裤的连身内衣或很紧的弹性衣物，如紧身衣或裤袜会在运动时前后摩擦，而且不透气，无法排汗，导致刺激，甚至刮伤皮肤。最好穿宽松的棉质裤子，毕竟运动的重点是要让自己健康，不是吗？贴身牛仔裤、调整型内衣或具有修饰功能的裤袜等紧身衣物不仅无法排除湿气，即使是在不运动的情况下也会让人有摩擦感，同时还会增加感染真菌的发生风险。

9. 正确洗澡。经常长时间泡在非常热的水里会使皮肤干燥，即使使用纯肥皂也一样。如果你一定要来个热水澡，泡在水中的时间不要超过3分钟。最好的建议是：用温水及温和的肥皂。千万不要用海绵或洗澡巾清洗外阴，手指或软布就够了，清洁后轻轻地拍干。以下是其他不能做的事：不要用其他人的毛巾，不要擦得太干，大阴唇及腹股沟的皱褶只要拍干就行了。但小阴唇及阴道前庭就像口腔一样——有小腺体分泌润滑液，不能太干燥，所以千万不要用吹风机吹干。可以洗泡泡浴吗？只能当作特别奖赏，偶尔为之，不要每天洗。任何有外阴症状的人都不能洗泡泡浴，因为泡泡浴液的起泡化学成分可能会造成刺激，但对其他人而言，偶尔来一次不太烫的泡泡浴是允许的，甚至是很棒的享受。纯植物精油如薰衣草、迷迭香或丁香都是非常强烈的刺激物质，使用前一定要稀释，而且只要几滴就够了。

10. 在保养避孕器具上别舍不得花钱。子宫帽、杀精剂给药器等装置在使用完毕后，要用水和肥皂清洗。记得按照指示定期更换这些装置，否则它们可能会失去效用，也别忘了清洗震动棒和情趣玩具。

> **阴部之音**
>
> "我的姑姥姥曾经和我说'尽量往下洗，尽量往上洗'，然后我就把什么都洗掉了。"
>
> ——泰拉，41岁

卫生棉条

1933年，美国医生厄尔·哈斯用为妻子设计的阴道卫生棉条申请了专利。不过卫生棉条并不是新玩意儿，早在古埃及时代，女性中就流行用莎草纸做卫生棉条，罗马女性用的则是羊毛；古代的日本女性用纸做卫生棉条，用带子固定，一天要换10~12次；夏威夷的传统女性则是用当地的蕨类植物做卫生棉条；亚洲、非洲部分地区的女性用草、苔藓及其他植物做卫生棉条。1776年，法国巴黎的一名医生将一小节缠紧的亚麻布蘸醋后塞进阴道，来控制女性经血及分泌物的流出。卫生棉条的大小、粗细不同，用棉花及羊毛制成，带有一小段棉线，方便取出。早在1888年，就有人在卫生棉条上涂抹杀寄生虫剂用于医疗。舞者、舞台戏剧演员和职业模特则将具有吸收力的长卫生棉条放入阴道内，避免经血流出。

近代卫生棉条的发展则要从1936年谈起，当时丹碧斯公司买下了哈斯医生的专利，开始贩卖新型的女性生理期用品，引起疯狂抢购，卫生棉条一夜成名。现在的卫生棉条材质多为棉、人造纤维或二者混纺。美国还有一些公司生产不经漂白处理的卫生棉条。美国有数以百万计的女性每个月都用卫生棉条，就好像起床刷牙般自然。虽然这种女性专用的产品大受欢迎，但关于它的发明及营销的相关研究却少得出奇，倒是很快就有数以百万个想要在月经来潮时依然能够游泳、骑马、跳舞，自在又不受束缚地过日常生活的女性热切地为它免费宣传。使用卫生棉条的习惯深植在美国的文化中，非常多的女性是卫生棉条的拥护者，直到20世纪80年代，中毒性休克综合征医疗危机发生，才改变了她们的习惯。

卫生棉条的好处绝不只是方便而已。它们的存在有其必要性，但有时又会引发争议，再加上与中毒性休克综合征的关联，这种生理用品已经被指控为造成许多疾病的元凶，从阴道溃疡出血，到可能引起不孕的子宫内膜异位症，甚至被怀疑危及贞操。到底卫生棉条安不安全？如何才能安全使用？

作为一个聪明的使用者，必须看清恐惧背后的真相。

阴部笔记

选择生理用品

美国超过63%的经期女性，只使用卫生棉条，或卫生棉条与卫生巾交替使用。在青春期，有2/3的美国女性使用卫生棉条，虽然她们在刚有月经时首先使用的是卫生巾。美国女性第一次使用卫生棉条的平均年龄约为14岁。

阴部笔记

不是卫生棉条惹的祸

用卫生棉条不会引起阴道真菌感染，或其他因破坏阴道细菌生态平衡而引发的疾病。

卫生棉条与中毒性休克综合征

多数女性不用卫生棉条的最主要原因就是害怕患上中毒性休克综合征。20世纪80年代，卫生棉条的确和这个可能致死的疾病有关，但在改变了制造方法并且规定标准后，这种"恐惧"在今天已经完全站不住脚了。近年来中毒性休克综合征几乎已经绝迹，在10万个月经来潮的女性中，只有1人会发生。而且中毒性休克综合征会发生在任何人，女性、男性或小孩身上，不是只有卫生棉条使用者才会发生。典型的症状包括高热、类似晒伤的皮肤发红及低血压。中毒性休克综合征同时会引起许多症状，包括呕吐、腹泻、肌肉酸痛、肝肾功能异常、定向障碍和意识不清等。医生要排除有类似症状的其他疾病，例如猩红热和麻疹，还要用患者血液样本培养出会产生导致中毒性休克综合征的毒素的金黄色葡萄球菌，才能确诊。

卫生棉条不会引起中毒性休克综合征，中毒性休克综合征是由金黄色葡萄球菌的毒素造成的。卫生棉条并不是这种细菌的来源，有10%的健康女性的阴道中本来就有金黄色葡萄球菌。也有可能是在放卫生棉条时，经由手指将病菌带到阴道里去的。

1980年，美国暴发了一场中毒性休克综合征的大流行，第一次有报道指出中毒性休克综合征和使用卫生棉条有关。使用某种品牌卫生棉条的发病女性有71%使用过该品牌的超级吸收型卫生棉条。1980年9月，该品牌公司主动将产品下架后患者数量剧降。在其他品牌量多型的卫生棉条跟着下架、卫生棉条的吸收力普遍下降后，患者数量继续下降至最低。

卫生棉条的吸收力和中毒性休克综合征之间是怎样的联系，现在也没有人能说明，研究者至今没有完全破解中毒性休克综合征的致病过程及原因。有理论认为，体积愈大、吸收力愈强的卫生棉条会将较多的氧气入阴道，使金黄色葡萄球菌生长，制造毒素，引起疾病。无论如何，棉质及人造纤维的卫生棉条都与中毒性休克综合征有关。

因为担心中毒性休克综合征，美国政府从1982年开始对卫生棉条的制造加以规范，这是卫生棉条获得专利以来建立的第一项相关法规。制造厂商必须在卫生棉条包装上加产品说明书，提供有关卫生棉条的使用方法，说明卫生棉条与中毒性休克综合征的关系及中毒性休克综合征的发生风险，提醒消费者使用吸收量少的卫生棉条。同时也有警惕中毒性休克综合征及万一出现症状该如何处理的宣传语。

有罪还是无罪？卫生棉条该负责吗

指控	事实
卫生棉条与中毒性休克综合征有关	虽然中毒性休克综合征的病因至今仍不清楚，但是卫生棉条不会引起中毒性休克综合征，这种病症是由葡萄球菌产生的毒素引起的。女性可以依个人所需，选择吸收量最低的卫生棉条
人造纤维或棉混纺的卫生棉条会促使细菌产生导致中毒性休克综合征的毒素	不少研究显示，纯棉的卫生棉条也可能会引起类似的情况，关于这种想法的辩论仍在持续进行中
卫生棉条会将细菌带入阴道	使用卫生棉条并不会明显改变阴道里的细菌生态环境或真菌的数量
卫生棉条会增加真菌感染的发生风险	有研究显示，添加除臭剂的卫生棉条与阴道真菌感染间有一定相关性，但一般来说，这两者之间并没有明确的关系
卫生棉条含有微量的二噁英	使用无氯漂白法后，卫生棉条里不再有二噁英
卫生棉条会造成阴道溃疡	选择吸收量恰到好处的卫生棉条，正确使用卫生棉条，可以避免阴道溃疡
卫生棉条与子宫内膜异位症有关	相关信息非常有限。只有一项研究指出卫生棉条与罹患子宫内膜异位症有关，但只限于30岁以下并且使用卫生棉条时间超过14年的女性
卫生棉条会改变处女膜孔的大小	女性是否为处女，并没有判断标准可言，处女膜的构造也没有衡量标准，而且个体差异很大。若处女膜中间的孔很小，使用卫生棉条的确有可能会使小孔变大，置入的角度不同，也可能改变处女膜的形状，但没有医生可以斩钉截铁地判断女性是否失贞。医生会向准备迎接性生活的女性推荐使用卫生棉条，因为这可以使盆腔检查变得容易

虽然接下来花了不少时间，但总算建立了吸收量的标准。有些女性觉得选卫生棉条是件麻烦事，因为每个品牌的吸收力分级都不一样。一个品牌的日常型可能比其他品牌的量多型吸收更多。1990 年，新规定将卫生棉条分为四级：迷你型、日常型、量多型及超级量多型。每一级的卫生棉条的吸收量都在一定范围内。现在，卫生棉条的包装盒上都清楚标示着吸收量的分级。

卫生棉条的吸收力

月经会制造 4~12 茶匙 20~60 克的经血，这些经血分好几天排出。你应该在卫生棉条湿透前一段时间就更换新的，否则经血外漏会让你感到不舒服，同时选择吸收力刚好的卫生棉条就可以了。要找到吸收力刚刚好的卫生棉条主要靠经验，当你在试验时，最好同时使用卫生巾，以免意外发生。吸收量不够大的卫生棉条会外漏；吸收量大的则难以取出，甚至有时你必须把它扯出来。每 4 小时换一次是最佳选择，以下是 1990 年卫生棉条的标准吸收量：

吸收量（g）	卫生棉条规格
≤ 6	迷你型
6~9	日常型
9~12	量多型
12~15	超级量多型
15~18	无
> 18	无

阴部之音

如果男性有月经

"比如说，有没有可能有一天，忽然之间，很神奇，男性来了月经，女性却没有了？答案很明显，如果真是如此，月经马上会变成一件令人羡慕、值得自豪，甚至是有男人味的事。男性会到处炫耀他们的月经持续时间有多长、量有多少。男孩期待已久的初潮到来时，他们会记下来，因为那是其成为男性的象征，还会有宗教仪式和只限男性参加的宴会。国会会成立国立痛经研究所，协助解决每个月的不适。生理用品由联邦补助，完全免费（当然有些男性还是会花钱买名牌的生理用品）！"

——格洛里亚·斯泰纳姆，《如果男性有月经》(《女性》杂志，1978 年 10 月）

卫生棉条的谣言

一直有谣言说，石棉和二噁英（纸张漂白和木浆工厂中的副产品）可能会使大家广泛使用的卫生棉条产生危害人体健康的风险。虽然传统漂白人造纤维的方式有可能使卫生棉条里含有少量二噁英，但是，现在已经使用无氯漂白法，并且在产品完成时会检测二噁英含量。甚至还有传闻说，有厂商在卫生棉条里添加石棉——可以让经血流量变多，以卖出更多的产品。这简直是无稽之谈！石棉并不是制造卫生棉条纤维的原料，也从来没有被厂商采用过，美国食品药品监督管理局更没有证据和报告指出使用卫生棉条会使经血流量增加。

阴部笔记

时尚的卫生棉条

女性杂志《魅力》介绍了莱姆绿和粉红色的卫生棉条包，另外还有一款是青灰色的。不做作的女性也许会比较喜欢维尼天使的卫生棉条包。它是个有卡通图案的麻布小袋子，上面印着"Vinnie's Tampon Case"，图案是一个露齿微笑的戴棒球帽小家伙。上面还有那句广告词"不论大小都合适"。

卫生棉条与阴道溃疡

另外一个与卫生棉条有关的疾病是阴道溃疡。阴道上层的皮肤因摩擦脱落时就会出现疼痛，形成溃疡。阴道溃疡的原因很多，卫生棉条使用不当是原因之一。比如由于月经不规律而持续使用卫生棉条好几周，或是在经血不多的时候，使用吸收量大的卫生棉条等。

卫生棉条是如何引起阴道溃疡的？卫生棉条会将阴道壁的正常体液吸走，使得黏膜细胞变干、塌陷，之后阴道壁上就会出现像小山脊一样的突起，使细胞容易被侵蚀、因摩擦脱落。从致病机制来看，超级吸收型的卫生棉条特别容易引起阴道溃疡，这一点也不令人感到意外，尤其是在非经期时使用更容易出问题。研究者发现，用辅助置入器置入超级吸收型的卫生棉条时，惯用右手者阴道口右边及接触棉条的阴道右侧会出现溃疡。这项发现证实了置入卫生棉条时的戳伤是引发溃疡的关键因素。

阴道溃疡不一定会引发疼痛，甚至什么症状都没有，可能只有在例行的妇科检查时才会被发现，有时还会造成阴道出血或性交后出血的情形。当医生发现阴道溃疡时，会先排除同样可能造成阴道溃疡的性传播疾病。如果只是单纯的溃疡，患者停用卫生棉条1~2个月，再复诊即可。

阴道表面复原的速度很快，大概只要48小时，但是较深的溃疡要花上几周才能康复。如果几周之后还未痊愈，就必须进行切片检查，找出病因。不过，阴道溃疡也不会提高女性罹患中毒性休克综合征的概率。

卫生棉条与子宫内膜异位症

有些人认为，子宫内膜异位症是由卫生棉条引起的，但其实这个推论很可能是错的。子宫内膜异位症是指子宫内膜生长在子宫外面，引发内膜位移、肿瘤及囊肿等症状。在激素的影响下，子宫内膜会脱落形成经血，而长在子宫外的异位内膜组织每个月同样会随着月经周期变厚、脱落，跟正常的子宫内膜发挥一样的作用，可是这些组织不应该出现在子宫外，因此会引起疼痛、不规则出血及不孕等症状。

子宫内膜异位症的病灶最常出现在卵巢、输卵管、子宫后侧的直肠子宫陷凹，少数患者胃、肠、肺和肾脏也会发现粘连，症状包括痛经、经血过多、子宫不定期出血、性交时骨盆疼痛和不孕。只有经过腹腔镜检查确实观察到骨盆内的粘连情形才能确诊子宫内膜异位症，但有愈来愈多的医生只靠患者的病史来诊断。子宫内膜异位症可用激素或手术治疗，通常患者怀孕后症状会减轻，并有家族史。

我们到现在也没搞清楚子宫内膜异位症发病的原因。研究人员认为，人类有一些细胞会自动变成内膜组织，或者是内膜可以经血液或淋巴转移。有个广为流传的理论指出，子宫内膜异位症是由经血倒流，进入输卵管和卵巢或是骨盆底部造成的。但经血倒流很常见，大多数的女性都有，可是她们不见得都得了子宫内膜异位症。有些患者在做腹腔镜检查时正值经期，常有经血倒流的情形。有科学家认为可能是有些内膜细胞的碎屑流入盆腔，这些碎屑是否粘在盆腔组织上及其分裂增殖的程度决定了它们会不会引发子宫内膜异位症。另外，免疫系统清除盆腔里逆流经血的程度也影响着这些碎屑能不能在子宫外长驻。

至于大众质疑的卫生棉条是否在引起子宫内膜异位症的因素里插了一脚，目前并没有足够的信息可以证实。只有一项1993年的研究显示，持续使用卫生棉条14年以上，并且年龄在30岁以下的女性罹患子宫内膜异位症的风险有所提升。除了这项研究之外，并没有其他确切的证据指出，用卫生棉条会增加罹患子宫内膜异位症的风险。我不会因为这种疑虑就停用卫生棉条。

如果你有严重的痛经或有经血过多的情形，就应当检查是否患有子宫内膜异位症。标准的子宫内膜异位症治疗方案之一是口服避孕药，这种措施相当有效，患者可以考虑使用药物来改善症状。

卫生棉条与处女膜

不是只有碰到医疗问题时，才有人怀疑是卫生棉条惹的祸，有些社会问题也算在卫生棉条头上。20世纪30年代，卫生棉条上市没多久，大众马上就想知道它会不会改变处女膜，其实，就是担心它会不会破坏处女的贞洁。第一份相关调查发现，使用卫生棉条的女性的处女膜的开口直径是25毫米，卫生棉条截面直径大概是17毫米。因此，研究人员认为卫生棉条"不会破坏一般正常构造的处女膜"。但研究人员并没有测量女性在使用卫生棉条之前的处女膜开口有多大，所以无法与使用后进行比较，这使得这项研究不是很准确。

一项针对300位年轻女性的大型研究显示，使用卫生棉条的女性的处女膜开口直径的平均值，约比用卫生巾的女性大1.5厘米，但这次与上一项研究犯了相同的错误，就是没有测量女性使用卫生棉条前的处女膜开口大小，这样就无法判断是不是卫生棉条把处女膜的开口撑大了。

贞操是相当私密的问题，每个人的解释都不同。对有些人而言，守贞是指没有阴茎进入阴道，另外有人认为是没有任何物品进入阴道。某些宗教、文化和人主张，在结婚前保持完璧之身是最重要的事。对其他人而言，不管是准备来场舒适的性爱还是进行阴道内诊同样重要，为了运动和舒心自如的"自由"，使用卫生棉条有其价值。要不要用卫生棉条，如何面对使用卫生棉条可能会改变处女膜开口大小的质疑，每个年轻女性都可以根据自己的自由意志决定。

> **阴部笔记**
>
> ### 文化差异
>
> 虽然在美国、加拿大和许多西欧国家有70%以上的女性使用卫生棉条，但是在日本、西班牙、印度及大部分拉美国家，使用卫生棉条的女性只有不到10%。原因包括卫生棉条可能会弄伤处女膜，还有医生不愿意推荐他们不熟悉的产品等。为了刺激销售，有些公司在这些国家雇用年轻女性在家里举行"亲密聚会"，教她们的家人和朋友使用卫生棉条。

卫生棉条的小秘密

对大多数的女性而言，卫生棉条是安全、方便、自在的最佳选择。在美国有数以百万计的女性健康安全地使用卫生棉条。我们要做聪明的消费者，在使用卫生棉条时要有所选择，提高警惕。以下是我的一些建议：

- ▼ 吸收量刚刚好：如何决定选用哪种吸收量的卫生棉条，需要记录经血浸透整条卫生棉条的时间。如果4~6小时后卫生棉条还没有浸透，就要换吸收量少一级的卫生棉条。一次经期下来，你也许会需要不同的商品，以符合不同流量的需求。

- ▼ 置入时要轻柔：无论是用手指置入，还是使用辅助器，都要慢慢来。太急躁的话可能会伤害到阴道壁，阴道虽然强韧，但可不是战场，绝对不能粗鲁地对待！

- ▼ 避免使用含有芳香剂的卫生棉条：卫生棉条在体内吸收经血，因此不会产生异味，而含有化学成分的卫生棉条可能会对阴道产生刺激，最好不要使用。

- ▼ 定时更换卫生棉条：经血流量大时每2小时换一次，流量少时每6小时换一次。不要整天或整晚都不换新卫生棉条，但也不要紧张到每半小时换一次，这样可能会刺激阴道。

▼一定要记得取出放入的最后一条卫生棉条：被遗忘在体内的卫生棉条会产生恶臭。如果找不到卫生棉条，不要紧张，阴道的形状像袋子一样，卫生棉条是不会掉进体内深处的。只要轻轻地伸一根手指进去找，也许会伸得比以前更往里一些，动作轻柔缓慢就不会伤到自己，也能找到卫生棉条。找到时，试着用手指解开可能缠在上面的移除线，如果找不到线，用手指将卫生棉条拉下来，直到可以控制卫生棉条为止。如果实在没有办法将卫生棉条取出，就必须找医生帮忙，不用觉得不好意思，医生一天到晚在处理这样的事，他们不会大惊小怪的。

▼正确处理用过的卫生棉条及置入辅助器：不能丢进马桶冲掉，要用卫生纸包好，丢入垃圾桶。

▼只在经期使用：卫生棉条不是为了吸收阴道分泌物而设计的，在非经期时使用可能会吸干阴道的水分，造成阴道刺激。

▼不要忍痛：如果在放入卫生棉条时、卫生棉条在体内时或取出时觉得疼痛，换别的品牌试试，也可以加一点润滑剂。如果一直不舒服，请及时就诊。正确使用卫生棉条是可以让人非常舒服的，甚至你完全感觉不到它的存在。

▼经期过长时不宜使用：如果你的经期持续7天以上，请及时就医。一次经期使用卫生棉条的时间不宜超过1周，否则可能引起溃疡和持续性出血。

▼更年期女性使用时要特别注意：若使用激素疗法而有月经，阴道就会变薄，请选择适合自己经血量的卫生棉条，不要使用吸收力过强的卫生棉条。

▼有中毒性休克综合征病史的女性请勿使用卫生棉条。

▼考虑延后开始使用卫生棉条的时间：如果你由于个人、宗教或文化因素，而必须维持处女膜的原状，等到你开始性生活时再使用卫生棉条会比较恰当。但这是你的身体，由你自己决定，而不是听妈妈或朋友的话。

▼选择移除线塞在卫生棉条里的产品，避免刺激外阴：如果你的外阴比较敏感，但可以使用卫生棉条的话，选择移除线塞在卫生棉条本体里的产品，这样比较不容易引起刺激。

> **阴部笔记**
>
> ### 语言不同又如何
>
> 你曾经想过"欧碧卫生棉条"的英文名称 o.b. 是怎么来的吗？ o.b. 是德文 ohne Binde 的缩写，意思是"不用卫生巾"。最早生产欧碧卫生棉条的是一家德国公司，后来它被美国的强生公司并购。

卫生棉条使用问题及解决方法

使用卫生棉条应该是让人非常舒服的一件事，你甚至感觉不到它的存在。以下是使用卫生棉条时可能遇到的一些问题及解决方法。

问题	解决方法
感受到卫生棉条的存在	取出并换一个新的卫生棉条，往里面再塞一点或换一个角度
觉得卫生棉条太长	试着换成吸收后会变宽而非加长的那种
取出卫生棉条时有刺激感和阻力	使用吸收量较少的卫生棉条
置入卫生棉条时有阻力	改用附有较窄置入器的卫生棉条，或在前端涂一点润滑剂，置入时瞄准下背部
置入卫生棉条时有被刺到或戳到的感觉	检查置入器的开口部位，这类产品的前端都会有一些像花瓣一样可以伸展开来的开口。置入卫生棉条后应该将它丢弃，它虽然不尖，但仍有可能会刺伤阴道
卫生棉条掉进身体里了	请医生检查阴道或子宫颈的凹陷处
拨开阴唇准备放入卫生棉条时，有持续的疼痛感	详阅第 17 章

卫生巾

另一种常用的生理用品是卫生巾。直到一次性卫生巾出现前，女性都是用一块小碎布来吸经血的，这块小碎布可清洗后反复使用。直到第一次世界大战时，护士发现绷带有绝佳的经血吸收能力。在不久之后的 1921 年，首次成功推出一次性卫生巾。

极少有年轻女性知道，早期的卫生巾可不像现在的产品使用方便又令人放心。当时的卫生巾是穿过臀部系在腰上，并用别针固定的。商店里也卖形形色色的相关产品以预防经血侧漏，有围裙、灯笼短裤及卫生裤等。直到1950年，卫生巾才有了另一大进步——背胶，从此卫生巾再也不用带子及别针固定。此后卫生巾发展神速，特别是1980年，中毒性休克综合征与卫生棉条有关的消息传出后，许多女性又回头用起了卫生巾。

和卫生棉条不同的是，卫生巾不含芳香剂，在美国也没有政府明定的制造规范，说明书也没有标准化，所以买卫生巾有点儿像在选丝袜，有太多的选择。卫生巾有直条型、护翼型、贴身型、量多型、加长型，让人眼花缭乱。大部分品牌也把厚度分为标准型、薄型及超薄型。每种厚度还有不同的长度，背胶形式也不同，有护翼及普通背胶等，还有些产品含有芳香剂。形状也有所不同，有沙漏形、弧形、长方形，甚至还有专为丁字裤设计的卫生巾。选用哪一种，完全看个人喜好，大部分的女性都会同时有好几种卫生巾：普通型的白天用，加长型的晚上用，量少时就用超薄型。

卫生巾是用棉或人造纤维制成的。材料大部分都很好，因此也很少产生问题；但如果有外阴刺激或皮肤病，更适合使用由未漂白的有机棉制成并且没有护翼的卫生巾。

研究人员发现，卫生巾和丁字裤一样，对外阴的影响相当少。但是卫生巾直接接触外生殖器官、外阴皮肤、会阴和大腿上部，可能会因为摩擦和不透气引起皮肤干燥或湿气加重，影响皮肤健康。一项研究指出，无论有没有添加芳香剂，卫生巾都不会产生不良反应，但这项研究是由生产添加芳香剂的公司赞助的。第一个范围较广的研究是针对各种可能引起真菌感染的危险因素的，研究人员调查发现，经期使用添加了芳香剂的卫生棉条或卫生巾的女性，阴道分泌物真菌培养结果呈阳性的可能性更大。若卫生巾造成刺激及过敏，改用移除线塞在里面的卫生棉条是个不错的选择。

卫生巾的确有可能将某些细菌带到外阴部位。许多研究指出，使用卫生巾的女性和使用卫生棉条的女性阴道细菌数差异不大，但是在使用卫生巾的女性阴道细菌中占较高比例的是肠道细菌。和卫生棉条不同，卫生巾会前后摩擦阴部，所以会将直肠的细菌带到阴道来。但是发现细菌并不表示有问题，我们应该抛弃阴部不洁的观念，细菌到处都有，不一定会引发感染，而且数以百万计的女性每个月都用卫生巾，也几乎没有产生什么问题。

> **阴部笔记**
>
> **卫生巾的神奇吸收力**
>
> 为什么这些薄薄的棉垫如此神奇呢？因为在卫生巾的中心有一些干燥微粒，这是一种极具吸收力的胶状物质，可以吸干比实际体积还多的水分。

卫生护垫

卫生护垫是由卫生巾演变而成的，非常轻薄、短小，你几乎感觉不到它的存在。卫生护垫似乎是许多女性梦寐以求的产品，将她们从卫生巾厚重的负担中解放出来。的确，卫生护垫在量少的时候非常好用，像月经刚开始或快结束的那两天，或是性行为后的几个小时。

但卫生护垫是有使用范围的，它们的吸收力不如普通卫生巾，吸收力也因品牌而异。吸收力较差的卫生护垫会使湿气停留在皮肤上很长一段时间，护垫也可能会摩擦皮肤，因此并不建议每天使用。如果你有较多的分泌物，还不如每天多换几次内裤来保持干爽，孕妇就可以这么做。请不要认为有一点湿气和黄色污渍在内裤上是过失，这种情形是完全正常的。

如果有外阴问题，最好少用卫生护垫。一项长期研究指出，每天使用卫生护垫是引起外阴疼痛的常见因素之一。

其他选择

还有一些其他生理用品，它们虽然不像卫生棉条和卫生巾一样使用广泛，但相当值得一提。使用什么样的生理用品是个人喜好，虽然有些另类的选择，但到目前为止几乎还没有发现它们有害健康，不论你喜欢哪一种，只要小心使用，我都不反对。月经杯就是最好的例子，将其置入阴道里收集经血，取出清洁后可以反复使用。20世纪60年代，第一个月经杯出现，但并没有得到继续生产，又过了10年，改良后的月经杯经过美国食品药品监督管理局核准上市。

月经杯被放入阴道下半部收集经血，可以清洗后反复使用。月经杯有一部分会露在阴道口外，有一个可移动的小拉柄。月经杯利用吸力固定在阴道下半部，只要拉小拉柄破坏吸力后就可以取出。虽然这个位置会让你感觉到它的存在，但是外露的部分让人相当舒适。月经杯的缺点是：膀胱或是直肠胀满都可能导致月经杯位移，经血外漏。月经杯的粉丝们认为它可以反复使用，不仅比卫生棉条及卫生巾都便宜，而且非常环保，对生态环境也有好处。

还有一种一次性使用的环状杯，需要置入阴道上方（即子宫颈下端），靠在位于耻骨下方的阴道后壁上，材质为用在很多医疗器材上的科腾聚合物（Kraton polymer）。这种环状杯边缘会被体温软化，贴合人体构造，令人相当舒适，密合性较好，经血溢出或外漏的风险较小。使用12小时后取出丢弃，不会有阴道常见细菌的生长，也不会有发生中毒性休克综合征的风险。粉丝们都非常喜欢其令人舒适的特性，但你可能不知道，它仍然有外漏的可能。

迷你棉则是一种新的选择，将人造纤维制的小垫子放在阴唇间。这种产品专为量少的时候设计，也可以作为预防卫生棉条外溢的保护措施。吸收量大概和量少型或普通型卫生棉条差不多。但是运动时可能会使经血无法准确流入，因此可能出现经血外漏，而且不适合阴道前庭疼痛的女性使用。

过去使用的生理布现在演变成可清洗的生理垫。这是一种可反复使用的棉垫，设计十分特殊，利用一块布固定在内裤上，另外也有产品是用橡皮圈固定的。虽然有点儿累赘，使用有点儿麻烦，但对环保意识很强的女性来说具有特殊的号召力。

还有一些女性使用海绵（不是厨房里使用的那种），把天然的海绵当作卫生棉条。由于美国食品药品监督管理局尚未核准用海绵制作生理用品，因此海绵

> **阴部笔记**
>
> ### 清洗血迹
>
> 美国著名的斧头杀人魔丽兹·波登告诉警方，她的父母被斧头砍死后，她走到地下室是为了浸泡吸经血的月经布，但供词被视为太过私密，双方律师都同意在审判时略过不提。

不能当成"生理海绵"贩卖。天然海绵里存在化学污染物质、沙、细菌、真菌等，而且由于海绵是有机物，质地很难规范及控制。在美国，海绵通常被当成化妆用品，可在健康食品店买到。部分使用海绵的女性认为，海绵比卫生棉条舒服、轻柔。因为海绵必须清洗，所以在使用上不是很方便。在使用海绵的女性身上曾测出大量的金黄色葡萄球菌，这增加了中毒性休克综合征的发生风险。在降低中毒性休克综合征发生风险的前提下，海绵恐怕也不是很好的替代选择。

> **阴部笔记**
>
> ### 比你想象的更有趣
>
> 别怀疑，真的有"月经博物馆"。该博物馆位于华盛顿特区，就在馆长哈利·芬利自家的地下室里。现在大众可以通过网络一探博物馆的面貌。博物馆里真实展出与月经相关的产品样本，从月经带到海绵都有，还有20世纪20年代的旧包装、老广告、卫生教育资料、与月经有关的幽默小品，它们让人会心一笑。其中也有一些充满诗意的展品。

内裤

如果你的外阴没有任何问题，那么你可以随意选择喜欢的质量合格的内裤，但如果有问题，白色纯棉内裤最适合你。为什么？

答案是白色纯棉内裤很干净，有些女性会对染料或人造纤维过敏，而棉花吸汗又透气，并且不含染料。可很多患者在就诊时已经穿了白色纯棉内裤，所以白色纯棉内裤虽然最安全,但也不是万能的!如果你已经穿着白色纯棉内裤,却对症状没有丝毫帮助,那么你就应该考虑其他影响因素,包括避开含香料的清洁剂、漂白粉、衣物柔顺剂,还有烘衣服时用的防静电纸。如果使用过这些产品,化学物质就会包住内裤上的每根纤维。不论哪种材质(尤其是弹性布料),都要避免穿太紧的内裤、裤袜、连身紧身衣、束腹或调整型内衣。大腿处有松紧带的内裤也可能会引起刺激。可以选大腿处没有松紧带的内裤,也可以穿男生的四角裤。

如果还是不行,不穿内裤也可以啊。不过很少有人有这样的勇气,即使根本不会被人发现!不穿内裤比较保险的方法是穿长裙。可以在家时不穿内裤,直到出门的最后一刻再穿上,回家时第一件脱掉的衣物就应该是内裤。晚上、周末、假日穿长裙、长袍或宽松的裤子时,里面不要穿内裤。如果你的外阴很敏感,男生的四角裤是相当宽松、舒适的替代品。

睡衣也要注意。许多女性习惯穿着内裤睡觉,没有问题最好,但我还是要再提醒大家,如果有疼痛、刺激或任何皮肤症状,裸睡会有一定帮助,当然在外阴大区域涂抹软膏时及月经来潮时除外。

裤袜对女性外阴问题一点儿好处都没有,它们很紧,也可能让人容易出汗。要改变生活习惯,让自己不穿裤袜似乎不是件容易的事,但还是有其他选择。例如穿长裙,穿及膝短袜或是到大腿的长袜,这类袜子已经被改良过,比较不易滑落,或者吊带袜也是不错的选择。幸好,夏天的办公场合已经渐渐可以接受光溜溜不穿丝袜的双腿。

患者常问我,太紧的内裤会不会导致真菌感染。有一项研究随机将女性分为穿紧身内衣和宽松内衣两组,2个月后,44.5%的女性阴道里出现了真菌,其中2/3是穿紧身内衣的女性。后续的研究指出,在前40周穿紧身内衣的受试者身上,比穿宽松内衣的受试者身上更容易找到真菌。最近一项非常好的研究显示,女性感染真菌与穿非棉质内裤有很大关系。

在种类繁多、令人眼花缭乱的内衣中,白色纯棉的宽松内裤赢得了最后的胜利。但它也只能预防或缓解一些外阴的症状,并不是治疗的方法。

> **阴部笔记**
>
> **不得体的时尚**
>
> 太紧的裤子或比基尼泳裤，可能会移动到你的阴部而卡在那里，让你变成"内衣女超人"。这不但没有办法展现你对流行时尚的品位，还会擦伤你的阴部，造成刺痛感。还是穿得宽松一点儿吧！

> **阴部笔记**
>
> **古人也很开放**
>
> 19 世纪 60 年代之前，女性是不穿内裤的，她们只穿衬裙和紧身衣。

阴道灌洗

医学研究证明，阴道灌洗对健康没有好处，而且这个观点可信度非常高！阴道灌洗最早可追溯到古埃及时代，根据 1988 年美国联邦政府的调查，37% 的美国育龄女性有定期灌洗阴道的习惯，其中一半人 1 周灌洗一次。不同种族的女性习惯有相当大的差异，2/3 的非裔美国人有定期灌洗的习惯，而只有 1/3 的白种人会这么做。综合看来，社会地位较低（根据受教育程度及经济能力判断）的女性较常灌洗，尤其在白种人中，这样的倾向比非裔美国人更明显。

阴道灌洗是将清洁溶液与温水混合（也可直接使用温水），以相当低的压力冲洗阴道内部。灌洗阴道的理由各不相同，在 20 世纪 70 年代，女性认为要在月经结束或性交后灌洗来保持阴道清洁，幸好这种想法已经过时了！但还是有女性坚持灌洗阴道来调理经期，直到现在，灌洗仍被认为是消除阴部异味和调理分泌物的方法之一，还有人认为灌洗可以预防性传播疾病，甚至还有小部分女性用灌洗来避孕。

当患者问我有关灌洗的问题时，我就会用漱口水来比喻说明。在使用漱口水的开始几分钟，你会觉得很舒服，但效果马上就会消失。阴道灌洗轻则无效，重则还可能有害。但你不会从灌洗产品的广告上得到任何的相关信息，而且这些产品随处可见。常见的灌洗液成分包括可以维护阴道天然酸性环境的醋酸或碘伏。难道这些成分有什么问题吗？嗯，其实两种成分都没有效果！基本的观念应该是：你一点儿都不脏，根本不需要碘剂来杀菌，何况灌洗有可能会使情况更糟！

以下是我鼓励女性停止灌洗或一开始就不应该灌洗的理由：

▼ 灌洗绝不是有效的避孕方法：精子是游泳高手，当你走到浴室时，它们已经通过子宫颈游进子宫了，再用灌洗液一冲，不是把它们冲到子宫更深的地方去了吗？

▼ 灌洗不能预防性传播疾病：灌洗可以清除性交后或任何时候进入阴道的有害细菌，这是个错误的观念！事实上灌洗的忠实拥护者有更多的性传播疾病，多项研究指出，经常灌洗阴道的女性常有较多的终生性伴侣，而性伴侣多数都与其他人有性接触，这些因素都会提高感染衣原体和淋病的概率。并且，这些女性通常都不喜欢使用安全套或杀精剂等其他预防性传播疾病或避孕的措施。

▼ 灌洗不会使异味和分泌物情况好转，只会让它们更糟：如果你有一些刺激性症状，灌洗会有短暂的缓解效果，但也会促使更多细菌滋生。最后，你会觉得灌洗后比灌洗前状况更糟，这种反弹效应会造成另一阵更强烈的不适。

▼ 灌洗可能会引起盆腔炎：盆腔炎是美国女性最常见的严重感染性疾病，甚至到了流行病的程度。盆腔炎是性交后阴道内的细菌经子宫颈进入子宫，并扩散至输卵管和盆腔，导致这些部位感染而引发的炎症。每年有25万女性因此入院治疗，250万女性因此需要就医。这类感染可能导致慢性盆腔疼痛、宫外孕或不孕。灌洗阴道的女性罹患盆腔炎的风险比不灌洗的女性高73%。每周灌洗阴道一次以上的女性患病的风险是不灌洗女性的4倍。

为什么会出现这样的情况？因为灌洗液其实是一种液体媒介，可以将致病菌带入盆腔。假设一位女性患有衣原体感染，出现分泌物异常，于是她灌洗阴道，好让自己觉得干净舒爽，但同时这种行为也可能将病菌冲入子宫颈和子宫，进而感染卵巢和输卵管。

灌洗时偶尔出现的高压，也可能会推开保护子宫颈的黏液栓。排卵时，子宫颈口会微微张开，并分泌稀而清澈的黏液好让精子通过，准备受孕。在此时灌洗的话，带着病菌的液体，很容易就能通过打开的子宫颈，感染内部。

▼灌洗可能会引起宫外孕：宫外孕是指受精卵没有着床在子宫里，而是在子宫外发育。如果输卵管因盆腔炎受损，这里就会成为最常发生宫外孕的部位。最近的几项研究发现，经常进行阴道灌洗会增加女性发生宫外孕的概率。一项针对非裔美国女性的研究发现，有灌洗习惯的女性发生宫外孕的风险是其他人的 4 倍，持续灌洗 10 年以上发生宫外孕的风险更高达 6 倍。综合相关研究结果，研究人员分析指出，有灌洗习惯的女性发生宫外孕的风险比普通女性高 76%。

阴部笔记

灌洗液大不同

有一半灌洗阴道的女性，使用市售的灌洗液；还有 30% 的女性自己在家混合水和醋，自制灌洗液；10% 的女性只用水；另外 10% 的女性则使用其他配方。

阴部笔记

不需要灌洗

记住阴道是会自我清洁的器官，即使阴道有感染，也不太需要额外的清洁，无论是肥皂还是灌洗液。

除了灌洗之外……	
灌洗的理由	其他的选择
为了保持卫生，月经结束或性交后的例行清洁	泡个澡或淋浴就可以了，阴道会自行清洁
潮湿或阴道分泌物过多	月经周期的后半期，阴道分泌物的增加的确会让你觉得阴部湿湿的。这是正常现象，看情况更换内裤。如果伴随不适，请就医
避孕	灌洗不能避孕，请医生教你正确的避孕方法
痒、痛或性交疼痛	灌洗没有帮助，请就医
有异味	大部分异味是由细菌性阴道病或真菌感染引起的。灌洗反而会使情况更糟，详见第7章，并请教你的医生

脱毛

有时候你会觉得阴毛碍手碍脚的，它们沾到分泌物后会粘在一起；沾到经血或精液后也会粘在一起；有时还会跑到泳衣或紧身衣的外面，非常不雅观。你一定想找到有效的方法来减少这些不便，但请先记住：阴毛减少可能增加因性交摩擦而产生的不适，而毛发较少的阴阜更容易令女性感到不适。阴毛的存在就是为了减轻性交时因摩擦产生的不适。你的性伴侣很可能也会对稀少的阴毛产生意见。

处理阴毛可是个巨大的挑战，因为毛干的横截面形状不同：亚洲和美国原住民印第安女性的呈圆形；白人的像蛋形；非裔美国女性的则是长椭圆形。再加上每根毛发都是从毛囊根部的毛囊细胞长出来的，为了皮脂腺分泌的油脂的

> **阴部笔记**
>
> ### 独特的魅力
>
> 1985年，设计师鲁迪·吉恩莱希公开了一款露出阴毛的泳装，他同时也是上空式泳装的设计师。他曾在1970年预测："慢慢地，身体的解放可以治好我们社会的性焦虑。"

排出，毛囊开口沿着生长轴线。不论你选择刮、拔、蜜蜡脱毛还是激光脱毛，都可能会引起毛囊炎，造成红色突起。其中刮毛最容易引起毛囊炎，但是严重程度比其他脱毛方法都要轻微。

假如你一定要减少阴毛，有一些方法可以选择。或许最简单的就是用剪刀小心地贴着皮肤剪短。这种方法既不会造成刺激，也不用你买产品，更不用你定期到昂贵的脱毛中心去完成一定的疗程。不过要小心，千万别把剪刀刺进阴唇里。虽然有些女性认为光剪短还不够，因为在穿某种类型的泳装时阴毛还是会从边缘露出来，但我仍然建议留一些来保护耻骨。

毛干横截面形状为圆形或蛋形的女性可以小心地刮除阴毛，刮毛的工具最好选用两边都有刀片的刮刀，同时要选择有明亮光线的时间，避免刮伤皮肤。由于毛干横截面的形状和卷曲度，非裔女性的阴毛不易被刮除，她们往往会因刮毛而发生毛囊炎，对非裔女性来说，最佳选择是昂贵的激光脱毛。刮毛的具体步骤为：润湿皮肤，并用温和的肥皂洗出泡沫，从阴阜开始往下到阴唇，小心地顺着毛发生长的方向刮除，记得看看大腿处有没有要刮的。

脱毛剂是一种可以脱掉毛发的化学药剂，有凝胶、软膏、乳液、喷雾和走珠式。脱毛剂可以分解毛发的蛋白质结构，使毛发轻易地从皮肤表面脱落。这种产品拥有众多粉丝，而且方便在家里使用。但脱毛剂需要等一会才能发挥作用，因此可能会造成刺激和过敏反应。记得要先做皮肤测试，按照说明书仔细操作，避免化学灼伤。请注意你选用的产品是否可以用在阴毛上，当皮肤有炎症或有伤口时不要使用。

蜜蜡脱毛是相当受欢迎且有效的脱毛方法，由于是将毛发从根部拔除，效果持续时间更长，只需每隔几周做一次。有少数幸运的人在使用蜜蜡脱毛后毛发不再生长，但请不要认为自己也会这么幸运。蜜蜡的费用不高，一般家用的产品也含有蜡，例如石蜡或蜂蜡，还有油脂，树脂则可以让蜜蜡产生黏性。蜜蜡有冷、热两种：将热的蜜蜡顺着毛发生长的方向涂上薄薄一层，等到蜜蜡冷却变硬后，逆着毛发生长的方向快速拉起，毛发就会被粘在上面连根拔起。冷蜜蜡的使用方式也差不多，将已经先涂上蜜蜡的布条顺着毛发生长的方向紧压，再从反方向拔除。

虽然美国食品药品监督管理局并不推荐使用非处方的蜜蜡产品去除生殖器毛发，但很多女性仍然在使用。如果你真的想要除去生殖器上的毛发，最好还是请专家来做。蜜蜡引起的刺激和过敏虽然很少，但还是有可能发生。蜜蜡脱毛是将毛发从毛囊拔除，因此跟刮毛一样，可能会引起毛囊炎，即使是请专业人士操刀，还是有产生不良反应的可能性。使用蜜蜡脱毛后，皮肤在月经来潮前会变得较为敏感，但这应该不会让你放弃蜜蜡脱毛。当毛发重新长出来时，你会觉得有点儿痒，同样，这些对你来说应该都不算是问题。

电解脱毛已经出现好一阵子了，要使用这种方法完全除毛得花上一段时间，持续接受治疗花费不菲。具体需要多少时间和金钱，视脱毛的区域大小和毛发浓密程度而定。电解脱毛有两种工具：电针脱毛器和镊子脱毛器。电针脱毛器的前端是细如毛发的电线针头，将电线插入毛囊里引入电压极低的微弱电流，破坏毛囊底部的发根。掉下来的毛发由镊子夹起来，每根毛发都需要分开处理。用电流破坏毛囊算是一劳永逸的永久脱毛法，但万一没插准，电流就没有办法顺利破坏发根，毛发还是会长出来。

镊子脱毛器比起电针脱毛器，是较新的脱毛工具。同样是用电流脱毛，用镊子夹住毛发接近皮肤的一端，电流就会顺着毛干往下到根部，从而破坏毛囊。

需要注意的是：如果电解脱毛的针头绝缘性不好，就会引发触电；消毒不完全，就会引发感染；技术不佳，就会留下瘢痕。政府相关单位也没有对这类技术设定标准作业程序或规范，但在美国有 31 个州要求执行电解脱毛的技术人员必须持有执照。

你还能买到家用电解脱毛器材，但我并不推荐将其用在去除阴部的毛发上，因为你很难看得清楚。如果你有能力到美容院做电解脱毛，最好找一位有执照的合格美容师。

激光脱毛是最新、成长最快速的脱毛法，在皮肤科医生或受过专业训练的激光脱毛技术人员的操作下，非常安全有效。在接受激光脱毛时一定要先确定操作者受过专业训练，有激光脱毛的操作经验，而且你一定要提前了解其影响及效果。激光脱毛在某些女性身上的效果较好，这视你的肤色和毛色而定，效果最好的是浅色肌肤、深色毛发的人。疼痛感因激光机器的不同而定，但可以通过涂局部麻醉药膏来减轻。在接受激光脱毛前，一定要问清楚需要进行几个疗程、激光的种类和强度、可能产生的不良反应、费用、操作人员的资格和经验，还有依据你的肤色和毛发性质可以清除到什么程度。

激光脱毛属于比较新的技术，很多技术人员的经验不够丰富，而且我们也不知道使用后会不会有长期影响。2001年5月，美国食品药品监督管理局发给激光脱毛仪器的许可证上写的是"永久减少"，而非"永久去除"。这表示激光脱毛可以永久减少毛发的总量，但无法永久去除所有的毛发。

> **阴部笔记**
>
> **巴西式除阴毛**
>
> 除阴毛一般是指去除三角地带多余的毛发，还有大腿上半部的毛发，可能还包括阴阜边缘的毛发。巴西式除阴毛则是把所有看得见的毛发都除掉，包括一些你从来没发现过的阴毛，从前除到后，有时会留下窄窄的一条"着陆带"。当然，你还可以选择不同的设计。

阴部时尚

我在最后要介绍少见的阴部时尚，这些时尚追求的人不多，但值得多加注意。

一个人的阴毛会比身上其他部位的毛发颜色深，但随着年龄的增长，阴毛跟头发一样都会变得灰白。有些女性除了染发，还想染阴毛，我劝你们最好不要。因为阴部的皮肤非常敏感，就算染发剂在头皮上不会造成任何刺激，还是有可能在阴部引起问题的。有些除阴毛的沙龙或美容中心，同时提供染阴毛的服务。你最好跟美容师商量一下，如果非染不可，记住只染阴阜上的，不要染阴唇上的。如果出现刺痛感，就表示出问题了。染发剂如果与其他化学物质混合，更会引起不适。此时可用剪刀把染过的阴毛剪得愈短愈好，然后泡在水里，让皮肤镇定下来。

阴部之音

"我想要成为完完全全的金发尤物。"

——玛丽莲·梦露

另外一种流行的玩意儿是阴道装饰。如果你非做不可，请格外小心！文身、穿洞和烙印都是没有经过认证，也没有标准规范的操作。大多数地区的文身及穿洞"艺术家"都不是卫生行政单位管理、监督的对象。这些人体艺术工作者没有接受过解剖学的训练，不知道阴唇的动脉在哪里，也没有感染控制能力。这也是为什么我在某些方面同意美国皮肤科医学会的看法——除了穿耳洞外，反对在身体其他地方穿洞。阴道装饰可能带来的风险包括流血不止、出现瘢痕，感染乙型病毒性肝炎、丙型病毒性肝炎、破伤风、艾滋病等。美国和加拿大的红十字会不接受一年内曾在身体穿洞或文身者献血，因为他们可能会传播经由血液传染的疾病。虽然戴阴唇环或在私密部位文身是一种特立独行的表现，可这些似乎不值得让你冒生命危险吧！

第6章

性事
享受性爱不可不知的阴部健康观

这个世界到处充斥着性的信息，不过大多都是关于如何擦出性爱的火花、如何做得更好、如何使性爱更频繁这些方面的。我不想谈这些，我只想从阴部生理健康的视角出发来谈性，从一个你可能以前根本没想过的视角来谈。进行性生活时你的体内发生着什么样的变化？性是如何影响你的阴部健康的？阴部的健康问题又如何影响着性呢？

无论是坎坷的障碍还是不起眼的小问题，都会直接影响你的生活质量。这些问题可能包括：你以为不论自己喜欢与否，都应该满足性伴侣的意愿；男性都有强烈的性欲；性爱只是为了取悦男性。其实，性爱应该是机会平等的成熟欲望，双方都能从中感到愉悦。如果想要避孕，应考虑到双方不同的立场。如果你有阴部的问题，可能会出现疼痛或刺激感，那么你们可以一起找出解决之道，因为其间你和你的性伴侣也许需要暂时禁欲或重新调整性生活。

先别管各种烦扰和可能是个大麻烦的小婴儿，对于从"性"这一面来了解阴部，你应该兴致勃勃。你有没有想过当你平躺着进行性生活时，为什么会常想要提臀呢？为什么一些润滑剂总是比其他的好用？为什么在性兴奋时，你认为直接摩擦阴蒂会有快感，但有时反倒觉得痛？这些答案都与生理基本构造有关。

本章会说明进行性生活时的生理反应，在本书第三部分还会详述与性、疼痛相关的问题。

> **阴部笔记**
>
> **最初的性治疗**
>
> 1966年，妇科医生威廉·马斯特斯与心理学家弗吉尼亚·约翰逊发表了他们的巨著《人类性反应》，在此之前，性治疗还是个未知的领域。除了进行学术研究之外，马斯特斯和约翰逊于1970年在美国圣路易斯建立了性问题诊所，并在那里训练了第一代美国性治疗师。

欲望

理论上，一切全都从心情开始。性欲是相当复杂的酝酿过程，要靠生理及心理两方面来调剂，生理方面包括健康状况、疲劳程度、服药情况及激素分泌情况，心理方面则有信心、情绪及紧张程度等。欲望还受到你的性态度、过去的性经验、当下的环境、面前的伴侣及你的人际关系等因素的影响。

你会说，想要的时候不是很明显吗？事实上，想要性生活的情绪不见得就是产生性欲的基本要件。20世纪60年代，性功能的研究随着著名的马斯特斯和约翰逊的研究往前迈进，美国性研究学者海伦·卡普兰第一次提出了"性欲"这个概念，她认为性欲是性爱与高潮的重要元素。

研究人员还在研究，一段刚开始的新的性关系与一段长达一年或更久的性关系相比，女性的欲望是否有明显不同。处于长期性关系中时，欲望和高潮总在女性选择体验性刺激之后出现；选择的开始是基于情绪上的需要，像亲近、结合、被爱及愉悦等，而不是生理上性兴奋和释放的经验。因此，性欲很可能是反应的结果，而不是自然产生的。

这种关于性欲的新想法也说明女性在性欲上处于被动是相当正常的现象。

也就是说，你的性需求不是自己产生的，而是在你选择"想要被挑起性欲"之后身体的全面性反应。

> **阴部笔记**
>
> ### 蓝色小药丸的科学原理
>
> 当性兴奋时，一氧化氮能够帮助女性放松骨盆部位的血管壁，而男性的阴茎勃起也得靠它。万艾可能够增加血液中一氧化氮的浓度，所以万艾可可以同时改善男性与女性的性功能，但在女性身上进行的试验至今仍不足。

性反应的四个阶段

现在让我们来看看当性欲被挑起时外阴和阴道会有什么反应。马斯特斯和约翰逊在1966年的研究中，将性反应分成四个阶段，这一理论至今适用。这四个阶段是兴奋期、高原期、高潮期和消退期。这个理论曾被批评为将性解释为单纯的生理问题，不过这不是重点。通过这个理论可以分辨出女性的个体差异。事实上，每个女性的性反应都不同，她们的性需求、性满足和性问题也不能这么简单地分类。但是我喜欢用这个理论来解释在一般情况下发生性行为时女性体内产生的变化，那么，让我带你体验一遍这四个阶段吧！

第一阶段：兴奋期

记住，外阴的大部分——大阴唇、小阴唇、阴蒂、包皮——都是由布满血管的勃起组织构成的。勃起组织能使阴茎变硬，也同样会使这些部位因刺激（如有关性的想法、挑逗性欲的影像、爱人的碰触等）而充血，并产生反应。比起激素，有一种女性不太熟悉的物质在这个过程中扮演了重要角色，那就是一氧化氮。这是一种在血管壁上被发现的物质，可以放松血管壁的平滑肌。而血管松弛扩张后就会有大量血液流入，换言之，整个器官都会觉得饱胀且更加刺激。

在受到性刺激时，小阴唇、阴蒂和前庭球就会膨胀，阴道中的血浆会分离

当自己分泌的润滑液不够时

当自己分泌的润滑液变少时，使用人工合成的润滑剂可以使性交变得容易，还能激发快感。在美国的药房及杂货店里有许多产品可以选择，但要找到一种有效且无刺激性的润滑剂不见得是件简单的事。石化制品如凡士林和矿物油会降低安全套的乳胶强度，因此不建议使用，而且这些非水溶性的物质油乎乎的，会令人不舒服。有人用蛋清这种天然的润滑剂，但蛋清也可能成为细菌进入生殖器的媒介。你还可以在市面上找到甘油混合物、聚卡波非和水的混合物，以及纤维素衍生物等阴道保湿剂。另外，阴道保湿剂安全，而且是阴道雌激素药膏的另一选择，但是保湿剂不等于润滑剂，因此不适合在性交时使用。最好的选择是在药房可以买到的润滑剂，但在购买前要详细阅读说明书。以相当受欢迎的 K-Y 凝胶为例，其中含有氯己定，它们常会灼伤女性的阴道。此外，氯己定对精子具有毒性，如果你想怀孕，应避免使用。还有一些也很受欢迎的产品，内含防腐剂丙二醇，它们也可能会给一些女性造成困扰。有些女性发现维生素 E 栓剂或者是从维生素 E 胶囊里挤出的油也挺好用，但请注意，这可能会造成局部维生素 E 过敏的现象。如果你有阴部问题，请避免使用含有丙二醇的产品。你可以多试几种，看看哪种最好用。无论哪种产品，使用时请小心节制。我要投一票给普通的橄榄油，这是方便、安全的选择，它纯净，未添加其他成分或防腐剂。植物油也很好用，只要一点就够了。

出体液，阴道壁会像"出汗"一样分泌体液，使阴道潮湿。巴氏腺会分泌起润滑作用的黏液。

在受到刺激后的几秒内，阴道就会湿润起来，当然也可能得花久一点儿的时间。一开始，润滑液的量并不多，但随着兴奋程度的提升，起润滑作用的分泌物可能会多到从阴道口流出来，一些女性称其为"潮涌"。有些女性在一开始会分泌丰富的液体，但是一眨眼的工夫它们就消失了，这是正常现象，如果你就是这样，不妨使用一些润滑剂。这些液体也有所差异，从透明的到白色的，从水水的、滑滑的到黏黏的都有。分泌液体是阴部的神奇功能之一，不仅能使性交更舒适，还能帮助精子在阴道里存活、游动，更能减少阴道细菌感染，避免这些细菌被精子携带到子宫颈，而液体的黏滑感则来自里面的多种蛋白质。

你必须熟悉自己分泌的润滑液，不仅是因为每个人分泌的润滑液的量都有所不同，而且你可能会因为不够了解而无法善用。例如当女性平躺时，液体会积在阴道后方，离阴道开口很远，这样就丧失了使性交舒适的功能。在阴茎插入前,可以先用手指插入阴道,再沾一点液体涂在干涩的表面,这样就可能解决性交不适这个问题。性交频率也会影响润滑液的分泌,定期进行性生活自然就能使女性产生较多的润滑液。

> **阴部笔记**
>
> ### 古老的好点子
>
> 古罗马人用橄榄油作为性交时的润滑液。17世纪,蜂蜜和其他的油脂不只是阴道润滑剂,还可以减少用白兰地和其他烈酒作为杀精剂的刺激感。

除了分泌起润滑作用的液体外,阴道还有其他变化。阴道里有 2/3 的阴道壁会扩张开来,从原本塌陷的状态到形成一个洞穴,使深度和湿度达到足够勃起的阴茎进入的程度。阴道壁也会因为充血而从平时的紫红色变成深紫色。充血后子宫在骨盆中的位置会上升,子宫颈会随之升高,甚至会快要超出应有的位置。

大阴唇会轻微膨胀,丰厚的小阴唇将大阴唇推开,并且不再遮盖住阴道,阴道口也随之张开,阴蒂变大。离阴部遥远的乳头也会坚挺起来,乳房胀大,心跳加快,血压轻微上升,全身肌肉紧绷,有些女性的皮肤甚至会出现斑点。

在这个阶段刺激阴蒂,对许多女性来说是为性爱做好准备的关键一步,但大部分男性在这方面还称不上是专家。虽然在美国的文化中,男性应该知道如何取悦女性,但很不幸,大部分女性最常抱怨的就是:大多数男性(包括许多自认为是性爱高手的男性)会立刻找到阴蒂,并且猛烈刺激它,觉得这样马上就可以引燃女性的欲火。根据马斯特斯和约翰逊对数万人的研究,大多数的男性并不了解,女性在通过拥抱、爱抚及亲吻使生理感觉更为投入之前,根本不会觉得刺激阴蒂是一种享受。可男性通常认为激烈的碰触才能让女性有感觉,这样的想法实在太粗糙了。只有少数女性喜欢一成不变的刺激,多数女性喜欢性伴侣在最初的爱抚之后能够完全离开阴蒂部位,过一会儿再回来。直接刺激阴蒂往往太过激烈,反而会让女性有不适的感觉。由于阴蒂附近不会分泌润滑液，直接用干燥粗糙的手指碰触或摩擦可能会令人感到不适，可以使用润滑剂来减轻不适。

> **阴部之音**
>
> "性兴奋时，嘴唇会变厚、变红而且膨胀隆起，简直就是在模仿阴唇的变化……这也解释了为何几千年来，女性都将嘴唇涂得红红的，好让它们看起来更容易引人遐想。"
>
> ——德斯蒙德·莫里斯，《男人女人身体观察》

男性不愿轻触阴蒂的另一个原因可能是：这不是他们的生殖器官喜欢的方式！多数男性认为女性轻触阴茎的感觉像在挠痒，根本起不了刺激的作用。那该怎么办呢？你们需要谈谈怎样才能让双方都觉得很棒！你必须把性伴侣的手放在对的地方，如果下手太重，一定要适时挪开他的手。相对地，你的碰触如果太轻柔，男性也必须告诉你如何更用力地摩擦阴茎。

另外，如果阴蒂不是你愉悦感的主要来源，你当然得让你的性伴侣知道。如果你曾找到过你的G点，也要让性伴侣知道在哪里。我们将在稍后做进一步的相关解释。

第二阶段：高原期

在这个时期，敏感组织充血，肌肉的紧张程度加重，性兴奋的程度开始变化，加重并持续。

最值得一提的是，围绕在阴道底部1/3处的组织会急剧膨胀形成套状的"包围圈"，称为高潮平台。这些组织充血后会变窄并朝里推，可以"握"住阴茎，带给男性快感，同时你也会觉得很棒，因为这里布满了神经。

润滑液在这个阶段会继续分泌，但若持续几分钟以上，它们会减少或完全消失，这时，你可能需要人工润滑剂的帮助。

在高原期，血液流入阴部并将子宫的位置推高，阴道上半部持续扩张。阴蒂会变大，被往后拉靠近耻骨，这种拉力伴随着阴唇的膨胀，使阴蒂看起来好像消失在阴蒂包皮里。而小阴唇则由于大量增加的血流比平时厚2~3倍，颜色也会变成鲜红色或深酒红色。

和所有与性有关的事物一样，每个人的高原期也不同，有些人相当短暂，也有些人可以在兴奋期和高原期之间来回好几次。

> **阴部笔记**
>
> ### 哦！糟糕
>
> 为什么在性交时有时会发出令人难为情的、像放屁一样的声音呢？其实这没什么大不了的——通常情况下，阴道里没有空气，任何动作，包括放卫生棉条、性行为都可能使空气进入——那只是在性交时，空气跑出来的声音而已。

> **阴部笔记**
>
> ### "G点"
>
> 为什么一家流行的鞋子品牌会将通常用来藏钱和钥匙的鞋底夹层命名为"G点"呢？这家公司的共同创办者说，这是因为鞋底夹层是非常秘密、很难发现的地方。

第三阶段：高潮期

这是最短却最有快感的阶段，这时会阴肌肉、阴道周围肌肉会一起收缩。

一些专家认为不论是自慰、口交、阴道性交、假阴茎，还是震动棒引起的高潮，全都来自对阴蒂的刺激。仅有阴茎在阴道中产生的刺激，是不足以让大部分女性达到高潮的。事实上，大多数的性交姿势对刺激尿道、阴蒂体和阴蒂头附近的勃起组织没有什么太大的作用。大部分女性需要更多，包括直接刺激阴道或摩擦阴蒂包皮（记住，阴蒂包皮看起来像一条小丝带，但它带来的刺激可一点儿都不小）。只有将性建立在这点上，才能让女性达到高潮的临界点。会阴神经是通往高潮的必经之路，性冲动经由神经分支传到脊髓，再到大脑。

> **阴部笔记**
>
> **震动棒**
>
> 19世纪80年代，一位英格兰的医生发明了可携带的机械式震动棒。20世纪20年代，在美国，已经有很多厂商在制造震动棒了。

在大脑里，这种性冲击被解释为一种愉悦的快感，破解后的快感信息被送回脊髓，再传送到外阴的会阴神经纤维。

也有一些专家不认同阴蒂是高潮中心的说法。一些女性形容她们的高潮从阴道深处及子宫传递而来，这种感觉与来自阴蒂的感觉不同。有报告指出，一些女性的性欢愉和高潮只来源于阴道刺激，特别是尿道下方的阴道壁前侧（也就是俗称的G点）的刺激。也有研究指出，G点是除会阴神经之外，第二反射路径的主要刺激源，G点是经由骨盆神经和腹下丛传导刺激的。

谁的说法正确？我真希望我知道。刺激G点代表刺激阴蒂下方，包括刺激阴道壁、前庭球或特别的阴道组织等。在没有性兴奋的状况下，G点并不明显，因此只有你和你的爱人能够找到这个敏感区域。但G点并不是一个只要按下去你就会有销魂快感的神奇开关，刺激G点也不会比触摸阴蒂能让你更快地释放欲望。

如果女性有G点，可以在她性兴奋后，将手指、阴茎、假阴茎或震动棒伸入阴道，沿着阴道壁上侧，朝肚脐方向寻找。G点大概在离阴道口一个到一个半指节处，而不是靠近子宫颈的深处。和阴道里皱皱的不同，G点非常平滑，而且需要三四根手指才能刺激，G点高潮也比阴蒂高潮更难达到。有些女性指出，后入或者是女上位比较容易刺激到G点。

如果你从来不知道G点是什么，别泄气，把它当成提升性享受的众多可能性之一，试着找找看。如果你的性伴侣找不到，不必太在意，从其他能带给你快感的地方开始就可以了。

阴蒂刺激、阴道刺激或两者混合并不是达到高潮的仅有途径。有些女性光靠

> **阴部之音**
>
> "如果能拥有阴道一天的时间,那会是什么样的感觉?首先,我会问,这到底是什么?我的意思是,20世纪60年代末期,当我知道有一半以上的女性不知道她们是否有过高潮时,真是惊讶极了,更不要问她们是否知道高潮时发生了什么,或是如何达到高潮的了。这可不是我编的,从那时起,我就开始怀疑,阴道恐怕可以位居海洋、太空、人脑之后,成为第四大未知世界了。"
>
> ——亚历山大·塞洛克斯,《当一天的女性:你会做什么?》

性幻想就能达到欲仙欲死的快感,但我们并不了解这类高潮的途径。最近关于第二感觉传导路径的研究也不少,这类报告指出子宫颈的神经直接连接脑部,并不经过脊髓的迷走神经,这个论点可以用来解释为何脊髓受伤的女性仍有性反应。

多年来女性的高潮被误解,甚至有很多可怕的解释。自古希腊以来,大家认定只有靠阴茎插入阴道的性交方式才能让女性达到高潮,完全忘记了阴蒂的存在。问题出现了,一半以上的女性都无法经由阴道性交达到高潮,而那时又不讨论其他的性爱方式,就算有,也很少实际应用在性生活中。自慰还被认为是放荡下流、有害健康的行为。结果,许多对性生活不满意的女性会焦虑、沮丧、敏感、失眠,情绪不稳定,腹部沉重且骨盆无法扩张,阴道润滑液也随之减少。这些症状被称为"癔症",解决方法是:结婚和性趣盎然的阴道性交。若症状还是没有改善,女性会寻求医疗帮助来解决她们的异常,疗法一般都是用精油按摩生殖器,直到女性开始兴奋并出现抽搐,换句话说,达到高潮为止。令人惊讶的是,因为只有阴茎插入阴道才是性行为,所以医疗按摩不算性行为。帮女性达到高潮可不是医生想做的事,所以由助产士接手这项医疗服务,还引进了许多

> **阴部笔记**
>
> **乐观才有高潮**
>
> 难以达到高潮的女性以前被认为"性高潮缺失",现在的性治疗师则喜欢用"性高潮前期"一词来表示。每一位女性都可以经由练习达到高潮,不必太悲观。

女性会射精吗

令人不可思议的是，有一小部分的女达到高潮时尿道会流出一些液体，有过这种体验的女性都认为简直是到了天堂般的最高境界，没人知道正确解答是什么。有些学者认为女性可以经由练习学会如何"射精"。这些分泌物大约有一茶匙那么多，看起来像是脱脂牛奶般的水状液体。有些化学分析发现，分泌物为尿液；但也有报告说不是。综合以上信息，对一些女性来说，释放出少许液体是正常的现象，不需要手术或药物治疗。一些女性甚至为了避免弄脏床单，而让自己不要达到高潮，可是男性就不会这样想。这又是一种执着于干净比自然与愉悦重要的例子。换床单不就得了吗！或者可以用毛巾及一次性衬垫。液体和润滑液的出现都是女性的自然生理反应。从子宫颈黏液、性兴奋时阴道壁分泌的润滑液，到保护胎儿的羊水，这些液体是身为女性不可取代的重要元素。俗话说女人是水做的，所以女人常常会充满水分，不需要停止、避免"射精"，甚至将它们藏起来。无论女性会不会"射精"，重要的是性可以为双方带来亲密感和欢愉感。

阴部笔记

全身体验

高潮不只表现在阴蒂及阴道，脑电波也会发生变化，脸部肌肉和四肢也会不自主地收缩。

工具装备，包括震动棒。直到20世纪20年代早期，还有这类医疗服务。

1952年后，"癔症"这个心理名词的使用次数逐渐减少。20世纪70年代，医药当局更是宣布女性在和异性性交时无法达到高潮是因为心理或生理上有某些障碍或缺陷。他们还认为，由阴茎插入阴道达到高潮的理论是不可能出错的，所以女性难以达到高潮的问题自然要自己负责。

就像我前面提过的，有许多条路可以带领女性达到高潮，而且，高潮并不是性欢愉和满足的本质，女性不应再掉进听信他人建议的陷阱中。多年来，女性被灌输只有靠着阴茎插入达到性爱最高境界才是成熟的性爱，19世纪，弗洛伊德认为阴道高潮是成熟的，阴蒂高潮是幼稚的。他说只有女性将注意力从

> **阴部笔记**
>
> ## 口交要小心
>
> 口交时必须特别小心，一定要避免把空气吹进阴道中，处在孕期的女性更要注意。空气进入阴道后，可能会形成空气栓塞，这虽然少见，却有可能致命。另外一个由口交造成的危险是本来住在肠道里的真菌，可能会由肛门传染到口腔里；疱疹或其他如脓疱病等传染病，都有可能经口交，从面部病灶传染到阴道。

前庭阳具（即阴蒂，他就喜欢这么称呼这里）转移到女性阴道，才能达到性心理上的真正满足，而他的这一论点造成了许多的困扰和悲剧。现在，我们比弗洛伊德更加了解阴部的构造、功能的美妙与多样，我们不需要再坚持过去的窠臼，我们不应再听弗洛伊德的这种理论。

绝对没有所谓"正确"的高潮。高潮不仅有个体差异，即使是同一个人，每次的感觉也可能都不一样。有时是稍纵即逝的微妙感，有时则是非常强烈并持久的快感。如果在高潮后立即给予持续不断的刺激，女性可以在短时间内出现多次高潮，一直维持在性兴奋的高原期。

所有的女性都具有多重高潮的生理机制，但这并不代表所有的女性都能做到，原因可能与过程有关。如果在第一次高潮后太快或太强烈地刺激阴蒂，只会产生没有任何快感的抽搐。所以，你需要反复实验来学习，你可以自己试着刺激阴蒂，确定让你再次受到刺激的频率和力度，以及达到和首次高潮强度相同的快感的时间。然后，你需要与性伴侣做一次良好的沟通，让对方了解正确的时机。如果对方善解人意，就能发现刺激的正确节奏，女性完全能够拥有12次，甚至更多的高潮。

第四阶段：消退期

性反应的最后阶段，是身体返回性兴奋之前的阶段。高潮后，高潮平台迅速消失，在5~10秒内阴蒂回到正常的位置。血液从生殖器官区域消退，小阴唇在10~15秒内恢复原有的颜色，子宫很快回到平时的位置，阴道壁也开始向内塌陷。

> **阴部之音**
>
> "自慰是我们了解性反应的好方法。通过自慰我们可以探索藏在礼教后面,甚至是藏在自己内心深处,身体和心灵的性秘密。有什么更好的方法可以让自己感受性的乐趣及新奇呢?这时我们不必再迎合别人的标准,不必一切都以满足他人的需要为目的,更不必担心失败后接踵而来的批评和嫌弃。性技巧跟其他技巧一样,不是与生俱来的,而是需要不断学习才能进步的。"
>
> ——性治疗师与性教育专家贝蒂·道森博士

> **阴部之音**
>
> "……治疗性的按摩恰到好处时,能够发挥神奇的力量,这简直是种奇迹。"
>
> ——优良及古董震动棒博物馆的广告文案

自慰与阴部健康

每个人都想过要自慰。有时患者会向我"告解",因为阴部问题是在进行自我刺激后没多久发生的,所以她们担心是自慰伤到了自己;也有患者因接受治疗而无法性交,她们会想知道是否可以自慰来满足自己;还有一些长期苦于外阴疼痛的患者,她们坚决地跟我说,长期的疼痛使她们唯一能享受性的机会就是自慰,因为"只有我的手指不会让我觉得痛"。

大多数女性都会自慰,这只是性的另一种形式而已。自慰是非常健康正常的,就像蹒跚学步的幼儿在妈妈帮她洗澡时会摸自己的阴唇一样。青春期,你会借着自我刺激释放性激素和身体改变而产生的潜在性需求。对年轻的你来说,自慰还有一个好处,就是可以展现出正面的身体形象,同时发现除了性交以外,还可以有更多的方式让自己享受性的愉悦感。事实上,当年轻女性还未准备好时,自慰可以推迟她们进行首次性行为的时间。至少,不论年龄,自慰都可以让女性取悦自己。

当患者问我可不可以自慰时,我一直都"允许"她们可以这么做。我认为有必要在这里再次强调：我在此向天下女性宣告，自己用手指刺激阴部不是罪恶，也不是病，更不代表人格脆弱或道德沉沦，同样不会引起外阴疼痛或其他阴部疾病！在自慰后产生阴部症状只是巧合而已。自慰时唯一的规则就是不要做任何会伤害身体的事，如果觉得疼痛，请立刻停止。这项规则同时适用于身体任何部位的活动。

所以，探索你的阴部，尽情享受快感吧！自慰产生性欢愉的原理和我前面提到的阴茎性交、口交、震动棒刺激，和伴侣一起或自己一人都一样。还有一个附加的好处：自慰是了解自己性反应过程的绝佳方法。

激情过后的后顾之忧

聊到性和健康的话题，一定要谈谈性传播疾病和怀孕才算完整。让我们先从性传播疾病开始。

性传播疾病的种类很多，各自也有多变的面貌。一种性传播疾病可能有皮肤症状，例如溃疡、水疱、丘疹和红疹，也有阴道分泌物异常和盆腔疼痛的症状。没有明确典型的辨别方法可以让你判断自己或性伴侣是否患有性传播疾病。只和对方谈话，了解他的背景、个性或社会地位，根本不能让你分辨出他是否带有可能改变你一生的细

使用震动棒时要小心

震动棒安全吗？震动棒非常受欢迎，如果经济栏目做调查的话，就会发现每个美国家庭平均有 2.9 支震动棒被用来增加性快感。震动棒可以产生人类无法做到的刺激，因此也常用来做性治疗。关于震动棒有一种错误的认知，那就是有了震动棒以后就不再需要真的阴茎了，而且没有它的帮助无法达到高潮。的确，对一些女性来说，有震动棒的帮助比较容易达到高潮，但这不是性爱的重点，你从情趣商店和网购买到的任何东西都无法取代与另一个人水乳交融的愉悦感。美国食品药品监督管理局没有任何管理震动棒的法规，再加上它们都有不同的形状、大小和材质，我无法做出普遍性的建议。震动棒有些是电动的，有些是机械式的，有些实际上是相当重且有力的按摩器。一般而言，震动棒是用来增加快感的，因此不能太大、太重或力度太强，以免伤到阴蒂，在伸入阴道和肛门时也不应让人感到疼痛。阴道只能放入平滑的、呈圆柱形的阴茎，如果震动棒太大可能伤害会阴的括约肌。请不要放入任何可能伤害阴道或直肠壁的物品，觉得痛时请停止，千万不要有任何会引起疼痛的行为。

菌或病毒。而且还有一个坏消息要告诉你：男性感染性传播疾病时大多会有明显的症状，但这些病在女性身上却可能只是悄悄进展，直到发现不孕或是输卵管上有瘢痕时，你才知道自己已经患病。不过有些病在男性身上的症状也不明显，例如生殖器疱疹在男性或女性身上都很难被发现。当下艾滋病流行，这是我们现在要面对的一种会致命的性传播疾病。因此，在现代，安全性行为显得尤为重要。本章整理了性传播疾病的基本特征。

> **阴部笔记**
>
> ### 外阴布偶奇遇记
>
> 1993年，女性健康倡导者多莉·莱恩创造了一系列手工外阴布偶。这些布偶与人体的构造一致，由绒布、丝、缎等材质制成，里面填满芳香的花草。她的"神奇外阴布偶"已经成为性教育者及强暴、性虐待等案件的法律顾问，用来以无威胁的方式解释性敏感带、安全性爱技巧、外阴美妙之处的工具，并且立即受到了狂热的追捧。

> **阴部笔记**
>
> ### 性传播疾病的别名
>
> 在过去，性传播疾病在英文里被称为维纳斯病，是以罗马神话中爱神维纳斯命名的，在中文里则有用花柳病称呼性传播疾病的说法。Clap是淋病的英文俗称，源于法文Clapoir，意指男性因为生病而腹股沟肿胀。生殖器疣或尖锐湿疣，俗称"菜花"，也是取其病灶与菜花相似之意。

安全的性

如何才能保证性行为的安全？并没有直截了当的答案。最安全的性行为就是没有性行为，但我们知道没有性行为对大多数人来说是不切实际的。自慰相当安全，一切都由自己决定，但是缺乏与性伴侣分享快感的愉悦感。在双方都没有被疾病感染的前提下，确保对方是自己唯一一位性伴侣，再发生

性传播疾病快速查询表

疾病	病原体	症状	诊断方法	治疗
淋病	细菌：淋病奈瑟球菌	通常无症状，排尿时有烧灼感，尿频，阴道分泌物异常，盆腔有炎症	脓或分泌物细菌培养，DNA检测	注射头孢曲松，合并口服多西环素
梅毒	螺旋体：梅毒螺旋体	初期症状：无痛的生殖器溃疡，症状不明显，出现后4周能自行复原。二期症状：发热、腺体肿胀、红疹。末期症状：心血管或神经系统异常	验血	青霉素
衣原体感染	螺旋体：沙眼衣原体	通常无症状，排尿时有烧灼感，子宫颈炎，分泌物异常，盆腔有炎症	细菌培养，DNA检测	口服多西环素或红霉素
软下疳	细菌：杜克雷嗜血杆菌	生殖器溃疡，腺体肿胀	细菌培养	头孢曲松、红霉素
生殖器疱疹	病毒：单纯疱疹病毒	刺激和烧灼感，有小水疱或裂伤，通常无症状	细菌培养，验血，门诊检查	无根治方法，抗病毒药物治疗有助于缓解症状和缩短病程
生殖器疣	病毒：人乳头瘤病毒	疣可以小到一点点，也能使大范围皮肤表面粗糙，还会扩散到阴唇、阴道和子宫颈	门诊检查，活检，DNA检测	无根治方法，化学烧灼、激光或冷冻治疗
乙型病毒性肝炎	病毒：乙型肝炎病毒	疲劳、发热、消化道症状、黄疸	验血	抗病毒药物治疗，注射疫苗可预防
丙型病毒性肝炎	病毒：丙型肝炎病毒	疲劳、发热、消化道症状及黄疸，有时无症状	验血	干扰素合并抗病毒药物利巴韦林，目前无疫苗
滴虫性阴道炎	原虫：阴道毛滴虫	大量恶臭的分泌物，瘙痒、疼痛	显微镜分泌物检查，寄生虫培养	甲硝唑
艾滋病	病毒：人类免疫缺陷病毒（HIV）	发热、体重下降、多重感染、皮肤病，通常会好几年无症状	验血	无根治方法，可用抗病毒药物推迟病程进展

性行为是比较安全的，可这也许是一个高标准。因为没有一项检验，也没有一个一针见血的方式可以保证一方在性关系中完全忠诚于另一方，且没有染病的顾虑。

如果你们符合下列情形，就不会患性传播疾病：

▼双方都不曾跟其他人发生过性关系。

▼双方都不曾与人共享针头。

▼双方都不曾得过性传播疾病。

当然，我们不可能一直都遇到从没跟他人有过性关系的伴侣，大部分的人一生中都有一个以上的性伴侣，所以在下列情形下，我们可能会从某个性伴侣那儿染上性传播疾病：

▼不知道对方是否感染过性传播疾病。

▼抱着侥幸心理希望对方不会传染给自己。

▼对方不坦白自己的性史。

女性患性传播疾病的概率比男性高，这是因为阴道、子宫颈及直肠都比阴茎容易感染，例如性交给阴道造成了细微裂伤，这可能就会形成一个感染源。阴道和子宫颈的感染多半是悄悄进展的，不会出现明显症状，然后慢慢向上扩散到子宫、输卵管，继而感染、结痂，甚至会影响生育能力。这对女性来说真的很危险！

那么，我们该怎么做呢？

建立互信的性关系非常重要。性行为不一定是双方关系的第一步，而是当你们的关系有所进展时命中注定的一次升华。在开始性生活之前，你需要开诚布公地与性伴侣谈论你的性史，同时也要尽可能了解对方的性史，要知道性伴侣（包括过往和现任的性伴侣）的性史及他是否可能患有性传播疾病。然而，你不能盲目相信对方告诉你的一切，因为一般人不可能诚实地说出曾经有过多少性伴侣，而且许多有性传播疾病的人根本不会老实说，或者他们也不知道自已有生殖器疣、疱疹或艾滋病。

慎重选择性伴侣，切记！虽然没有好的方法能从外表看出一个人的健康状况，但你可以从一些统计数据来判断。有较多性伴侣和注射毒品的人接触到或感染过性传播疾病的概率较高。有 5 个或以上性伴侣的人，有 80% 左右曾经感染过人乳头瘤病毒。有同性性接触史的男性也比较容易感染艾滋病。一般而言，对性关系秘而不宣，在性关系里较少敞开心扉沟通或欠缺质量与尊重的人，感染性传播疾病的风险也较高。

以下问题可以用来检视性关系：

▼ 知道你的性伴侣不在你身边的时间有多长吗？
▼ 你的性伴侣对你毫不隐瞒，连过去都据实以告吗？
▼ 想要好好谈谈你们之间的关系时，你的性伴侣会生气吗？
▼ 你的性伴侣曾经说过"我正要出去"或"不干你的事"吗？
▼ 你的性伴侣总是非常尊重你吗？

不交换体液，性就是安全的。既然这样，那就减少性交和口交吧。但是，即使男方不插入，只是在阴道口射精，女性还是有可能怀孕，HIV 也可能经射精前的液体和阴道分泌物传染，还有一些可能导致受伤或撕裂伤的行为都不安全。按摩、震动棒、为对方自慰倒是符合安全的标准。

正确及规律地使用安全套可以减少感染性传播疾病的风险。病毒可以通过动物皮质的天然薄膜安全套的细孔，但乳胶安全套则可以阻断病毒的传播。在性接触开始前就应正确地戴上安全套，不要戴得很靠上，而是应该在下端留一点空间来接住精液。射精后阴茎和安全套应该马上离开阴道。安全套配合杀精剂可以增强保护作用。女用安全套有 25% 的失败率，不如男用安全套安全。1993 年的研究发现，171 位性伴侣为 HIV 携带者的女性在每次进行性行为时要求对方使用安全套，只有 2 个人被传染。所以，安全套真的有用！

> **阴部笔记**
>
> ### 贞洁但不清洁的贞操带
>
> 贞操带在中世纪十分流行，丈夫在外征战时，就会用贞操带来避免妻子出轨。贞操带有两种：一种用金属片遮住外阴，上面留有一条小缝作为排尿之用；另一种将外阴及肛门全都遮住，当然还有另一条缝供排便之用。

避孕与阴部健康

大多数美国女性的育龄期长达36年，其中有3/4的时间，也就是大约27年，她们都在想办法避孕，避孕的重要性可见一斑。过去几十年来，男女结婚的平均年龄逐渐上升，因此许多人在真正想要孩子前，应该已经拥有很长一段时间的性生活了。

在美国虽然有许多不同有效且安全的避孕方法，但只有不到2/3的女性采取避孕措施，更令人惊讶的是，在美国有一半的妊娠（大约一年300万）都是意外和不想要的。超过一半的非预期妊娠被终结，仅1995年一年，美国就执行了120万次的合法堕胎。

女性可能因为未经保护的性行为而怀孕，如果你不想怀孕，就必须采取一些避孕措施。

即使符合下面的情况，你仍然会怀孕：

▼ 你是处女。即使阴茎没有进入阴道，射精只是在阴道口，精子还是可能会游进去，与卵子结合。

▼ 你从没有来过月经，可你还是有可能排出卵子。

▼ 你正值月经来潮，月经周期的长短不同，有些女性在月经结束前就排卵了。

▼ 阴茎在射精前就抽出，但在射精前分泌的液体里精子的含量很高。

▼ 你性冷淡，可是性是否能带给你快感与你会不会怀孕是两码事。

▼ 性交后冲洗，在你走到厕所前，精子就已经游到卵子附近了。

▼ 你超过 50 岁了，如果你还有月经，还是有可能怀孕。

▼ 你生病了，即使有心脏病、糖尿病、系统性红斑狼疮、多发性硬化症、癌症，随便什么病，你还是有可能怀孕。

大多数女性，尤其是年轻女性，总是觉得随性兴奋而进行性生活比较好，不愿意计划性事、采取避孕措施。我们都想要激情，于是怀孕就变成一件无足轻重的小事，但意外怀孕有时是相当可怕的。你只有三种方案可以选择：留下孩子，生下来以后自己养或给别人领养，终止妊娠。许多女性希望三样都不要选，那么答案就很明显了——避孕！

虽然有许多避孕方法，但没有一种是完美无缺的，根据个人的需要选择就是最理想的避孕方法。不论你选择什么，都必须了解，对女性而言，避孕比不避孕要健康得多，而且怀孕比避孕要危险太多了。大多数的避孕方法，除了避免怀孕以外，还有许多附带的好处，如戴安全套可以预防性传播疾病，口服避孕药可以预防卵巢癌和宫颈癌。

避孕方法与阴部健康

避孕的方式会影响阴部的健康情况，你可以依据实际情形选择。如果某种避孕方法造成阴部疾病，你应该与医生讨论选择其他的方法。

避孕法	可能对阴部产生的影响
母乳喂养	雌激素浓度低，引起阴部干涩、性交疼痛
戴安全套	乳胶过敏
戴子宫帽	乳胶过敏，杀精凝胶可能会有刺激性，增加尿路感染的发生风险
用泡沫、凝胶、软膏、栓剂	刺激
放置宫内节育器	真菌感染，经血量增加导致皮肤常受到卫生巾刺激
口服避孕药	影响性欲，性交时阴部干涩，增加真菌感染的发生风险
注射黄体酮	雌激素浓度低，导致阴部干涩、性交疼痛

第二部分

当你需要帮助时

第 7 章

最令人困扰的症状
可能的病因和治疗方法

你感到不舒服，而且症状越来越明显，你想不在意都不行；或者你注意到阴道分泌物闻起来怪怪的，比平常多得多；或者你觉得很难受，甚至疼痛、干燥，在性交和置入卫生棉条时都会感到疼痛。

如果你出现了上述症状中的一个或多个，那代表阴部可能出了问题，可能是外阴、阴道前庭有问题，也可能是阴道有状况，当然也有可能只是一些无害的情形引发了这些不适。本章将详细介绍一些令人烦恼的阴部常见症状：有异味、瘙痒、分泌物异常和阴道干涩，这对你评估自己的状况将很有帮助。

有异味

大概每位女性都曾经担心过阴道分泌物会产生难闻的气味。这也是让我的患者最难以启齿的问题之一，因为她们认为异味跟个人卫生习惯不良有关。请记住，有些气味是阴道里的活动产生的，清洗不当几乎和阴部气味没有任何关系。我曾提到，外阴的汗腺很发达，汗水就会产生异味，而正常的阴道分泌物没有味道，最多偶尔闻起来像酸奶。另外，内裤或是卫生巾上的体液、分泌物和经血暴露在空气中，经过细菌的作用后也会产生异味。至少，你必须了解，每位女性都有自己特殊的气味，许多女性对体味特别敏感，即使别人根本闻不出来。

如果你长期以来都拥有的味道，忽然间让你或你的性伴侣感到困扰，那首先要考虑可能的主要因素，包括本章中讨论到的任何一种物质都有可能，例如汗水或一种新的维生素药丸。如果不是这样，你可以请教临床专业人员。或许你会想排除阴道炎的可能性，包括细菌性阴道病、真菌感染或滴虫性阴道炎。无论如何，你必须尽可能地清楚描述闻起来是什么味道、什么时候注意到的。当异味出现时，要勇敢地去就诊。

请不要灌洗阴道，或用止汗剂、阴道喷剂去除或掩盖阴道异味。我知道这些产品用清澈的瀑布、清新的花朵做广告，让你觉得用了以后就会有清新的气味和舒爽的感觉，但广告做得好并不代表你非买不可，这些东西不是必需品。

阴道炎是产生难闻气味的主要原因。更精确地说，以下介绍的各种阴道炎都可以名列"主要犯罪嫌疑人"，想要了解更多的细节，请参阅后面专门介绍的章节。

细菌性阴道病

导致异味产生的各种原因中，细菌性阴道病可以说是"头号嫌疑犯"。在美国，各种可能引起女性阴道症状的疾病中，细菌性阴道病排名第一。这不是一种感染症，而是一种因阴道内细菌生态不平衡导致的疾病。阴道里的优势细菌乳杆菌减少，取而代之的是其他细菌。这些细菌随着月经周期渐增或递减，就像月圆月缺一样规律，但在性交后症状更为明显。这些细菌导致分泌物过多，改变阴道的酸碱平衡，使原来的酸性环境逐渐变成碱性环境。随着 pH 的上升，阴道液体的蛋白质浓度增加，散发出蛋白质腐败的气味，说有多难闻就有多难闻。轻微的闻起来像氨气，严重的闻起来像死鱼味。

真菌感染

真菌也会使分泌物带有异味，一些女性用"酸味""发酵味""酸腐味"来形容这种味道。大致上，比起细菌性阴道病，真菌引起异味的情况不太常见。

然而，有时细菌性阴道病会导致真菌感染，所以会出现细菌及真菌感染气味混合的状况。

> **阴部笔记**
>
> ### 留下证据
>
> 如果你被异味困扰着，并决定要去看医生，记得在门诊治疗前不要服用任何药物，不要使用任何产品，也不要清洗或灌洗。也许在做盆腔检查时，身体不洁会让你觉得不舒服，但如果你事先清洗了，医生就很难发现症状，也很难找出引起异味的原因。

> **阴部之音**
>
> "烂鱼般的味道让我觉得非常尴尬，所以我随身带着香水，上完厕所就喷马桶。"
>
> ——布鲁克，24 岁，细菌性阴道病患者

滴虫性阴道炎

和细菌性阴道病一样，滴虫性阴道炎会使分泌物有鱼腥味，同时伴随着瘙痒。

如果能够确定以上三种疾病不是导致异味产生的元凶，以下介绍的几种原

> **气味会说话**
>
> 气味是一种非常重要的沟通工具。信息素是由同一物种的不同个体释放出来的气味物质，能造成行为或生理学上的改变，在动物世界里，交配行为就是由信息素控制的，但在人类身上，信息素只是一个开始。就女性而言，汗腺和皮脂腺的分泌都由雌激素控制，雌激素也会制造一种具有性吸引力的信息素。你也许听说过，生活在一起的女性月经周期往往都差不多。早期研究显示，女性汗水中的某种成分可能会影响其他女性的月经周期。阴道分泌物的气味会不会影响人的性感体验，到现在还不清楚，但是想一想：阴毛能将盆腔的气味集中于一处，这一点对性伴侣来说，好像还很有吸引力。

因也有可能引发异味。

排汗

大家都只担心腋下出汗会引起异味,却没注意到外阴也是一样。造成阴道异味最常见的原因之一就是普通的汗水,皮脂腺和每个毛囊的腺体也都有可能导致异味产生。汗水有异味的原因只有一个——尿素,从血液过滤出的废物(其实,汗和稀释后的尿液相似)。在汗腺附近区域的细菌分解汗水时,就会给外生殖器带来异味。

以下两种方法可以改善汗水引发的异味问题:①每天用抗菌皂清洗,同时仔细擦干;②使用抗菌的爽身粉,这种爽身粉可以在药房买到。

抗菌皂有可能会使皮肤干燥,因此想保持肌肤水分就应该选择富含油脂的肥皂。但如果你受汗味的困扰,最好还是使用抗菌皂。

腹股沟及下腹部皮肤皱褶较厚的女性,可以将旧床单或手帕剪成的长布条,放在内裤边缘的皮肤皱褶或下腹的皱褶下吸汗。

另一种有帮助的产品是用氯化镁制成的止汗剂。一天1次,睡前洒在腹股沟和大阴唇上就可以了。这种止汗剂在美国需医生处方才能购得,在加拿大则可以通过网络购得。

也有一些口服或局部外用的处方药,可以控制汗量。但药物可能会使身体所有的汗腺都停止排汗,因为没有药物只作用于阴部汗腺。如果诊断证明异味是由多汗症或汗水过多引起的,专门研究排汗问题的皮肤科医生会给你开相应的止汗药。

> **阴部笔记**
>
> **也会流汗**
>
> 你有没有想过为何在紧张时你的胯下就会冒汗?那是因为你的大阴唇在紧张及运动时都会出汗,就像腋下和手掌一样。

尿液

尿液里的物质也可能会有异味。当临床专业人员在评估异味问题时，你必须说明异味是小便后从马桶里飘出来的，还是和小便没有关系。尿液的异味主要来自于食物［如芦笋、某些维生素（特别是B族维生素）］、药物（如氨苄西林、呋喃西林等抗生素）。有的疾病也会导致尿液出现异味。尿路感染时，尿液会有腐臭味。有些并不常见但会影响新陈代谢的疾病如肝衰竭，也会使尿液有异味。这样的患者通常病得很重，尿液的异味和其他症状相比，已经不算是问题了。另外一种病如其名的"鱼腥味综合征"，由于患者无法代谢三甲胺，所以尿液会有鱼腥味，这种病多发于成人。

尿失禁也是异味的来源之一。即使内裤上只有一丁点尿液，细菌也能将其分解并产生异味。有时，有些女性只有几滴漏尿，量少到你没有感觉，为了检测，医生会给你开一种可以将尿液染成橘色的药物。服药后若发现橘色的污渍，就表示有漏尿情况存在。有些女性不好意思开口问有关尿失禁的问题，并且认为手术是治疗的唯一方法。其实有许多非手术的方法也可以改善尿失禁，包括凯格尔运动。即使需要进行手术治疗，也无须担心，现在的手术方案每年都在进步，手术过程更快，效果更好。例如悬垂带或悬垂网可以将松弛的肌肉固定，具有支撑和稳定膀胱颈和尿道的作用，甚至于这类手术已经简单到可以在门诊进行了。

卫生棉条

如果在经期结束后，仍将卫生棉条置于阴道内，时间一久就会有非常难闻的气味，所以记得检查阴道中是否有忘了拿出来的卫生棉条。即使卫生棉条已经被推到深处，还是可以用手指找到线头，将卫生棉条拉到可以取出的位置。不要着急，慢慢地、轻轻地将卫生棉条取出，不用灌洗，也不需要使用抗生素做进一步的治疗，异味会随着卫生棉条被一起丢弃到垃圾桶里。

体味

每位女性不仅有各自特殊的气味，而且这种气味有可能会改变，让你怀疑身体是否发生了变化。体液的气味非常复杂，是由数百种物质混合后散发出的特殊气味。某些自带香味的常见食物，如咖啡、可可、草莓等，都因其特有的成分，才散发出独特的气味。在某些情况下，一种或多种比较容易挥发的成分，构成了整体的香味，套句香水用语，就是所谓的"前味"，由于没有一模一样的成分组合，所以气味有明显的个体差异。关于体液的研究发现，尿液、唾液和血液像食物一样混合了许多物质，所以会有不同的味道。

> **阴部笔记**
>
> ### 法国女人香
>
> 充满魅力的法国女性有一个出名的习惯，就是靠喝一种饮料来改变自己的体味和阴道分泌物的气味。我不知道是否有相关的研究，也不知道饮料的配方，但这种说法应该不假，因为有些食物确实有类似的效果。

关于阴道异味的研究不多。女性按照身体是否产生大量酸性物质大致分为两类，一类会产生大量的短链脂肪酸；另一类则制造较少的酸性物质，或除了产生弱醋酸外，不制造其他酸性物质。制造较多酸性物质的女性体味较重且特殊，前味是干酪般的酸味。不制造酸性物质的女性分泌物的前味带有乳酸的味道，因此它闻起来像酸腐的牛奶或酸奶。这两类女性的体内都有乳酸，这是牛奶的成分之一，也被认为是阴道酸性的主要原因。如果你的身体制造了大量酸性物质，那么你的分泌物就会呈偏干酪的酸味；如果你的身体只产生了较少的酸性物质，那么你的分泌物则主要呈酸腐的牛奶味。

另一个有趣的阴道液体实验发现，随着月经周期的循环，阴道的气味有所不同。受试者并不知道他们闻的是什么，但他们普遍认为分泌物都有难闻的异味，尤其经期的异味最浓、最难闻，而排卵前或排卵时的分泌物异味则相对淡一些。

异味反映出身体维持阴道健康的复杂生化过程。现在的科学还不知道如何

> **阴部笔记**
>
> **盛放的美丽**
>
> 在艺术形式中，花常被用来象征女性的阴部，而且这些花闻起来都很香。例如中国和印度用莲花，欧洲用百合，阿拉伯人则用玫瑰。

改变，也不想改变这些过程。汗水、尿液和阴道分泌物都是造物者神奇的设计，在没有其他生理疾病的情形下，似乎没有什么需要改变的。

如果你很在意异味，首先要排除阴道感染的可能。其次，要处理干净汗水和尿液，减少异味。此外，你可以在小便后，用一个装满温水的、可挤压的塑料罐，冲掉外阴上的阴道分泌物。还可以多带几条内裤，一天换几次。

> **阴部之音**
>
> "我最近不喜欢做爱，因为我觉得达不到那种和谐的状态，总觉得哪里不对劲。一开始是阴道有分泌物，然后出现异味，之后我的月经会来 2 周。拜托了，你能将我的阴道症状治好吗？"
>
> ——费丝，35 岁

瘙痒

瘙痒已变成妇科问题的首要症状。一旦发生阴部瘙痒，通常就应该立刻怀疑是真菌感染在作祟。

阴部的每个地方都会痒！这是很多阴部问题首先会出现的症状。正确指出痒的位置很重要，错误的诊断可能会使症状困扰你更久。假设你因对浴盐过敏而发痒，但你认为原因可能是真菌感染，于是自己买药膏上药。由于不对症，药膏就会无效，于是你开始看医生，医生又开了抗生素，这时，真菌感染真的发生了，即使治好了真菌感染，对浴盐过敏这个最初的问题仍然没有解决，你还是会一直痒个不停。

> **阴部之音**
>
> "没有人会跟你讨论这些事情,你会觉得自己很孤单,好像全世界其他人都不会有和你一样的问题。"
>
> ——罗斯玛丽,43 岁,长期阴道瘙痒患者

到底什么原因引起瘙痒?答案有可能是容易治疗的良性问题,也可能是严重的疾病,需要医生的准确诊治。

衣物

阴部瘙痒最简单的原因就是衣物。湿气会被层层的衣物包住,无法散出,造成瘙痒。在前面我曾提到过,但在这里我要再次提醒你:只要改变穿衣服的方式,就可以解决很多瘙痒的问题。很多患者觉得很惊讶。想想看,有多少层衣服每天包住你的外阴——很多女性每天都在使用有背胶的卫生护垫,湿气无法散发;接下来可能是合成纤维制成或贴身无痕的内裤,再加上在腰部以下具有修饰身材效果的裤袜;最后是裙子、牛仔裤等。还有人会穿上紧身衣,那又是另外一层了。类似的还有整套调整型内衣,像连身内衣或紧身裤等。上健身房时,又换成伸缩力强的运动服,方便进行激烈或动作大的运动。

请切记,外阴是身体主要的排汗部位,包太多层衣物的话,湿气就会无法散发而留在皮肤上。湿气、摩擦和残留的衣物清洁剂都可能会刺激皮肤,让你觉得很痒。也许好几年来,你都是这样穿而且什么事也没有,不知怎么忽然就痒了起来,这其实是你的外阴忍不住抗议了。改变生活习惯并不容易,你可以参考第 5 章的原则,让你远离或少受瘙痒的困扰。

> **阴部之音**
>
> "不穿束腰就出门?这会让我有种赤裸裸、被遗弃的感觉!"
>
> ——乔伊斯,52 岁,已出现阴道瘙痒症状

沐浴

沐浴的方式不对也是阴部瘙痒的常见原因之一。你一定觉得奇怪，保持清洁怎么可能导致这种令人不适的结果呢？清洁过度可能会使阴部皮肤干涩、不适。有些女性会用忍耐程度内最热的水，用普通的肥皂拼命搓，甚至还用吹风机吹外阴。还有些女性每次小便后都用肥皂和水清洗，用热水和纯天然肥皂洗完后阴部会特别干燥。用温水和油脂含量较高的肥皂是比较理想的选择，洗完后可以将皮肤表面的水分轻轻吸干。虽然腹股沟里湿气太重不太好，但是阴道前庭等部位是一层类似口腔黏膜的组织，不需要完全干燥。

止痒

如果正在被阴部瘙痒困扰着，那么应该简化阴部的护理工作。

	建议	避免
衣着	穿宽松的内裤，不要绑住你的腹股沟，改穿及膝袜或到大腿的长袜，在家里不穿内裤，用没有香精的洗衣液洗内裤	束腰、束腹、穿丝袜，用衣物柔顺剂或漂白水洗内裤
沐浴	用富含油脂、不含刺激性物质的产品清洁	洗泡泡浴，用非常热的水清洁，用热风吹干，每次上完厕所就用肥皂清洗
如厕用品	用纯白柔软的无香卫生纸	使用含有香料、十二烷基硫酸钠和丙二醇的产品
生理用品	选择天然棉质的、适合自己经血流量的卫生巾、卫生棉条，同时按照说明书指示的时间，定时更换	每天用卫生巾或卫生护垫，用含有香料的卫生巾及卫生棉条，灌洗阴道
运动服	穿如灯笼裤一样宽松的运动服	穿紧身衣、连身吊带裤、丁字裤、潮湿的泳装，长时间穿着汗湿的衣服

刺激

许多女性对卫生用品很敏感。在美国，女性认为当自己有难闻的气味时，就需要采取灌洗、沐浴、喷洒等措施才能让自己气味迷人，充满女人味，到哪儿都受人欢迎。这种习惯的养成，广告居功至伟。我已经说过，这些产品不仅不能清洁阴道，还可能会引起刺激和过敏反应——好吧，又多了一个不能用的理由。

刺激只会使皮肤不适，真正的过敏反应从皮肤瘙痒开始，继而可能引发全身性反应，从流泪到呼吸困难都有可能，严重的话还会导致血压骤降，甚至休克。不过，个人卫生用品引起过敏反应的可能性较小，顶多造成刺激而已。

能够引起皮肤反应的物质被称为刺激性物质。任何接触到皮肤的物质，如清洁剂、有化学残留物的粗糙衣物、美容用品、局部使用的药物、任何染过或上过色的产品等，都可能会引发刺激感或外阴接触性皮炎。每个人的家里都会有几种常见的刺激性物质，引起刺激的可能是物质本身，例如质地纯净天然的薰衣草精油和丁香精油都会刺激皮肤，必须稀释后才能使用，弱碱性的纯天然肥皂会导致皮肤干涩。相反，有些引发刺激反应的则是产品添加物，例如让产品好闻的香料，还有加在乳液、软膏，甚至是抗真菌药膏里的保湿剂丙二醇等。还有其他化学物质如酒精、十二烷基硫酸钠等都有可能会刺激皮肤。在生活中，能引起刺激的物质甚至多到让你数不完。

刺痛或发热的刺激反应通常会在接触或使用某种东西后立刻出现，例如涂了雌激素软膏马上就觉得刺刺的，多数女性常认为这是过敏反应，其实不然。这可能只是软膏的成分（例如丙二醇）引起的刺激而已。

潜在的刺激性物质多不胜数，该怎么做才能避免引起刺激反应呢？如果你的阴部健康正常，请不用担心这类问题。但如果你属于敏感性肤质，有阴部方面的症状，那在使用任何产品前都要先详读说明书，避免使用可能加重症状的刺激性物质。一般而言，凡士林软膏比较不容易引起问题。当我开局部用药来治疗对任何药膏都会有烧灼及瘙痒感的患者时，诊所的药房都会用凡士林或植物蜡作基质来调药，请参考第127页"引起阴部刺激的常见物质和过敏原"一

引起阴部刺激的常见物质和过敏原	
刺激物质	过敏原
肥皂、泡泡浴液、洗衣粉	局部麻醉剂苯佐卡因
尼龙内裤	K-Y凝胶中的氯己定
分泌物、汗、尿液	新霉素中的乙二胺
5-氟尿嘧啶药膏和其他抗人乳头瘤病毒药物	香料
卫生棉条取出线	丙二醇、防腐剂（也可能是刺激物质）
香精、天然油脂	镍
灌洗剂、酸奶、除异味生理用品、酒精	茶树精油

览表。但人体十分复杂，有些物质既可能会引起刺激反应，又是过敏原，还有些人对什么都过敏。

有些女性在长时间未使用过新产品的情况下，认为美容和卫生用品不是瘙痒的原因。其实刺激反应的发生也跟接触或暴露在某种物质下的时间长短有关。很可能就是因为你重复使用某种产品才会引发症状，这种观点非常重要。

停用具有刺激性的产品，或浸泡在温度合适的水中，可以缓解阴部不适。同时，你也可以向这个领域的皮肤科医生求助。

过敏

性交过敏，是指对性伴侣的精液敏感，这也是瘙痒的另一个原因。有许多不同种类的过敏，都会引发阴部症状，我们将在第14章里进行详细讨论。

皮肤病

皮肤病如湿疹、银屑病、硬化性苔藓、扁平苔藓、慢性单纯性苔藓等会引起严重的瘙痒。经过正确的诊断治疗，这些皮肤病的症状都可以由肾上腺皮质激素药膏控制，但这些皮肤病很难完全治愈，我们会在第 15 章再提到。另外像尖锐湿疣、疱疹，刚开始发作时也会引起皮肤瘙痒。

雌激素偏低

女性临近停经时，体内雌激素浓度会下降，因此感觉到皮肤干涩和瘙痒。缺乏雌激素并且没有接受治疗的女性多数还会有烧灼的感觉，使用低剂量的雌激素软膏可以缓解症状。

外阴皮肤癌或癌前病变

皮肤癌很少发生在外阴部位，皮肤癌会在外阴引起一些引发瘙痒的小突起，并且它们不会消失。癌前病变也会使皮肤长出发痒的小突起。如果能在早期发现皮肤癌，治愈率是相当高的。

蛲虫

在显微镜下才能发现的蛲虫是肛门瘙痒的主要原因，同时，蛲虫还会引起阴道周围瘙痒。通常家中其他成员有蛲虫寄生时，医生才会怀疑瘙痒是蛲虫在作怪。将胶布贴在会阴和肛门附近采样，再将样本放到显微镜下看。若有蛲虫寄生就很容易发现虫卵，确诊后用杀寄生虫的药物治疗即可。

阴道感染

阴道感染当然可能会引起瘙痒。细菌性阴道病、滴虫性阴道炎或真菌感染都会引发瘙痒。

> **阴部之音**
>
> "痒！痒！痒！痒！我一直在找各种解决方法，因为我晚上根本睡不着，每次醒来都发现自己在抓痒。"
>
> ——劳拉，37 岁，有严重的瘙痒症状

分泌物异常

所有女性都有分泌物。你首先应该知道什么是正常分泌物，这样在身体有问题时，才能判断出什么是异常分泌物。每个人分泌物的外观、质地、味道和量都不一样，正常的标准也与月经周期及年龄有关。也许对你而言，正常的分泌物是透明、少量，或许有点儿淡白色，有时闻起来会像酸奶或没有异味；有时会多到弄湿内裤、留下污渍；有时还会在阴毛上结块。之所以出现这么多的变化，主要是因为分泌物受个体差异及月经周期的影响。怀孕时，分泌物会比未怀孕时浓稠，而停经后则很少有分泌物出现。

每位女性对正常分泌物的定义不同，因此对分泌物量的接受程度也不一样。有时我用窥器检查患者的阴道时会发现里面充满分泌物，她们并不觉得这是问题。我也遇到过对分泌物高度敏感的患者，就连仅有的几滴液体都逃不过她们的法眼。虽然我知道不一定合适，但我常会和患者一起看着内裤告诉她们，只要不太过分，不论分泌物的量有多少，都是可以接受的。有时候我会画图，说明分泌物在内裤上留下的污渍大小若在图中的范围内都算正常。

正常的分泌物不会伴随瘙痒、刺激或烧灼感，闻起来不会有鱼腥味或氨水的味道。

感染通常会引起分泌物异常，但由于变化很多，没有标准可言。可能量会变得比平常多，也可能颜色发生变化，呈现灰黄色、淡黄色或黄绿色。如果炎症反应严重，分泌物还可能会带血。

如果发现上述情形，或是分泌物的量有明显的改变，令你十分困扰时，请就医检查。

下面是一些造成分泌物异常的原因：

阴道炎

阴道炎是最常见的导致分泌物改变的原因。阴道炎的代表症状是阴道瘙痒和灼热感等，可能是由真菌感染、细菌性阴道病、滴虫性阴道炎或是其他种类的阴道炎引起的，后续的检查可以用来确诊病因并找出正确的治疗方式。一些真菌感染会导致像乡村干酪般凝乳状的分泌物的出现，但是，真菌感染也极有可能不会引起分泌物的任何异常。其他症状有时会伴随着可疑分泌物出现，包括外阴部和阴道口出现轻微或严重瘙痒、灼热感和尿频，这些症状常会让你感到很难受。疼痛并不总是阴道炎的典型症状。

性传播疾病

对医生而言，患者持续不断出现阴道分泌物是其需要筛查常见性传播疾病的信号。流行性最高的是衣原体感染，淋病也有类似的症状。这些感染通常都发生在子宫颈，却有阴道方面的症状，例如黄白色的分泌物、轻微的瘙痒，有时候还会有持续的盆腔疼痛，第19章有进一步的介绍。在长出小水疱前，疱疹就会引起分泌物增多，伴随着外阴刺痛及灼热感，还会有因发热而产生的不适，如肌肉酸痛等。

外阴前庭炎

外阴前庭炎患者有多余的分泌物出现，并且伴有疼痛，第17章会再详细介绍。

宫颈柱状上皮异位

有时你会觉得分泌物的量比平常多，这种情形多半是子宫颈发生了问题——子宫颈内层的柱状上皮细胞长到了子宫颈外，形成糜烂样的外观，这种柱状上皮细胞还会分泌黏液，导致正常子宫颈黏液的分泌量增加。宫颈柱状上皮异位的主要原因是雌激素分泌旺盛，导致细胞过度生长。20年前，医生认为宫颈柱状上皮异位是不正常的，会建议患者以冷冻或烧灼术治疗，这种治疗手段可能会破坏子宫颈正常分泌黏液的功能。今天，我们已经知道这是一种正常现象，常发生于服用避孕药的女性甚至是未服用避孕药的普通女性身上，完全不需要治疗。

子宫、输卵管或卵巢的问题

子宫、输卵管或卵巢的问题导致分泌物异常的情形比较少见，但绝经女性的分泌物很难辨别来源，因为可能来自阴道以上的生殖器官。若以显微镜观察这类分泌物，通常可以在其中找到红细胞。如果分泌物让医生脸色沉重，你就需要询问医生分泌物是否来自阴道上方的器官。有时还需要做进一步的检查，如做子宫内膜切片检查来确定子宫内膜是否正常。

瘘管

瘘管是指两个"地方"间本来不应出现的开口，就好像墙上的裂缝一样。在妇科常遇到的情况有两种，出现在阴道和直肠间的称为直肠阴道瘘，在阴道膀胱间的称为膀胱阴道瘘。直肠阴道瘘通常出现在女性难产之后，因此会有少量的气体和粪便从阴道排出，这种病症能够很快被诊断出来，并得以修补治疗。膀胱阴道瘘主要是因为在生产时受了伤，或是子宫切除术、宫颈癌放射线治疗、尿失禁手术的后遗症。这时，尿液会漏到阴道里，并与体液混合，看起来像阴道分泌物一样，因此这种情况很难确诊。

现代的产科技术已经大幅减少瘘管的发生，但在亚洲和非洲，瘘管仍很常见。当女性发生难产或产程迟滞数天后，婴儿的头就会卡在阴道与膀胱或直肠间的阴道壁上，从而引发瘘管。

虽然瘘管并不是阴道分泌物异常的主要原因，但是若阴道分泌物异常的原

阴部笔记

怀孕时的另一种变化

你有注意过当怀孕时，分泌物就会变得比较浓稠吗？在你开始焦虑前，首先要了解体内激素的浓度会对分泌物产生影响，这种变化是完全正常的，在没有出现其他症状时，有分泌物并不代表一定有问题。只要比平时更常换内裤，随时让自己保持干爽就可以。

因不是常见的，则医生就应该考虑由瘘管引起的可能性：是否动过骨盆或膀胱手术；是否曾经难产，用过产钳；是否曾剖宫产并引发严重感染；是否曾经动过妇科癌症手术并接受过放射线治疗等。一旦确诊，就可以采取手术方式关闭瘘管。

尿道固定悬吊术后也会产生类似瘘管的问题。悬吊带可能会侵蚀阴道壁，引起分泌物持续异常。我曾花费数月时间，用抗生素和肾上腺皮质激素对一位脱屑性阴道炎患者进行治疗。有一天患者感觉到悬吊带穿透了阴道前壁。我们发现这种悬吊带的材料确实存在缺陷，于是将它成功移除并换上新的悬吊带。现在，这位患者排尿正常，没有阴道分泌物异常的困扰。

阴道干涩

通常情况下，你很难发现阴部润滑液的存在，直到它默默消失。正常的外阴、阴道前庭和阴道分泌物会让你感觉舒适。分泌物的量因人而异，因此衡量正常与否的标准也有所不同。在性兴奋的时候，透明、几乎无味的液体会融入正常分泌物中，形成完美的天然润滑液。正常的阴部润滑液每天都会出现，你并没有什么特殊的感觉，但当它不见时，你就会开始觉得干燥、不舒服，性交时也会感到疼痛。阴道干涩可能会出现在各年龄层的女性身上，幸好治疗方法比较简单。

阴道干涩的原因是什么呢？原因有很多，并和瘙痒的原因大概一致，阴道分泌物中复杂的化学成分会对化学物质或水温有反应，过敏、激素浓度和皮肤病也会干扰阴部自然润滑液的分泌。当润滑液的分泌与性有关时，就不一定是单纯的生理因素，如果性关系中没有足够的爱意，女性就很难分泌出足够的润滑液。

阴道干涩的主要原因有以下几点。

沐浴的方法不正确

一定要用温水清洁阴部，如果水温过热，阴部就会和身上其他部位的皮肤一样干燥。不一定要使用肥皂清洁，如果你洗澡时要用肥皂，记得选择油脂含量高、不会造成敏感、非碱性（最好是中性）、不染色、不添加香料的肥皂。购买前请详细阅读包装上的说明，如果你用抗菌皂除异味，请注意这种香皂可能会引起阴道前庭干燥。香皂可以用来清洁阴阜和大阴唇，阴道前庭只需用清水洗净即可。

刺激和过敏

如果你的皮肤会被某些物质刺激到，甚至出现过敏反应，那就得花点儿工夫找出问题所在。请参阅本章前面所列的引起过敏的元凶或第 14 章的说明。治疗过敏的药物也可能会引起阴道干涩，例如被称为第一代 H1 受体拮抗剂的传统抗组胺剂，但如果你只是在感冒时吃几天，就很难发现这些药物的影响。其他有些药物也会造成阴道干涩，请仔细阅读药品说明书，也许上面不会提到导致阴道干涩的不良反应，但如果出现"抗胆碱药"这个词，就表示药物会抑制呼吸道分泌物的出现，也会造成便秘和阴道干涩。

慢性疾病

阴道分泌的润滑液是从流经阴道壁的血液而来。一些影响血管的疾病，如高血压、动脉硬化、糖尿病和一些结缔组织病会使血管失去弹性，而很难发挥导管的作用——分泌液体，润滑阴道。阴道干涩通常也会导致性交疼痛，这通常也是发现结缔组织病干燥综合征的第一个征兆。另外，还有很多皮肤病也会引起阴道干涩。

不幸的是，在讨论这些慢性疾病时，人们通常会把对阴道的影响排除在外。我的一位患者罹患干燥综合征多年，有风湿性关节炎，以及眼睛干涩、口干、皮肤干燥等症状，当她开始出现阴道症状时非常生气，因为从来没有人告诉她有这种可能性。

外阴疼痛

外阴疼痛是当阴部的神经纤维功能异常时产生的疼痛问题，它可能会使某些女性润滑液的分泌量减少，另外一些女性却又因神经控制不当而出现分泌量增加的问题。详见第 17 章。

母乳喂养

如果你坚持母乳喂养，则很有可能因阴道干涩和性交疼痛而感到困扰。泌乳时，雌激素浓度下降，阴道壁会变薄、缺乏弹性及干燥。医生会给你开一些雌激素软膏，要求前 1~2 周每晚将其涂在阴道上，之后减为每周涂 1~2 次即可。这样的治疗既能改善症状，又不会影响乳汁分泌。每个人症状缓解的速度不同，有些人在月经周期恢复时就能改善，有些人则要花较长的时间。

避孕药

有些雌激素与黄体酮的复方避孕药会使子宫颈分泌物变得较为浓稠。对有些女性来说，这种子宫颈分泌物性状的改变是显而易见的，并会对阴部的润滑产生很大的影响。药物对子宫颈分泌物影响的大小基于黄体酮的种类和其与雌激素的平衡。服用雌激素含量较高、黄体酮含量较低的避孕药可以改善阴道干涩问题。如果服用避孕药会造成阴道干涩，记得请教医生，如果因阴道干涩问题而准备停止服用口服避孕药，则必须先找到其他避孕方法。

体重过轻导致月经中止

下丘脑不再分泌激素到卵巢，月经停止，称为月经中止。体重过低也会使身体缺乏雌激素，一般美国女性体重降到 100 磅（约 45 千克）以下时，就会出现闭经现象（但由于骨架和身高不同，这个标准有差异，东方人体格较小，标准也应跟着降低）。这种情形常见于罹患厌食症的女性身上，运动员也经常发生这种状况，尤其是跑步选手在经过密集训练后，体重下降，这时脑部会认为中止月经对生殖系统来说比较安全，于是不再分泌激素，月经随之停止。只要体重增加，月经就会再次出现。这时可用雌激素制剂缓解阴道干涩的症状。

更年期及停经

雌激素浓度会在更年期后期及停经时急剧下降，阴部也会随之出现明显变化，阴道干涩就是其中之一。我是补充雌激素的支持者，因为这样做可以改善恼人的阴道干涩。第 4 章有详述许多更年期阴道干涩的热门疗法。你可以与医生一起找出合适的方法。

现在有许多草本雌激素替代品可以用来改善潮热及维持骨骼强壮，但很少有能改善阴道干涩的药品。维生素 E 油和润滑剂或许有帮助，但是体内的雌激素还能使阴道壁厚而有弹性，因此到现在也没有找到其很好的替代品。另外，记住当你停经时，加长前戏时间的治疗效果可以媲美许多药膏。

第8章

现在怎么办

遇到麻烦的下一步

当你觉得有阴部问题时该怎么办？你或许想和别人谈谈，问问医生；或许你根本没时间看病，心想可能问题会自己消失吧。

可是它并没有消失，于是你试着自己在家处理。你换肥皂，洗得更加用力；到药房买了一支抗真菌药膏；在健康食品专卖店里买点儿补充剂吃；性交疼痛，但你咬紧牙根。有时问题真的会自己消失！但更普遍的情况是：问题一直存在，甚至恶化了。

你不知道哪里出了问题，只好去拜访像我一样的专业医疗人员。我每天都听着相同的主诉：痒，有烧灼感、分泌物，一直痛，时好时坏，性交后才痛，月经来潮时痛！最后，患者还总是会问我两个问题：你以前曾经听过这种情况吗？你觉得我哪里做错了？

我经常跟患者保证，"我整个星期都在看跟你差不多症状的病人"，但我不会对她们说，"我很有把握"。因为没有检查及检验数据，我不能轻易做诊断，所以我总是回答："如果可以的话，我想帮你做些检查，看看显微镜下有什么，才能有比较完整清晰的概念，我等下会和你说明情况。"

这时其实我心里早就已经有了十足的把握，但我还是常常会对检查结果感到意外，看起来是得了阴道炎的患者其实根本没事，反而是看起来外阴或阴道前庭有问题的患者被证实得了阴道炎，因此阴部问题远不是我们想的那样简单！

只看外表不算数

阴道炎可能是最常被误解的词汇。阴道炎泛指所有阴道感染，是由阴道菌群生态失去平衡造成的。当出现瘙痒、分泌物异常等症状时，许多女性就会为自己授予"阴道炎"或"阴道痒"的"光荣"称号。每每医生听到这些症状，他们也会马上反应，"喔！是阴道炎"。更准确地说，医生怀疑是真菌感染。几乎每位女性一生中都得过一次阴道感染，有 3/4 的女性会罹患一次真菌感染，同时，每年诊断出细菌性阴道病的患者比真菌感染患者还多。

阴部包括外阴、阴道前庭及阴道，这三个部位都会出现一些和阴道炎一样的症状，如瘙痒、分泌物异常。这些类似的症状可能是由衣物、卫生用品、过敏反应、皮肤病、突起和肿包、阴道炎、性传播疾病、低雌激素，甚至外阴疼痛引起的。

如果能有一个表格明确告诉我们"如果你有 A 症状，那你得的就是阴道炎；如果你有 B 症状，则外阴或阴道前庭出了问题"，那么你我的生活就会变得简单很多。但是瘙痒、刺激感、分泌物异常或性交疼痛这些能够出现在外阴、阴道前庭等阴部任何部位的症状，都与阴道炎的症状非常相似。这里有太多灰色地带，不是用一个简单的表格就可以解决的。事实上，阴道问题盘根错节，之所以顽固难治，有一部分原因是在出现阴部症状后，你做了太多不对的事，例如你难以兴奋却持续进行性交、用错润滑剂，还经历了严重的疼痛。人们会做一些有害生殖器官健康的事，像买市售的灌洗液来灌洗阴部，或服用尚未被证明有效并且在没有任何质量标准监督下制成的药物。

阴部症状就像身体其他部位的不适一样，需要按部就班地接受正规检查。就

> **阴部之音**
>
> "这个周末我真是太惨了,到急诊室报到,结果接诊我的却是对阴部问题一点儿概念都没有的医生,他只给我开了抗生素。"
>
> ——克莱尔,36岁,有未确诊的外阴症状

像下一章中会提到的内容,医生必须先了解病史,再做生理检查和实验室检查。不能光听患者说,也不能光从阴道扩张器中看一看就做出诊断。

现在让我们来聊聊,在你决定是否看医生前应该做些什么。

> **▼ 不可小视的症状**
>
> 如果你发热,并且有阴道分泌物异常和盆腔疼痛,就必须马上就医。此外,如果出现开放性的疱疹、小水疱,或是出现开始流血、变大或疼痛的肿块,在外阴部位长出新的黑痣,或是已有的痣突然产生变化,也必须及时就医。

评估你的症状

很少有人只为了一点点痒或痛就去看医生,在你去挂号前,请先评估自己的症状。下面这些步骤可以帮你。

▼如果你的阴部症状如分泌物异常并非偶然发生:首先,看看你的生活中是否增添了一些新衣物或习惯等。这些都可能是刺激的来源,即使是你一直都有的生活习惯,也很有可能是你不适的源头。请参考第 5 章介绍的生活习惯,包括穿宽松的衣物、棉制内裤等,尝试坚持几周,看看情况是否有所改善。如果你已经修正了生活习惯,但仍然觉得有刺激感、瘙痒或烧灼感,那么你需要判断其是否为由真菌感染、其他炎性阴道炎、皮肤病或外阴疼痛引起的异常,搞明白这些后,你需要在症状最明显的时候去看医生。

你也可以先做自我检查,按照第 2 章介绍的内容看看是否有任何肉眼可见的异常现象。但自我检查的目的并不是自我诊断,而只是用来搜集信息。你或许可以看到或感知到令你不舒服的源头,在这样的前提

去看医生，你就能有更好的准备，描述得更准确。选择在光线充足的地方利用大镜子进行自我观察，或许你的性伴侣可以助你一臂之力。请注意女性常会因为外阴、阴道前庭发红而感到不适。但是对医生来说，发红也就是红疹，真的没什么大不了，因为有太多因素，包括衣服太紧、坐姿和性交等都可能引起阴部发红。比皮肤颜色发生变化更为重要的是皮肤是否出现了其他变化，例如龟裂、突起、小水疱、疱疹或肿的现象，触摸时会不会感到疼痛等。

▼ **如果你出现分泌物异常**：阴道分泌物异常是阴道炎的典型症状，但是想要自我诊断患了哪种感染可不容易。不是所有感染都会引起分泌物异常，也不是所有分泌物异常都代表感染发生了。如果你是第一次出现异常分泌物并伴有瘙痒和刺激感，即使你怀疑它们是由不起眼的真菌感染引起的，最好也还是去看下医生。在美国，你可以先接受7天疗程的真菌药膏治疗，但如果7天后还是觉得不舒服，那你得的可能不是普通的真菌感染，这时换用其他牌子的药膏也不会有什么帮助，请参阅第10章。

如果你过去曾患真菌感染，经过医生的诊断，又做过分泌物显微镜分析，然后又觉得老毛病回来了，那么用一个疗程的非处方抗真菌软膏是相当合理的处置方式。但如果几天之后，症状并没有缓解，请就医。

▼ **如果你有偶发的瘙痒和刺激感**：刺激感每个月只持续1星期，其他时间一切正常，那你很可能得的是一种复发性的真菌感染。你需要在症状出现时让医生用沙保罗琼脂培养基做真菌培养，沙保罗琼脂培养基是一种特殊的液体，用来培养真菌，明确诊断。

如果你的瘙痒、烧灼感和刺激感时好时坏，使用抗真菌软膏也不见缓解，那么你要在症状出现时就医，可能需要做切片检查，找出致病的原因。多数皮肤病可以被控制，但如果你不做检查，则可能会造成皮肤不可逆的改变，所以应该接受检查、明确诊断，这样你才能控制皮肤病，继续生活。

▼ **如果你在使用卫生棉条或性交时出现疼痛**：换句话说，碰到阴道口外围

的阴道前庭部位时会感到疼痛，那么你可能得了一种会使外阴疼痛的疾病，即阴道前庭疼痛。在这种情况下，抗真菌软膏、抗生素、可的松等药物都没用。当你自我检查时，看到的只有皮肤轻微发红，但碰触小阴唇间的阴道前庭部位时，会有一个或好几个地方都感到疼痛。此时你最好找一位经验丰富的医生来处理这个特殊问题。

阴部之音

"一些人总是被阴部的形状、大小和颜色吓到，男性伴侣们承认他们以前从未认真看过情人的生殖器，许多女性也承认，这些照片让她们拿出了镜子，想好好观察一下自己的女性本质。"

——琼妮·布兰克，《女性本质》的作者。《女性本质》中有 32 幅全彩的外阴照片，布兰克希望自己的书能成为以照片展示阴部的参考材料之一。这些照片在男性杂志里可看不见，因为在男性杂志中，女性的生殖器官总是"犹抱琵琶半遮面"，影像也被修饰过。

为什么电话问诊没有用

打电话给医生，描述你的感觉和你看到的东西，不用到门诊就医，这真的很方便。事实上，在美国有很多医院都在发展电话管理，也就是在帮患者挂号前，先用电话询问患者的情况并回答常见的问题。不幸的是，一旦牵涉到阴部，从电话那头得到有关疾病成因的答案往往是不切实际的。道理很简单，通过电话很难找出瘙痒或分泌物异常的真正原因。

在美国丹佛有一项研究，其结果令人震惊。该研究想要证实护士是否能通过电话，由一些症状独立并精确地做出诊断。当有外阴症状的患者打电话来时，护士询问患者一些例行问题，并根据患者病史做出诊断评估，提供治疗方案，不过诊断结果并未告知患者，同时她们请患者到门诊，接受临床护理师、医生、助产士或医生助理的检查。

当患者到门诊时，依然主诉和电话访问时相同的症状，这表示医生在门诊时与护士在电话中得到的信息相同，但医生还要进行生理检查，测量阴道 pH 和采样培养。

进行电话访问的护士不一定就是实际接诊的医疗专业人员。结果显示，门诊和电话访问的结果同步率非常低，也就是说，只听患者陈述得出的结论和医生经过全面检查得出的诊断结果几乎南辕北辙。这项研究证明了电话问诊并不准确。

> **阴部笔记**
>
> ### 遇到这样的妇科医生时要保持警惕
>
> » 直接在电话问诊时下诊断，并说"省得你再到诊所来，太麻烦了"。
> » 每次你有症状时，都会直接建议你去药房买非处方药，例如抗真菌软膏。
> » 检查后不解释疾病原因。
> » 不问你问题，也不听你的答案。
> » 不想听你的意见，因为他才是专家。
> » 遇到紧急状况或问题时很难联络到他。
> » 没有条理（不知道你做了哪些检查、没有追踪告知你检查结果、做出的诊断不确定）。
> » 对其他可能的选择持否定态度。
> » 不用显微镜检查，只采用例行阴道细菌培养。

怎样选择妇科医生

即使电话问诊不是个好主意，但也不是每个患者一有轻微的症状就需要马上找专科医生。一般的阴道感染或外阴刺激可以找家庭医生解决，如果症状在就诊几次后没有消除或缓解，你才需要做妇科检查。你的妇科医生可以通过适当的检查和治疗解决许多问题，但你也要有耐心，给医生一些时间。

如果门诊几次后还是没有控制住病情的发展，可以找专家协助，但这并不是容易的事，因为阴部专家非常不好找。

阴部之音

"我有刺激感、瘙痒和烧灼感好几年了，有时还会有异常分泌物。看过好多位医生，抗生素和抗真菌药都没有效果，所有的建议我都听过了，比如我个人卫生有问题、我丈夫有外遇，甚至是应该去找精神科医生。"

——辛迪，有未确诊的阴部症状

以下是一些帮你找到阴部专家的建议：

▼ 询问每个你认识的医生和临床护士，也许会有人知道或认识曾经有阴部问题的患者，这些患者找到过专家，并且症状因此而缓解。

▼ 询问女性朋友或家人。这也许不是合适的下午茶话题，但如果你不开口问，就很难找到信息。

▼ 打电话到妇产科诊所，询问他们的医疗人员是否常遇到有阴部问题的患者，有没有治疗外阴疼痛的经验，如果没有的话，请教他们这些患者会转到哪里就医。

▼ 打电话到大型医院的妇产科询问。

不要相信医疗误区

下面这些"真理"，现在仍被很多医生奉为圭臬，但你不必相信！

» 瘙痒一定是真菌或阴道毛滴虫感染，分泌物增多并有异味就提示细菌性阴道病。

» 只凭病史和用阴道扩张器匆匆看一眼就确诊真菌感染。

» 如果患者没有出现皮肤发红、炎症及凝乳状分泌物等情况，显微镜下也没有看到真菌，那患者得的就不是真菌感染。

» 如果这种抗真菌软膏没有用，那就换一个牌子试试看。

» 如果是有瘙痒症状的皮肤病，那一定是某某苔藓，可用可的松治疗，但这种药物并不安全，你不能用太多。

» 性交疼痛可能是由子宫内膜异位症引起的，女性如果因性行为而感到外阴疼痛，那可能需要心理咨询。

▼利用网络资源。网上有一些论坛能提供不少信息，但你要小心，如果你找到一个自认为合适的医生，要先查查看他是否为合格医生，可以致电到妇产科医学会询问。但这样的方式比较难看出这些医生是否有足够的阴部疾病诊疗经验。

▼与美国外阴疼痛协会或外阴疼痛基金会（中国没有这类组织，可询问各医院服务台或妇产科医学会）联络，是否有转诊推荐。

▼与国际阴部疾病学会（此为美国的机构，中国没有类似组织）联络，询问妇科或皮肤科会员医生名单。

无论如何，你要找的是愿意与你一起解决阴部问题的医生，许多医生都很开放，并愿意尝试各种合理的治疗方法。请要求医生做一些下一章提到的简单检验，包括阴道 pH 检查、阴道涂片、利用沙保罗琼脂培养基做真菌培养等。如果你读了这本书，觉得你自己可能有一些问题或疾病时，请告诉你的医生。

第 9 章

阴部检查
该说什么、该做什么及检查指南

埃菲说:"我得了真菌感染,已经痒了 20 年了,一直没有办法根治。"

我问她:"医生是在用显微镜检查阴道分泌物后做出诊断的吗?"

"哦?没有,他只是一直说我有真菌感染。"

"他做过真菌培养吗?"

"没有,只做了内诊,说是真菌感染。"

埃菲得的并不是真菌感染,而是湿疹。她的外阴皮肤红红的,相当厚,而且有些地方出现了细小的龟裂。她还会头皮痒,有气喘和花粉症。经皮肤科医生诊断,这些都是湿疹的征兆,她只要用一段时间可的松药膏就可以止痒。

阴部症状就像身体其他部位的症状一样,要求诊断时遵照标准步骤。当你因为阴部症状去看医生时,医生应该询问病史,让你做盆腔检查和其他基本检验。在所需的诊断及治疗上医生应尽全力,只听病史或看一眼阴道是不够的。阴道炎或许很常见,但不是所有阴部症状都是由阴道炎引起的。想要准确找出致病的原因并不容易,有时还需要一点抽丝剥茧的侦探技术。

机不可失

要注意就诊时机。在理想情况下，你应该在症状明显的时候就医，但有时症状会随着月经周期时好时坏。最好选择在非经期的时候就诊，因为在阴道充满经血的时候，不容易评估阴道的状况，用显微镜也不易观察。同理，不要在检查前 24 小时内发生性行为，或进行阴道灌洗。最最重要的是，在就诊前应停止用药，包括口服药及外用软膏。例如，如果在检查前 3 周服用抗真菌药物氟康唑或使用抗真菌软膏，检查时就很难看出是真菌感染还是其他问题引发的症状。确定症状是否由真菌引起是检查的目的，而检查时仍在接受药物治疗是未诊断出真菌感染的主要原因之一。

我必须承认，在这些限制下，安排合适的就诊时机确实是个挑战。就医两次或许是个不错的方法，第一次先例行问诊和检查，另一次则选择症状很重，并且没有用药的时候。

就医前停药如果让你觉得不舒服，则可以多浸泡、冰敷或使用非处方局部止痒药膏。

如果以前你曾看过其他医生，当时的病历也很重要！你现在的医生会想知道你的病史、检验结果和以前曾用过的药。我的患者艾琳说，她外阴疼痛 18 年了，看过很多医生，吃过很多药，试过很多种治疗方案，甚至还去过疼痛专科诊所。但她走进我的诊室时，并没有带来半张写有她就诊记录的纸。要请医生帮你，你也要先助医生一臂之力，记得带上过去的就医记录，就诊时供医生参考。

阴部笔记

妇科里最受欢迎的是男医生还是女医生

2001 年的盖洛普民意测验显示，有一半的受访女性喜欢女性妇科医生，只有 15% 的受访者偏好男医生。根据美国妇产科学院的调查，美国目前只有 1/3 的妇产科执业医生是女性，但 10 多年后，女医生大概会增加到 2/3。

如何与你的妇科医生对话

理想的门诊状态应该是在轻松的状态下交换最多的有用信息，以下是一些帮助你在就诊时更有效率的注意事项。

- **有所准备**：如果你觉得可能会漏掉一些信息，那就把问题和症状整理成一张表。我的一个患者带着素描簿来就诊，里面夹着要问的问题，这非常简便有用。
- **保留记录**：将症状开始的时间及表现记录在表格上，带给医生参考。
- **不要不好意思**：在你身上发生的任何事情医生几乎都听过类似的，医生是要帮助你，而不是要对你进行评价。
- **躺下前说清楚**：在检查前先讲清楚症状，医生可以在检查时把它们当作线索。
- **指给医生看**：如果你可以在检查时明确指出不舒服的地方，那将大有帮助。如果你不能指出，那说出大概位置也有帮助。
- **身体放轻松**：如果检查后需要与医生再谈一谈，而你又觉得穿着检查袍不舒服的话，可以要求先换好衣服。
- **正确用词**：这不只代表你清楚自己的身体，也证明你认真看待健康问题，而且精确的字眼有助于医生找出问题，对症治疗。
- **诚实**：医生不是来评价你的生活方式和人生选择的，医生只是需要知道每个可能造成问题的原因，所以不要隐瞒任何事。
- **问个明白**：若不了解检查或治疗过程，不要不懂装懂，请问明白。
- **索取健康教育宣传册**：医生也许会将一些细节整理成册，你可以回家后慢慢研读，来了解症状或检查。
- **索取病历**：就像我要知道患者的病史，其他像皮肤科医生或妇产科医生也会有一样的想法。病历很关键，就算我的患者要求我寄病历到 4 家不同的医疗院所都没有问题。我希望能让她满意，让她觉得来对了地方。

阴部病史

病史及目前发生的问题可能是整个就医过程中最重要的一部分，病史通常包括一些你特有的健康问题及健康状况。看到患者前，我会要求她们填一张问卷，这可以让我省下问诊的时间，将注意力集中在关键的细节上。给问卷时还会附上小手册，告诉患者我对她们的病史感兴趣，如果有相关的故事，不论长短都可以说出来，也欢迎患者提供任何她们觉得有用的信息。

下面是在我诊断阴部问题时会问的问题，你可以在医生问诊前，就准备好一份完整的资料。

基本问题

- ▼主要的症状是什么？痒、烧灼感、酸、痛？持续性的刺激或刺痛感？有分泌物、出血、肿块、红疹或龟裂？
- ▼其他症状是什么？排尿、排便有问题吗？身体其他部位有没有皮肤症状？有什么妇科症状呢？
- ▼症状发生的部位在哪里？是一点、一片、很多地方，还是整个外阴？有没有蔓延到膀胱、盆腔或肛门附近？
- ▼症状严重程度如何？1~10分，10分为最糟，你给几分？
- ▼症状是什么时候出现的？几天、几周、几个月还是几年前？当症状出现时，有没有伴随其他疾病？
- ▼症状出现的频率有多高？是持续不断还是时有时无，有没有规律可循？与月经周期的关系怎样？和性行为或运动有关吗？
- ▼做什么事时症状会有所改善？又有哪些事会使症状更糟？

阴部疾病史

- ▼过去几年中有过真菌感染吗？次数多吗？
- ▼有过阴道感染吗？
- ▼外生殖器受过伤吗，如双腿过度张开的拉伤，或任何外阴及阴道的创伤？

性行为史

这是很重要的信息，我不是要窥探你的隐私或批评你。身为一个医生，我需要知道你的阴部发生了哪些事，你有没有性经验（假如有，是跟女性、男性，还是两性都有），你现在有多少性伴侣等。

- ▼有新的性伴侣吗？
- ▼曾经因为性行为而受伤，或被性侵过吗？如果有的话，处理过后续的心理问题吗？
- ▼曾经罹患过性传播疾病吗？
- ▼性行为的方式是什么？口交、肛交，使用震动棒或是情趣玩具？
- ▼如何避孕？
- ▼综合以上，你曾经历过两情相悦、阴道足够润滑，感觉舒适且有高潮的性生活吗？

疾病史

了解你是否有重大健康问题或做过什么手术，也很重要。不管是妇科疾病、泌尿系统问题、结肠直肠疾病，还是皮肤病，身体任何部位的疾病都一样重要；任何背部创伤、椎间盘突出、背部手术或骨科相关的病史也都可能和阴部疼痛有关；糖尿病、克罗恩病等疾病也与外阴有关；还有一些外阴皮肤疾病患者有家族史。

用药史

我真的非常需要知道你曾经用过哪些药，是处方药还是非处方药，剂量是多少，用了多久等。患者常告诉我："哦，我服过抗抑郁剂，但是没效果。"然后我发现她们只服用了几星期，剂量很小，但许多治疗阴部问题的药都需要较长的疗程和适当的剂量才能见效。另外还常听到的主诉是："我对可的松过敏。""医生开给我强效的可的松局部药膏，用过之后烧灼感太严重，没办法继续用。"医生开的药也许是对的，只是这个剂型不合适你，所以了解用药的细节可以帮助我找到适合你的药方。因此，请一定记得告诉医生你用过的所有药物、包括处方药、亲友推荐的药物，别忘了你用过的中药、维生素或其他疗法，这些都是你为了维持健康而经历过的，我也需要了解这些药物或相关产品对你有没有效果。

泌尿问题

尿道口是阴道前庭的一部分，而且泌尿系统非常靠近阴部，因此我需要知道任何有关泌尿系统方面的症状。

▼ 是否经常发生尿路感染？做过尿液细菌培养吗？外阴疼痛的感觉和尿路感染的症状很像，但外阴疼痛患者的尿液细菌培养结果为阴性。

▼ 你有排尿疼痛或尿频的困扰吗？例如一个晚上起床上厕所超过2次？

▼ 偶尔会有漏尿的情形吗？例如咳嗽的时候。

▼ 有用过任何产品来减少漏尿的困扰吗？如卫生巾、纸尿片，这些产品可能会导致外阴不适。我可以介绍专家帮你解决尿失禁的问题，这样你就再也不用一天到晚用着护垫了。

生活习惯

你的生活习惯、工作、运动及旅行都与阴部健康有关，所有阴部神经都发自脊神经，因此你的一举一动都互相影响。

▼ 你一般参加什么活动，又是穿着哪些衣服参加活动的？

▼ 你会长时间待在泳池里吗？

▼ 脊髓曾经受过伤吗？常常在溜冰或滑直排轮时跌坐在地上吗？

▼ 你的工作椅设计得很差，所以你得弯着身子蜷缩起来，一坐就是好几个小时吗？

如果我觉得已得到了我想要的答案，病史的问诊就结束了，所以你若觉得有什么事情被医生忽略了，就要主动提出。

从这些问题里，医生可以得知你有可能是什么地方出了问题、需要治疗。例如，一位患者主诉瘙痒，此外没有其他问题，痒的地方是左边大阴唇靠中间一点，非常非常痒，甚至会痒到令她醒来。最早是在就读研究生期间，考试的时候发作的，已经时好时坏好几年了，在月经刚来的时候最为严重，实在想不出来有什么物质或活动和症状有关。医生开了可的松药膏，疗效相当不错，但停药后她就又开始痒了。

这是一个典型的慢性瘙痒个案，用可的松药膏很快就能改善症状，但却很难根治。这时，做盆腔检查或许可以帮助找到病因。

> **阴部之音**
>
> ### 我的妇科医生
>
> "我喜欢他不是只问我有没有问题，还会问我的想法，而这才是我最想谈的，感觉自己受到了重视。"
>
> "我欣赏他从不看表。"
>
> "我必须问非常明确的问题，才能让她讲出所有的信息。"
>
> "我的妇产科医生比家庭医生还重要。"
>
> "她将患者视为一个整体，总是会花一些时间了解患者的饮食、运动、压力等，不会满脑子都是新玩意，或不切实际的建议。"
>
> "我觉得我的妇产科医生是个小儿科医生，而不是妇科医生。当我进入停经期时，我也许会换一个知道发生了什么事而且愿意倾听的女医生。"

盆腔检查（内诊）

当问诊结束以后，接下来就是做检查与实验室化验。我会先问患者："需要上厕所吗？""检查时如果有护士在场，你会更自在一些吗？"这是我看诊的原则，也是其他妇产科医生的原则——无论患者是男是女，都会提供第三者陪护的机会，但大多数时候是为了保护检查的医生，以免日后有法律上的争议。

有些女性希望护士陪伴，然而我觉得多数患者都很有经验。玛丽说："如果有不必要的第三者在场盯着我，我会觉得不舒服！"托尼亚笑着回答："一名护士来陪护？亲爱的，我已经做过太多次检查了，现在要我到纽约时代广场检查都没问题！"

不少女性由性伴侣、妈妈或者朋友陪伴着，我也会请她们留下来。先不讨论她们自己的想法，我很喜欢将男伴留下，因为这样可以看出双方对这段关系的投入程度。当然，多数患者都知道男性在妇科检查室里有多么不自在，所以会先把丈夫或男伴赶到候诊室去。

以下是让人在做盆腔检查时更舒服的建议：

▼ 做任何可以缓解焦虑的事情。如果曾经有过在检查时出现疼痛的经历，请先告诉医生，以便调整或省略某些检查，也可以先使用一些抗焦虑的药物。有时甚至可以将检查推迟，等到患者接受过咨询或做过其他治疗以后再说。我一向使用最小号的阴道扩张器，而且我的手很小，动作也很轻柔，同时我会不停地告诉患者即将进行的下一步是什么。

▼ 放松，不要紧张。在检查前先找到骨盆底肌肉群，试着做几次凯格尔运动来放松肌肉。

▼ 练习腹式呼吸，就像分娩时所用的拉梅兹呼吸法一样。

▼ 如果闭上眼睛能让你更放松的话，那就闭上眼睛，想一些其他的事吧。我在天花板上贴了漫画，并且要求患者朝上看，放松地想些别的事情。

▼ 不要将双手高举过头或突然做任何动作，这样会使腹部肌肉紧绷。

▼ 用阴道扩张器时，你会有轻微挤压感或压迫感，双手触诊时你还会有奇怪的感觉，但应该都不会痛。

▼ 如果你觉得痛，别忍着不说，请一定要告诉医生。

▼ 有问题尽管问，在检查时不必保持肃静，你必须好好利用这段时间。

盆腔检查包括所有外阴组织检查、阴道扩张器检查及双合诊检查。

▼ 大家都觉得不舒服

我绝不会美化盆腔检查，这肯定是妇产科里最令人讨厌的检查。当医生在患者身体内搅来搅去的时候，没有一个人不抱怨："真讨厌！""我为什么是个女人？""我不知道谁发明这个检查，但我一定要讨回公道！""我知道，你要说快去躺在诊疗台上。"其实我从来没有这么说过，也永远不会这么说。我告诉患者，我自己也不喜欢做内诊检查，每个人都觉得奇怪或感到一定程度的紧张。

做外阴检查时可用简单的放大镜，也能用有放大镜及灯光的阴道镜，这样可以看得更清楚。医生会先用稀释的醋酸清洗患者的外阴，以观察得更清楚。

用阴道扩张器是看清阴道的最佳方法，阴道扩张器可以将合在一起的阴道壁撑开，方便医生观察子宫颈。还要检验阴道的 pH，看看阴道内是否有分泌物，并采样做培养或化验。

阴道扩张器会让你感到非常不舒服，甚至会痛，特别是当外阴或阴道有炎症时。幸好，阴道扩张器有不同的形状和大小，当患者容易出现疼痛或有炎症时，可以选择小儿科用的阴道扩张器或非常细小的成人阴道扩张器。阴道扩张器检查对所有女性而言都不是一次舒服的体验，但应该不会引起疼痛，一旦你感到

> **阴部笔记**
>
> ### 阴道扩张器的古代起源
>
> 《犹太法典》中有一段简短的记载，一位女性把铅制的圆柱管放进阴道，从而分辨出子宫出血和阴道出血的不同，前者是性生活引起的伤害，但后者被视为不洁。在意大利的庞贝古城，曾发现公元 79 年左右，罗马人使用过的阴道扩张器。

> **阴部笔记**
>
> ### 分解阴道扩张器
>
> 阴道扩张器是由塑料或金属制成的，有前后两片刀状撑开器，可以撑开阴道壁，方便医生观察。请放心，那两片刀状撑开器边缘一点儿也不锋利，很圆滑。

> **阴部笔记**
>
> ### 情趣玩具
>
> 在 19 世纪，曾有人认为阴道扩张器会刺激女性，让女性达到高潮，这引发了阴道扩张器是否应该作为医疗用具的争议。当时的许多故事告诉女性和小孩，阴道检查会引起性欲亢进，而在诊疗台上，当阴道扩张器伸进体内的那一刹那则可以让女性达到高潮。

恼人的盆腔检查

问：万一我在就诊那天来月经了，怎么办？

答：有时预约挂号真的不容易，所以我一般会告诉患者，无论如何，还是来吧，但如果能避开经期的话，对患者和我来说，检查就变得容易多了。你可以仔细记录月经周期，这样就可以知道月经会在哪一天来，预约挂号时也能有个参考（在美国，每年的例行检查大概需要 30~45 分钟，所以如果你临时取消预约，医生就会有很长一段时间没事做）。如果没有经血的干扰，巴氏涂片不易失误，但如果你是因为分泌物异常而就诊的话，经期将很难进行检查，所以还是得再跑一趟。

问：医生可以看出我最近有性行为吗？

答：可以。未使用安全套的性行为会使阴道的 pH 上升，在阴道涂片里也可以看到精子。所以，要检查阴道分泌物的话，在门诊前 2 天不应有性生活。

问：只有我会在检查前剔掉大腿上半部的阴毛吗？这样看起来比较整洁，你介意有阴毛吗？

答：许多女性在检查前会剃毛、去角质。最近我的医疗团队里的临床人员推出一项"门诊和盆腔检查同一天"的检查，但很多患者不愿意参加，因为她们在检查前要做准备——当然，这指的是刮腿毛。但是，盆腔检查是不用做准备的！我才不管你们的腿是不是毛茸茸的。事实上，如果是因为异味和异常分泌物来就诊，过度准备反而会影响医生的诊断。

问：我不太好意思去检查，因为我最近才剃光阴毛，要不要等阴毛长回来再检查？

答：相信我，不管你的阴阜是光溜溜的，还是你把阴毛修成心形，还是你在阴部穿洞、文身了，现在已经没有什么事可以惊讶到我了。如果你觉得有问题，有必要就医，那就来做检查。如果在性伴侣面前不会觉得不好意思，那就不必在我面前觉得不自在。我的儿媳妇戴安说了一个笑话，她有个朋友去找长期看诊的妇科医生做检查，医生说了一句："很时髦。"朋友觉得很疑惑，直到回家才发现，原来早上喷除臭剂时，错拿成喷金粉的罐子了。

问：如果我的气味真的很臭，我该先提醒一下医生吗？

答：如果觉得有异味的困扰，你应该事先跟我说，而非礼貌上的告知，因为这些信息可以帮助诊断。我会有一堆问题要问，所以不要不好意思说。我知道我已经说了很多次，但还是要再提醒一次：门诊前不要清洗，不要灌洗，不要用阴道喷剂来掩盖你的气味。对医生来说，某些气味可能是感染的线索。

问：为什么诊室很冷？

答：每个诊间的温度不同，但可能是因为你检查时只穿着薄薄的外衣或一次性检查衣服，才会觉得温度低。

问：我可以在检查时问问题吗？这样会分散医生的注意力吗？

答：你在检查中间什么都可以，但最好在检查前就让我知道你想要谈什么。如果在我检查完以后，你才开始聊分泌物或异味等症状，就有点儿难了。

问：开始谈话前，可以把双腿从脚蹬上放下来吗？

答：在你保持这个奇怪的姿势时，我只会问很简短的问题，至于其他问题，我希望在你坐起来后，用比较舒服的姿势来沟通。对于初诊患者，我都会在检查完请她换好衣服后再沟通。我觉得当你双腿张开，双脚撑在脚蹬上时，跟你沟通是非常不礼貌的。如果你的医生总在你保持盆腔检查的姿势时跟你沟通，我建议你找其他医生。

问：你怎能忍受整天做这件事？

答：因为这很重要啊！没有一个女性喜欢做盆腔检查，但从另外一个角度来看，我发现、解决问题，也从中得到满足。

第一次阴部检查

我现在要提供一些背景信息，给从没做过阴部检查的女性。妇科医生和临床护士都受过专业训练，可以帮助女性解决一些问题。当你有关于乳房、性器官、月经、性、避孕或阴部的问题时，都可以向这些临床专业人员求助。她们的任务就是保证你的健康，所以对她们而言，不会有令人奇怪、不好意思、无知、生气或是很傻的问题。

盆腔检查是医生检查生殖器官的方法，是的，没有人喜欢陌生人盯着自己的外阴和阴道，但如果你清楚这是怎么一回事，做起检查就觉得容易多了。检查会让人有一点儿不舒服，但不会引发疼痛。医生和护士都了解，大多数的女性做盆腔检查时都会觉得有点儿不自在，最好的方法就是找你喜欢、相处时觉得舒服的医生来帮你检查。

首先你必须躺下，双腿张开放在被称为镫架的支架上。医生会先看外部，然后放入阴道扩张器，撑开阴道壁，检查子宫的开口、子宫颈。这时，医生会用木头刮刀轻轻刮下子宫颈组织，将其涂在实验室的玻片上做巴氏涂片，接着会取出阴道扩张器，结束盆腔检查的第一部分。

医生只能看到子宫颈，所以需要别的方法检查子宫和卵巢。因此，接下来医生会将手指放到你的阴道里，然后用另外一只手轻压你的下腹。这样，医生的两手可以感觉到你的子宫和卵巢，你会觉得有压迫感，但不会疼痛。

第一次做内诊的最佳时机是在月经初潮结束后。18岁以上或开始有性行为后，绝对应该做盆腔检查，若你觉得阴部不舒服，当然更应该检查。

疼痛，请马上告诉医生。如果你以前做过检查，并且知道哪种阴道扩张器最适合自己，那就请在检查前告知医生。

三项重要的门诊化验

如果阴部检查在问诊和物理检查后就结束了，那一定会遗漏很多重要的信息。有三项在门诊检查室就能进行的简易化验，可以看出阴道里的基本情况：pH检查（检查阴道酸碱平衡情况）；分泌物胺试验；阴道涂片，即阴道分泌物的显微镜检查。医生只要将阴道涂片样本送到医院或诊所的化验室，花几分钟时间就能拿到结果。如果没有这些化验，将很难判断阴道里发生了什么。没有人只凭问诊及病史就能够做出诊断，也没有人只通过阴道扩张器检查就能知道阴道的状况。50年前或许医生是这么做的，但现在这些做法早已经被淘汰了。

这些化验已经被广泛应用在诊断上，还有其他许多检验也是如此。当你想找出病因时，记得要选择使用这些检验辅助诊断的医生，这些检验非常重要。这三项化验不只应用广泛，非常有用，而且费用便宜，更不必花很多时间。

阴道pH检查

当用阴道扩张器撑开阴道时，将试纸放在阴道壁下半部，就能测量出阴道的pH。健康的阴道是酸性的，60秒以后，pH数据应该是3.5~4.5。这个简单的化验告诉全世界一个事实：如果pH显示阴道呈正常的酸性，表示雌激素浓度正常，占优势的乳杆菌也在阴道中释放着乳酸，这说明你的阴部症状不太可能是由细菌或阴道毛滴虫感染引起的，唯一可能在正常情况下发生的疾病是真菌感染（记得除了阴道炎以外，还有很多其他问题也会引起阴道症状）。无论阴道是酸性的还是碱性的，即使在乳杆菌很多的情况下，真菌感染还是有可能会发生。

这真是个好用的化验，只要60秒医生就可以了解雌激素的浓度，乳杆菌在阴道里的生态是否平衡，以及排除真菌以外感染的可能性。

结果若呈碱性，就有许多种可能性。如果测试的部位是在子宫颈，有可能是由阴道扩张器的下半部靠近子宫颈造成的，因为子宫颈分泌物是碱性的；如果患者不久前刚有过性行为，碱性的精液也会造成阴道 pH 上升；如果有经血在阴道里，也可能测出碱性；而正在母乳喂养或更年期的女性由于雌激素浓度较低，阴道也会呈碱性。

阴道 pH 上升也可能代表阴道出问题了，可能是感染赶走了使阴道呈酸性的乳杆菌。pH 的上升能给医生提供一些线索，朝阴道细菌感染的方向来治疗阴部的疾病。

分泌物胺试验

将 1~2 滴阴道分泌物与氢氧化钾混合，医生会检查其是否产生具有强烈气味的氨。胺试验结果呈阳性是指有细菌产生的鱼腥味，由此可以诊断出细菌性阴道病（当有阴道毛滴虫感染时，胺试验结果也可能是阳性的）。

阴道涂片（湿渍法）

将几滴阴道分泌物与食盐水在一片玻片上混合，另一片玻片上的则是与氢氧化钾的混合物，这就是阴道涂片，也称湿渍法。

可以在显微镜下观察混合氢氧化钾的玻片上是否出现真菌的菌丝或孢子。因为细菌和细胞会溶解在氢氧化钾溶液中，但菌丝及孢子不会溶解。

可以在显微镜下观察混合盐水的玻片上是否有阴道毛滴虫或真菌。在玻片上可以看到许多方形的薄薄的阴道壁细胞，如果有细菌性阴道病，这些细胞就会被细菌盖住，成为线索细胞，因此医生可以从这项化验结果中看出是哪种细菌在主宰阴道。

阴道分泌物化验

你可能会遇到另一种全新的化验，我们称之为阴道分泌物化验，这也是用来检测阴道 pH 的一项化验。化验的方法是将有化学反应物的特制卡片涂上阴道分泌物，之后卡片就会改变颜色，同时显示伴随细菌性阴道病出现的阴道 pH 及氨。这种特质卡片是细菌性阴道病的检测利器。但仍需要用其他方法才能获得有关真菌、阴道毛滴虫等其他阴道病的信息。

其他化验方式

在门诊也会做其他化验，但不幸的是，在诊断阴部疾病时，有些检验被误用或忽略。最好的方法是，在做任何化验前都先请医生解释可以从中找出的线索。

阴道细菌培养

用干燥的棉棒轻刮阴道采样，再将棉棒送进病理实验室里，由病理技术人员将其涂在培养基上，确定是否有细菌长出来。

巴氏涂片可以用来诊断子宫颈癌前病变和宫颈癌，但不能用来准确诊断阴道疾病。阴道细菌培养也一样。因为像大肠杆菌、阴道加德纳菌、B群链球菌等在正常阴道里常见的细菌，很容易在细菌培养时长出来。而很多医生并没有注意到这一点，因此每年仍开出数千张抗生素处方给有阴道症状且培养出这些被认为是有害菌的女性，尽管她们其实是正常的（请见第13章，说明什么样的状况下这些细菌才会引起阴道炎）。

因此，一个普通的阴道细菌培养，不仅没有太大用处，甚至还可能会造成误导的结果。虽然有时会培养会出真菌，但通常情况下，以这种方式采样及培养，真菌是很难出现的，所以如果怀疑真菌感染应该做专门的真菌培养。

真菌培养

用干燥清洁的棉棒在阴道采样后，在检查室里就可以将棉棒放到沙保罗琼脂培养基中进行培养。沙保罗琼脂培养基是一种非常有利于真菌成长的培养基配方，因此培养出真菌的比率很高，这说明这种培养方式会比细菌培养基得到的结果准确得多。

真菌培养与细菌培养相反，在评估阴道分泌物时非常有帮助。当女性感到瘙痒，但阴道涂片又看不出有真菌时，真菌培养就可以确定阴道中是否有真菌存在，不过有很多医生都不做真菌培养。请注意，没有任何阴道症状，或最近使用过抗真菌软膏及口服氟康唑的女性，做阴道真菌培养没有任何意义。

阴道毛滴虫培养

虽然阴道毛滴虫培养和真菌培养一样有用，但因为医生很容易就能从显微镜下看到阴道毛滴虫，所以很少会做这种培养。当患者出现阴部瘙痒，有异常分泌物，且阴道 pH 上升的情况时，医生就会怀疑阴道毛滴虫感染，当阴道涂片中有很多白细胞而难以看出阴道毛滴虫时就可以做培养。如果患者已经接受阴道毛滴虫的治疗，症状却继续出现时，做阴道毛滴虫培养也有助于找出原因。阴道毛滴虫培养是用棉棒采样后，将样本放在特制的液体中进行培养的。

皮肤真菌镜检

除了念珠菌以外，阴部皮肤还可能被其他真菌感染，引起瘙痒和红疹。医生会在阴唇、腹股沟或任何有红疹处刮下一些表皮细胞，加入氢氧化钾，或将其染成紫色（施瓦兹－蓝普金染色法），放在显微镜下，就可以看见是否有真菌存在。这个实验非常重要。有些抗真菌感染治疗药膏也可以治疗皮肤真菌感染，但有些却一点儿作用也没有。

外阴切片

为了进一步化验肿块、红疹或溃疡，医生有时会切下非常小的一片皮肤进行化验，我们称之为切片。这是一项非常简单、安全，而且重要的检查，医生可以从中得到非常精准的诊疗信息。医生会在进行切片的部位打麻药，切下几毫米皮肤，然后上药或缝合止血。几天后切片的部位就能痊愈，布洛芬、对乙酰氨基酚（扑热息痛）等镇痛药可以缓解切片部位的不适。切片组织会被送到病理实验室，通常要花上 1 周左右来检查和诊断。单凭切片不一定能做出诊断，因为切片也许只能用来看出炎症或皮肤变厚，但可能有助于找出没有表现出来的问题。

从外阴这种敏感部位切一点组织来做检查，往往会吓坏患者，因为她们也许经历过疼痛的切片手术。有的切片区域在患者疼痛、有炎症的部位，有些则是靠近阴蒂的敏感部位。有个好方法可以避免切片时的疼痛——使用一种皮肤麻醉软膏，只要将软膏涂在大小阴唇、阴道前庭及阴蒂包皮上，不需要注射就能产生麻醉效果，当然还可以先涂皮肤麻醉药膏，再注射麻醉针剂。

注射麻醉剂利多卡因时会感到很痛，这是因为用的是大针头或在注射时皮下没有任何缓冲。将利多卡因与少许碳酸氢钠混合（大致是 0.1 毫升碳酸氢钠混合 1 毫升利多卡因），用细针注射即可缓解不适。

▼ 不易发现的性传播疾病

美国的许多医疗院所，但不是全部，都会为年轻女性例行筛检两种严重的性传播疾病：衣原体感染和淋病。虽然这两种病都感染子宫颈，严格来说不是阴部问题，但是它们可能会在阴部造成一些症状。筛检相当简单，只要在子宫颈腔内采一些样本即可。许多医生等到患者有症状了才做检查。症状包括黄白色的分泌物、痒、盆腔疼痛。患者也可能感染了却没有症状。男性也可能感染这些疾病。事实上，这些疾病的扩散跟许多人不知道自己感染有关。这些疾病的危险在于可能向上感染到子宫和输卵管，甚至到盆腔，造成输卵管结痂及不孕。衣原体感染和淋病都可以治疗，但你必须先知道你是否已经感染了。30 岁以下有性生活的女性请把这两种疾病的筛检加入每年例行的妇科检查。

巴氏涂片

巴氏涂片虽然是大家非常熟悉的检查，但因为常被误用或误解，所以值得花点儿篇幅来详细谈谈。几乎我诊疗过的每个患者都会跟我说："我有瘙痒（疼痛或烧灼感），但我的妇科医生说我的巴氏涂片结果很正常，真不知道我有什么毛病！"巴氏涂片的样本取自子宫颈细胞，通过检查细胞是否改变来评估子宫颈的病变是否为宫颈癌或癌前病变前兆。这是现代医学中最具成本效益的疾病筛检方法。自从巴氏涂片问世后，宫颈癌的发生率和死亡率都大幅下降。在筛查癌症方面，巴氏涂片称得上是救命法宝，有助于发现异常情况，但不能用来检验其他疾病。巴氏涂片结果正常只代表子宫颈里没有癌前细胞，并不代表你

> **阴部之音**
>
> "我的妇产科医生在对我进行定期检查时,做了巴氏涂片,但我完全不知道这有什么用处。我现在把做巴氏涂片当成理所当然的事,并且希望以后再也不要听到任何与此相关的消息了。"
>
> ——乔伊斯,32 岁

> **阴部之音**
>
> ## 救命的纪录
>
> 统计显示,每 3 年都进行宫颈涂片检查的女性可以降低 70% 宫颈癌的死亡率。

的阴部很健康。

很多医生也有错误观念,即使巴氏涂片除了用于筛查癌前病变外,在其他疾病的诊断上并不可靠,但他们还是依赖通过巴氏涂片获得的偶尔出现的阴道炎证据来进行诊断。实验室里被判断出的阴道毛滴虫,在涂片上看起来可能只和阴道或子宫颈细胞类似。巴氏涂片报告上写的细菌位移,可能提示细菌性阴道病,但这个结论并不准确,顶多只表示阴道细菌生态失调。如果巴氏涂片结果为疑似阴道炎,患者就应该做阴道检查,包括 pH 化验及阴道涂片。感染、有炎症时,白细胞很容易影响巴氏涂片的结果,因为技术人员会看不清楚子宫颈细胞,医生普遍认为当患者有阴道感染时,最好先放弃巴氏涂片。

巴氏涂片只是筛检,并不能诊断癌症。筛检结果只是风险评估的信息之一,需要继续追踪或其他检验才能拼凑出完整的真相。没有一项检查能够给你一种疾病的所有信息,清楚了解从一项检查中能够得到哪些信息是非常重要的。巴氏涂片的有效性建立在定期检查上,单次结果正常不能保证子宫颈一直没有异常,只有年复一年的结果正常才可以让人安心。就算有疑似情况出现,也不必惊慌失措,因为宫颈癌的病程进展很慢,而且子宫颈癌前病变——宫颈鳞状上皮内病变是可以治疗的。

所有经由巴氏涂片结果异常而发现的宫颈癌和宫颈病变,都是由人乳头瘤病毒引起的(请见第 21 章)。但巴氏涂片不能检测出人乳头瘤病毒,只能从细胞上看出是否有人乳头瘤病毒引起的变异,而且你通常不会因感染这种病毒而出现任何症状。

巴氏涂片结果

若要巴氏涂片结果准确,就得有好的样本、好的筛检实验室和准确的判断,其中任何一个环节都不能出错。

好的样本

有这样一句老话,"进来的时候是垃圾,出去的时候也是垃圾"。一个质量很差的样本,可能根本看不出有异常状况,甚至可能导致误判。你的医生应该遵循原则,保证取得好的样本,以下是你应做的。

▼做巴氏涂片前的 24 小时内不要用阴道药物,也不要灌洗。
▼做巴氏涂片前的 24 小时内不要有性行为,或使用避孕胶或药膏。
▼不要在来月经来时做巴氏涂片。少量的血不会影响细胞的评估,但是大量的经血可能会使评估困难。
▼不要等到每年的巴氏涂片结束后才告诉医生你的阴部有症状。要先讨论现在正出现的状况,由医生决定要不要做巴氏涂片。

阴部笔记

做巴氏涂片时不会痛

在正常情况下,做巴氏涂片时是不会痛的,虽然有很多女性在取样时会有强烈的感觉。如果会痛,那就提示阴部有问题。如果是阴道扩张器造成的疼痛,则可能提示阴道前庭或阴道因为缺乏雌激素而萎缩,或外阴前庭炎症。巴氏涂片可能会令人不太舒服,但不会引起明显的疼痛。如果你从没有性行为,则告诉医生用小一点的阴道扩张器。

适当且正确的评估

涂片细胞被送到实验室后，要先用特殊物质染色，技术人员会在玻片表面再盖上一层玻片来保护细胞。当玻片风干后，由合格的细胞检验技术人员进行筛检。他们必须重新观察整个玻片的表面，并分析涂片中的每个细胞，标示出代表性的异常情形。任何结果异常的样本都必须再交给细胞病理医生审核，而结果正常的样本则不需医生审核就可以被送出实验室。

这套系统距离万无一失、滴水不漏的境界还差得很远。平均每片玻片上有5万~30万个细胞，异常的差别范围也很大，有很多看起来很像癌细胞的细胞其实是正常的。每位筛检人员的工作量也与其评估结果是否准确有关，在理想状况下，你一定希望你的涂片样本是由合乎规定并且持续进修的细胞检验技术人员评估的。

好的细胞病理诊断实验室

你的妇产科医生把你的涂片送到哪里评估呢？20世纪80年代，美国"涂片工厂"事件爆发，大量涂片在没有任何监督的情形下被评估，许多异常根本没有被筛检出来。于是，美国联邦政府在巴氏涂片细胞病理诊断实验室的工作量、筛检报告、复审标准、样本的保存，对抽检技术人员和病理学家筛检准确度的秘密测试，发现及处理采样不合格的涂片等方面做了规定，同时还规定要定期检修实验室的设备。

除了政府的规定外，每个实验室也都有复审巴氏涂片结果的标准，这取决于实验室的客户来源。举个例子，如果实验室开在修道院旁，患者感染与高频率性行为有关的人乳头瘤病毒的可能性很低，大量复检样本根本就是浪费时间。相反地，如果实验室是在一个有许多性工作者的大城市，感染人乳头瘤病毒的样本应该会有不少，复检就显得很必要了。维持病理学家判断质量的保险方法是，将结果异常的巴氏涂片样本与患者的宫颈切片放在一起评估，但可惜很多实验室在评估巴氏涂片样本时，并没有收到宫颈切片样本。

巴氏涂片常见问题

问：出现什么样的症状提示该做巴氏涂片了呢？

答：宫颈癌癌前病变不会有任何的症状，巴氏涂片的神奇之处在于它能及早发现一些没有症状的疾病。这也就是你即使觉得身体没问题，也应该定期检查的原因。如果你感到痒，有烧灼感、异常分泌物或性交疼痛，那应该是其他原因引起的，因为宫颈癌没有明显的症状，出现症状时通常已进展至后期，此时的症状通常是性交后或两次月经间出血并伴随盆腔疼痛或分泌物恶臭。

问：谁应该做巴氏涂片？

答：每一位已满18岁的女性或未满18岁但已有性行为的女性，每年都要做一次巴氏涂片，即使停经以后也应该定期检查。不管你现在是有性行为的异性恋者，还是女同性恋者或双性恋者，即使你从未有过性生活，也应该定期检查。无论你到哪里做检查，都应该将其列入每年固定的检查项目。

问：多久检查一次？

答：连续3次或以上结果都是阴性时，多数医生都会建议每2年做一次巴氏涂片即可，但保险起见，我会建议每年一次更好。

问：什么样的人可能出现结果异常？

答：可能出现子宫颈癌前病变的危险因素包括：有5个以上性伴侣，你的男性伴侣也有5个以上性伴侣；17岁以前就有第一次性经验；你的男性伴侣曾有患过宫颈癌的性伴侣；感染过人乳头瘤病毒、生殖器疱疹；吸烟，使用可卡因，曾有过异常涂片结果或罹患过生殖器官癌症，感染人类免疫缺陷病毒，器官移植导致免疫抑制，低社会经济地位，暴露在己烯雌酚下，65岁以上很少或从没做过巴氏涂片。

问：为什么有时我必须再做一次巴氏涂片？

答：巴氏涂片样本包括从子宫颈表面取得的鳞状细胞和宫颈管细胞。通常要再做一次巴氏涂片是因为涂片上没看到宫颈管细胞或涂片质量不好，浓稠的正常阴道分泌物、阴道感染或月经分泌物都可能会影响巴氏涂片的结果。你也可以在第一次涂片异常时，再做一次巴氏涂片。

问：我怎么才能拿到涂片结果？

答：涂片结果会由实验室送到你的医生手上。了解每次的检查结果是身为一个患者的权利，而且你必须确定检查结果是正常的。如果你的医生没有告知结果，你绝不要忽视这重要的检查结果。有些医生只在涂片结果可疑，且需要进一步的检查时才通知你，没通知就表示没问题。但无论如何，你应该自己追踪，聪明的患者不会放过每次检查的结果，不要假设一切都正常，医生终究也只是人。一般要等1~3周才能看到检查报告，为什么要这么久？请记住，现在对细胞检验人员一天评估多少涂片的量有严格的限制，这是好事，请耐心等待。

问：孕期应该做巴氏涂片吗？

答：第一次产检就要做巴氏涂片。涂片结果异常在孕期相当常见，这没什么好大惊小怪的，因为无论怀孕与否，涂片结果异常都挺常见。孕期不会治疗子宫颈癌前病变，因为病程进展缓慢，而且医生知道以后还有很多时间可以慢慢治。孕期女性如果涂片结果异常，接下来只要确定是否真的是癌症就够了，进一步做阴道镜检查。有经验的医生可以依据此判断患者是否需要切片还是等到生产以后再做。放心，孕期做宫颈切片相当安全。如果借助阴道镜检查就可以确诊，医生可以依异常的严重程度，在有需要的时候再让患者做巴氏涂片和阴道镜检查。如果异常部位已经扩散到子宫颈，有经验的医生可以让患者在孕期很安全地进行有限度的宫颈锥形切除术。在这种情形下，寻求第二意见相当重要，因此做宫颈锥形切除术前，可以找其他医生重新评估检查报告。

向你的医生咨询他（她）对巴氏涂片细胞病理诊断实验室的看法，你也可以打电话到实验室里咨询技术人员和病理学家。还有样本复审的标准，根据美国的规定，起码要复审至少 10% 的样本。我会告诉患者，如果你对实验室的评估结果高度怀疑，出现例如是癌症或不是癌症这样极端的差距时，可以要求将样本转到另一个实验室进行评估，大型的教学医院、医学中心都可以。

巴氏涂片评估结果的准确度

巴氏涂片的评估结果到底准不准呢？如果巴氏涂片评估结果正常就真的没事吗？如果巴氏涂片评估结果异常就表示身体出大麻烦了吗？一般的数据是，巴氏涂片评估结果正常的准确率为 99.4%，而巴氏涂片评估结果异常的准确率则为 80%。但最近的研究则认为，结果的准确度并没有这么高，巴氏涂片评估结果正常的准确度为 69%，而异常的准确度只有 58%，这个数据真令人困扰。有 2/3 的巴氏涂片结果为假阴性，也就是说存在巴氏涂片评估结果正常却患有宫颈癌的情形，这多半是涂片取样时有问题的结果，另一个原因则是评估错误或是实验室无法筛选出异常细胞。

涂片取样错误包括没取到异常细胞，或是异常细胞没有被涂在玻片上的情况。为了减少这类问题，液基薄层细胞学检查逐渐普遍起来。这种检查的取样方法和巴氏涂片一样，但是不将样本直接涂在玻片上，而是将刮刀和刷子在一个装有固定剂的罐子里搅动，实验室的工作人员会把细胞用滤纸收集起来，再放到显微镜的玻片上评估。进行巴氏涂片时，刮刀和刷子等工具在玻片制作成功后会被丢弃，上面的细胞样本也随之被弃。而将刮刀和刷子等工具放在固定剂里搅拌，可以减少被丢弃的样本数量。这道程序还可以使干扰细胞诊断的血液、黏液等物质减少，使样本细胞在玻片上形成单一的透明层。液基薄层细胞学检查的确可以减少取样中的问题，但是费用相对高并且没有纳入医保，因此我只在患者的巴氏涂片结果异常，需要做二次检查或患者要求时才做。

为了减少评估错误，实验室会把有问题的涂片再看一次，或者是随机抽样某一批涂片，大量的复检可以利用两套不同的计算机辅助涂片评估系统（AutoPap 与 PAPNET）。AutoPap 利用判定树来筛选超出特定临界点的玻片，并将其判定为疑似异常的涂片。PAPNET 则用来筛选出需要二次确认的细胞或细胞群，最多可以显示 128 个疑似异常的影像，细胞检验技术人员会再次检查这些影像，决定是否要再调出实际样本用显微镜重新评估。不过这些都不是常规检查，你需要咨询医生你是否需要这些检查。

先不讨论这些高科技有多少好处，时间是最简单有效的除错工具，你只要定期做巴氏涂片就行了。连续 3 年定期做巴氏涂片的女性，假阴性的比例低于 1%。2/3 的宫颈癌患者在 5 年之内都没做过巴氏涂片或从来没做过。所以，每年 6 分钟，即可护一生，你可以放轻松点儿了。

如果巴氏涂片评估结果异常

巴氏涂片结果呈阴性就表示正常，而阳性则表示异常，并且依照异常细胞的不同来分级。几乎每个巴氏涂片结果异常的患者都会问："医生，这意味着我得了癌症吗？" 20 世纪 40 年代，乔治·帕帕尼科拉乌医生发明了巴氏涂片，当时他并不知道涂片上出现的初期细胞变化，也就是宫颈鳞状上皮内病变，几年以后就会变成侵袭性的癌症，但现在我们知道了。如果你的涂片结果异常，那么你必须知道以下几件事。

▼ 发现侵袭性癌症的可能性很低。
▼ 发现可治疗的宫颈鳞状上皮内病变的可能性很高，这只是癌前病变。
▼ 宫颈鳞状上皮内病变代表细胞异常，但不是癌症，而且癌前病变不一定会变成癌症。
▼ 宫颈鳞状上皮内病变的治疗非常简单，患者不需要住院或手术。

"异常"代表的是有一些看起来不一样的细胞出现在涂片中，会被分为三级：非典型鳞状细胞性质未定、低级别鳞状上皮内病变及高级别鳞状上皮内病变。

▼ 非典型鳞状细胞性质未定：看到异常细胞，但原因不清楚。
▼ 低级别鳞状上皮内病变：异常细胞应为癌前病变的第一期宫颈鳞状上皮内病变，轻度异常。
▼ 高级别鳞状上皮内病变：异常细胞应为癌前病变的第二期或第三期宫颈鳞状上皮内病变，中度异常或重度异常。

巴氏涂片只是初步筛检，如果结果异常，医生需要更详细的信息才能判断子宫颈的状况。在我说明涂片评估结果异常如何分级前，让我先解释其他子宫颈检查。

其他子宫颈检查

阴道镜检查

虽然做巴氏涂片时是从子宫颈上刮下一些细胞，送到实验室评估和分级，但是相对来说，取样的细胞少之又少，因此得到的信息也不够。非典型细胞可能是炎症造成的，例如阴道炎或癌前病变，这时就要靠阴道镜检查来确定。

阴道镜其实就是带着灯的放大镜，是为了让医生可以仔细观察子宫颈，找出异常区域用的。先用醋酸清洗子宫颈，去除覆盖在上面的黏液，这时异常的区域就会变成白色，异常的血管清晰可见。在这些部位切片，实验室就能得到一小片更有价值的组织，找出问题的关键所在将变得容易。子宫颈并不太敏感，切片就好像针扎一样，不会令人很痛。若有疼痛不适，则可以先服用布洛芬等镇痛药，再切片。切片手术可以在门诊进行，不需要麻醉。

宫颈管取样是另一种检查方法，除了怀孕时，多数医生都会建议在做阴道镜检查时，做宫颈管取样。

阴道镜检查和子宫颈切片是巴氏涂片检查结果异常后的例行检查，可以说这是一项规定。但什么时候需要做阴道镜检查呢？一有问题就要做吗？还是在每次巴氏涂片检查结果异常时做？稍后会有详尽的解说。

阴部之音

"当我知道在门诊做切片不麻醉时，我吓死了，不是因为可能发现什么，而是恐惧这整个过程！也许因为十几岁放宫内节育器时，我痛到哭出来，医生嗤之以鼻地嘲笑我，问我这么怕痛，以后生孩子怎么办。所以，对任何在我子宫颈上做手脚的人，我都没什么好感。直到医生答应我，她会采取局部麻醉，而且如果我觉得太痛，他马上就停止手术，我才答应做切片。果然做切片不痛，我对医生的信心提升了，检查结果也一切正常。"

——杰姬，52岁

子宫颈照相术

子宫颈照相术使用较少，主要是因为它能提供的信息比巴氏涂片少。子宫颈照相术是用阴道扩张器将阴道撑开，并用醋酸清洗子宫颈，去掉黏膜，使异常部位明显可见后，在子宫颈部位拍照。护士或技术人员拍照后，会将照片送给医生评估。通过子宫颈照相术找出的病灶，有90%以上可以在阴道镜检查及切片后被确认。

那么为何不多使用子宫颈照相术呢？因为这项检查太过灵敏，常会检查出一些能自行痊愈的异常，或非癌前病变的症状，因此提供的信息帮助不大，而且容易加重患者和医生的焦虑，使患者做一些不必要的检查和治疗。

二次巴氏涂片

当巴氏涂片结果异常时，我的患者常会不相信，觉得一定有哪里出错了。她们想要马上再做一次巴氏涂片，希望得到正常的结果。如果第一次巴氏涂片结果显示早期异常，如非典型鳞状细胞性质未定或低级别鳞状上皮内病变，可以再做一次巴氏涂片，但必须等到子宫颈表面的细胞成熟，约4个月后才行。马上再做一次巴氏涂片，有可能造成假阴性，重新确认的结果也是不可靠的。

如果是较后期的异常，如高级别鳞状上皮内病变或癌症，患者完全没有必要再做一次巴氏涂片，因为等待的时间极有可能延误最佳治疗时间。

▼ 不明意义的不典型腺细胞

巴氏涂片结果异常往往很吓人，但最后的检查结果常常没事。涂片上的每一个细胞并不都是从子宫颈表层而来的，它们可能来自子宫颈、子宫内膜，甚至是输卵管或卵巢细胞的腺体。如果这些腺体细胞看起来不寻常，或出现非典型细胞，涂片结果会被归类为"不明意义的不典型腺细胞"。

不明意义的不典型腺细胞并不常见，当发现这些细胞时，实验室会先告诉你的医生，这些是子宫内膜细胞还是子宫颈管内的腺细胞。任何出现不明意义的不典型腺细胞的涂片都需要进一步仔细检查，找出这些细胞出现在巴氏涂片取样区域的原因。

有几个并不严重的问题与不明意义的非典型腺细胞有关，包括你曾做过宫颈锥形切除术，子宫颈部位有子宫内膜异位症，以及子宫息肉。通常不明意义的不典型腺细胞只会变成低级别宫颈鳞状上皮内病变（详见第21章）。只有在少数情形下，出现不明意义的不典型腺细胞是子宫内膜、子宫颈腺体或卵巢有问题的征兆。

当出现不明意义的不典型腺细胞时，不用再做一次巴氏涂片，医生也能检查出这些细胞的来源部位，并确认有无异常。医生会做子宫内膜切片，以及阴道镜检查和子宫颈刮除术，有些医生还会做上生殖道的超声检查。

异常的分级

现在，我们来了解一下当巴氏涂片评估结果异常后，该如何利用上面提到的其他子宫颈检查来做进一步的评估。

非典型鳞状细胞性质未定

当在涂片上看到一些不寻常的细胞，但又不确定问题所在时，这类异常就会被归为非典型鳞状细胞性质未定。许多阴部问题造成的阴道炎症，包括真菌感染、滴虫性阴道炎、脱屑性阴道炎、扁平苔藓，会导致子宫颈出现非典型细胞。此外，当更年期雌激素偏低时，巴氏涂片结果也会出现异常。如果接受治疗后，经巴氏涂片评估恢复正常，就不必担心是癌症了。

非典型鳞状细胞性质未定也可能是人乳头瘤病毒感染初期的证据，有可能会自行消失（人乳头瘤病毒会在第21章中详细介绍）。另外，非典型细胞也有可能提示子宫颈某处有轻度或中度异常。必须找到这一区域，依其症状加以治疗或追踪，所以我们绝不能轻视非典型鳞状细胞性质未定的巴氏涂片结果。

结合上述的可能性，医生会根据你的病史及治疗经验做进一步的评估。若阴道炎症或雌激素缺乏经过治疗，但巴氏涂片结果仍是异常，那么患者就需要做阴道镜检查。以下是巴氏涂片结果为非典型鳞状细胞性质未定之后的评估原则：

①每3~6个月做一次巴氏涂片，如果连续2次结果正常，每年定期做1次巴氏涂片即可。

②不论是发现非典型鳞状细胞性质未定，还是发现其他较后期的症状，都需要做阴道镜检查。

③当巴氏涂片结果首次出现非典型鳞状细胞性质未定时，可以选择子宫颈照相术和人乳头瘤病毒检验。如果其中有一项检查结果为阳性，患者就要做阴道镜检查；若结果都为阴性，患者每年定期检查即可。

当巴氏涂片结果是非典型鳞状细胞性质未定时，医学界还无法预测未来会发生什么。这类异常往往会自行消失，所以很多女性更乐意每4个月做一次巴氏涂片和阴道镜检查。如果这类异常持续1年，那么通常就不会自行消失了，接受治疗是你更好的选择，而阴道镜检查结果则决定了接下来的治疗方案。

低级别鳞状上皮内病变

大多数分级为低级别鳞状上皮内病变的患者即使不进行治疗，也会恢复正常。有 84% 的 34 岁以下女性和 40% 的 34 岁以上女性低级别鳞状上皮内病变的现象会自行消失，但少数女性的病灶会恶化。

①大多数医生会要求患者做阴道镜检查及切片以取得更多的信息，因为他们希望能排除更严重的疾病。

② 4~6 个月后再做一次巴氏涂片也是可行的，但如果结果仍是低级别鳞状上皮内病变，患者就必须做阴道镜检查。

③如果切片检查证实有低级别鳞状上皮内病变，且病灶清晰可见，那么这种情况通常也是可以治疗的。患者可以定期做巴氏涂片及阴道镜检查以观察病情。

不论是治疗还是追踪，都需要患者的配合，需要患者坚持定期做巴氏涂片和阴道镜检查。大约有 15% 低级别鳞状上皮内病变的患者会进展到高级别鳞状上皮内病变，主要是因为她们感染的是活性较强的人乳头瘤病毒。由于异常一般会消失，不治疗只跟踪病情也是可以的，但是如果异常持续 1 年，患者就必须接受治疗。

高级别鳞状上皮内病变

出现高级别鳞状上皮内病变的女性应接受阴道镜检查及子宫颈切片，这一观点已形成共识。只有拿到关于病变部位的位置、属性及大小等更多完善的信息，才能规划后续的治疗方案。

第三部分

问答指南

现在该来谈谈我的医疗事业的实践层面了。每个星期我都会为数十位阴部有症状的女性看诊，本书第三部分就是要以深入浅出的方式来谈这些常见的阴部症状（以及与这些症状有关系的罕见病症）。你会看到这里，就是希望能弄明白到底哪里出了问题，并且在治疗时与你的医生讨论。我会让你读到症状、诊断过程、一般患者最关心的事，以及最新的医疗方法。几乎所有阴部相关的医学知识全都涵盖其中。事实上，在医学界，阴部医疗还是相当陌生的领域，对于非阴部专业医疗人士的临床人员来说，本书中所提供的信息，有些可能还未普及。

这些信息不仅详实，也包含了我在自己的诊所医治患者时的方法。我在其中列举了大量的事实，也将我的同情与支持汇聚其中。事实上，几乎每一种阴部症状都可以被有效控制！我希望你能关心自己的身体，而不是一生病就惊慌失措，也希望你能明白，我懂得你的感受，并且非常希望能给你一些有用的帮助。

不要等到问题发生后才读这本书！我在书里也讲到了一些常见病症，例如真菌感染、细菌性阴道病、性交疼痛、人乳头瘤病毒感染等的预防方法。任何一位有智慧、有魅力的现代女性，都不应该对这些病症视而不见，提前认识这些病症，说不定可以让你能够避免患病，或者至少知道怎么样才是处理病症的合适方式。亲近你的身体，认识自己，做一位健康的女性——这才是本书的重点。

第 10 章

真菌感染
这才是真相

当大多数女性觉得阴部不舒服时，首先想到的就是真菌感染。会痒？买一管在美国到处都能买到的药膏不就得了。每次都能这么简单就好了！

真菌感染的诊断和自我治疗远比大多数女性想的要困难多了！虽然真菌感染是大家很熟悉的阴道疾病，但却不是最常见的，最常见的病症其实是细菌性阴道病。一旦出现刺激感和异常分泌物，许多女性就认为一定是真菌感染，其实有很多其他阴部问题也有同样的症状。如果根本就不是真菌感染，那在药房里买的抗真菌软膏对你没有好处，甚至可能使情况更糟。看看以下的例子吧。

▼ 安妮的外阴有刺激感，自己观察时还发现有白色浓稠的阴道分泌物，所以她认为自己得了真菌感染。她到药房里买了非处方的抗真菌药膏，却发现它没有任何用处。为什么？她并不了解，产生刺激感是因为她穿丁字裤运动，而可疑的分泌物其实是完全正常的。

▼ 桑娅认为她的炎症和异常分泌物是真菌感染造成的，当在药房买的非处方药膏没有效时，她找到了我，诊断结果是：她得了性传播疾病——衣

原体感染。

▼ 贝丝怀孕了，但她觉得自己感染了真菌。我发现的确有分泌物粘在她的阴道壁上，盖住了子宫颈，这看起来确实很像真菌感染，但当我透过显微镜仔细看她的分泌物时，却发现她得的是细菌性阴道病。

▼ 玛丽娜主诉感染了真菌，除了一直觉得痒，性交时也觉得痛。她试过很多药膏，但都没有办法完全治好症状，可是她根本没有感染真菌，她得的是外阴前庭炎。

我举的这些例子，并不是告诉你当你觉得感染了真菌时，得的一定是别的病。真菌感染的确常常发生，但是太多不正确的信息及错误的结论会误导患者，使得大部分人的认知都跳过了医学事实，只停留在表面。举例来说，一般人认为：真菌感染患者会有干酪般的分泌物，并伴有严重的瘙痒，吃太多甜食才会引起真菌感染。为了避免真菌感染，应该吃酸奶，穿纯棉白色内裤。这些认知已经广为大众接受，仿佛真理一般，可其中有一些是对的，另一些则几乎没有科学证据的支持。

医疗专业团体里也不乏对真菌感染的错误认知，有一项研究指出，50%以上的真菌感染案例为误诊案例。很多医生觉得真菌感染是小毛病，不会深入调查瘙痒的原因；也有许多医生认为可以在没有任何检验，甚至不用看到患者的情况下，就可以做出诊断。甚至即使认真检查了，真菌也有可能躲过医生的"侦察"，因为那时患者可能还没有出现症状，或是刚使用过抗真菌药物。无法全盘掌握真菌复杂的特性，可能会造成治疗不充分及病症复发，或是误诊。最糟糕的是，医生自以为对真菌这个小东西无所不知，事实上还差得远呢！大多数医生根本不了解真菌。举例来说，研究显示，真菌感染并非单一问题，而是症状广泛的疾病，范围可能从独立的感染到貌似不相关的病症复发。

真菌感染可以是简单的小毛病，但也可能非常复杂，表现出不同的症状。有些女性一生都没有感染过，或只感染过1~2次；有些女性则是在月经周期中的某段时间出现，其他时间非常健康，这称为周期性阴道白色念珠菌感染；还有些女性一次接着一次感染，无法根治。有很多阴部问题的症状和真菌感染一模一样，例如皮肤瘙痒（第15章）、其他种类的阴道炎（第11、第12、第13章）、过敏（第14章），另外，还有一位伟大的"演员"——外阴疼痛（第17章）。一定要记得，如果你得的不是真菌感染，那么针对真菌感染进行的治疗对你根本没用！

说了这么多，当怀疑自己不幸感染真菌时，除了哀叹以外，还应该做些什么呢？在解释解决方法前，我想先介绍真菌的背景，我知道你急着想知道治愈的方法，但首先我们必须确定，你想要正确的治疗而非误导的结果。

阴部笔记

为真菌感染正名

阴部真菌感染的正式名称为外阴阴道念珠菌病，以前被称为念珠菌阴道炎和鹅口疮，鹅口疮现在还被用来称呼口腔的真菌感染。

如何立即缓解症状

当你等待检查结果时，以下是可以帮助你缓解瘙痒和烧灼感的几种方法或建议：

» 温水坐浴，可以用浴缸或塑料浴盆。
» 尽量少穿内裤，外面穿最宽松的衣物。
» 冰敷。将碎冰、冷冻的豆子或玉米放在封口袋中，用软毛巾包起来，夹在阴部冰敷；用干净的洗洁精空瓶装水冷冻，晚上痒到睡不着时，用软毛巾包起来，放在两腿间冰敷。
» 涂抹阴道润滑剂。
» 上床前服用一些医生开的抗组胺药物如苯海拉明或茶苯海明止痒，睡个安稳觉。
» 可以请医生开一些局部麻醉剂止痒，如5%的利多卡因软膏，不要用刺激性强的凝胶，以免刺激阴部。
» 千万不要到药房买抗真菌药膏，应该先去医院。

什么是真菌

当医生说出"真菌"这个词时，一般是指一种叫作白色念珠菌的东西。真菌不只出现在阴部，肠道、口腔和肛门里都可以见到它们的踪迹。1/5 育龄期健康女性的阴道里都有白色念珠菌，而且她们没有任何症状。请记住，在正常情况下，许多微生物，包括臭名昭著的大肠杆菌都和 B 群链球菌都住在阴道里。出现这些细菌并不代表"不洁"或脏，这只是自然现象。这些微生物，包括真菌，会在人体皮肤及任何有黏膜的部位产生一定的保护作用。

阴道中的真菌多半来自大肠，它们是沿着肛门区域"溜达"过来的。这是如何发生的呢？不只因为有些女性上厕所时擦拭方向不对，还因为阴道和肛门距离很近，而真菌又能从一个器官"冲刺"到另一个器官，所以借着月经时用的卫生巾或口交，真菌都有可能从肛门、口腔传到外阴或阴道。一种关于真菌感染的理论指出，真菌感染持续复发的原因可能是人体的免疫系统无法对付真菌，这才让它们在体内逞凶。

大部分时候，健康的阴道环境和充满"战斗力"的免疫系统会阻止真菌过度生长，从而避免引发阴道炎。有一种理论认为，真菌感染之所以会反复发作，是因为阴道免疫系统由于某种原因，失去了对真菌入侵的"预警"功能，并且允许它们成为肆意妄为的"杀人狂"。

> **阴部笔记**
>
> ### 你不是一个人在"战斗"
>
> 大多数女性一生中至少会得一次真菌感染，但由于真菌感染不需要上报，不清楚到底有多少个案。但 20 世纪 80 年代治疗真菌感染的处方几乎是以前的 2 倍，美国人一年付出超过 10 亿美元来治疗真菌感染。

真菌有两种生长形态，一种是小小的圆形或椭圆形的孢子，另一种则是孢子长出的菌丝。早些时候，人们认为真菌是借着菌丝入侵组织引发疾病的，所以孢子在长出菌丝前是无害的旁观者。但现在我们发现，这两种形态的真菌都可能引发疾病。在标准显微镜下几乎看不见孢子，但能看见菌丝。如果你觉得痒，而且有其他症状，医生在显微镜下又同时看见了孢子和菌丝，这就表示你患有真菌感染。

像许多微生物一样，真菌也靠葡萄糖"维持生计"。真菌可以在极酸（pH 2.5）到接近碱性（pH 7.5）的环境中存活，所以改变阴道 pH 对预防真菌感染来说是没有帮助的。

要在阴道里生存、成长，真菌还需要雌激素。阴道黏膜有一种蛋白质，使白色念珠菌可以附着在上面，而雌激素也能通过一种蛋白质附着在白色念珠菌上，雌激素会刺激白色念珠菌孢子长出侵入阴道细胞引起症状的菌丝。我真希望当初造物者设计的刺激真菌的是睾酮，而不是雌激素。

雌激素和真菌的关系解释了许多事情：青春期前的小女孩不会有真菌感染，而未接受激素替代疗法的停经女性，也很少有真菌感染的困扰，因为这些人身上的雌激素浓度很低；周期性阴道真菌感染多半发生在月经周期的后半段，因为在 28 天的月经周期中，第 1 天月经来潮，第 14 天开始排卵，雌激素浓度从第 13 天到第 23 天处于升高的状态，然后逐渐下降，在下次月经开始前，雌激素浓度下降至最低然后消失，真菌感染通常发生在排卵以后。雌激素与真菌的关系还解释了为何女性服用抗乳腺癌的激素药物他莫昔芬后，会反复出现阴道真菌感染。他莫昔芬是合成的抗雌激素药物，治疗原理多样且复杂，虽然它可以阻断雌激素对乳腺肿瘤细胞生长和增殖的促进作用，但在停经后的阴道里，却又会有类似雌激素作用的效果。

阴部笔记

雌激素的不良反应

越来越多的女性在停经后使用激素替代疗法，医生也开始发现有女性在 50~60 岁，甚至 70 岁时，第一次出现真菌感染症状。

真菌感染的症状

当阴道中有太多真菌时,就会出现感染的症状,使得免疫系统应接不暇。85%~90%的阴道真菌感染都是由白色念珠菌引起的,但念珠菌又有200种以上。有时当药物杀死白色念珠菌时,非白色念珠菌又会不停繁殖,引起感染。最常见的非白色念珠菌有光滑念珠菌或热带念珠菌等。可以发酵面包的真菌被称为酿酒酵母,也会引起阴道炎。虽然少见,但是曾有报道指出,面包师傅手和指甲里残留的生面团屑可以借由性行为造成阴道真菌感染。治疗非白色念珠菌感染需要更久的疗程及更高的药物剂量,有时甚至治疗对这类真菌没有任何效果。这种病症相当棘手,但目前还没有其他更好的方法。

其中光滑念珠菌的感染率有上升趋势,这尤其引人注意。这主要是因为美国女性经常使用药房的抗真菌药膏,虽然白色念珠菌杀光了,但是其他有抗药性的真菌占了白色念珠菌的地盘,继续引发症状,这种情况类似于滥用抗生素的不良反应。一般抗真菌药膏中唑类的成分在治疗光滑念珠菌时效果并不明显。这种念珠菌在糖尿病患者身上相当常见。光滑念珠菌感染和阴道灌洗也有一些联系,并与细菌性阴道病同时存在,这可能是光滑念珠菌能够在细菌性阴道病营造的碱性环境中存活的缘故。

不论是哪种真菌感染,典型症状都是严重的瘙痒和阴道分泌物异常,多发生在外阴、阴道口周围及前庭部位。但是这些症状不只发生在真菌感染者的身上,其他许多疾病也会引发瘙痒和分泌物异常的症状。

许多女性都认为真菌感染后阴道会有干酪状的分泌物,但事实上,真菌感染不一定会有分泌物异常的症状,通常症状比较轻微,就算分泌物过多,也不会是传言中的凝乳状。分泌物的性状从水水的到黏黏的都有,阴道酸痛、刺激敏感、外阴烧灼感、性交疼痛和尿液接触到外阴后会有烧灼感都是常见的真菌感染症状。虽然有些念珠菌感染会在某些患者身上形成发酵般的气味,但一般而言异味并非典型症状。

医生在检查时，会发现患者的阴唇或整个外阴红肿，发红的主要部位还会伴随红色丘疹；子宫颈正常；阴道发红，有炎症；有时会有一块块分泌物粘在阴道壁上；或有少许黏液。症状通常在月经前的一周特别严重，月经来潮后自然缓解。

真菌感染有很多症状，一般而言，瘙痒和发红越严重，表示真菌越多。有些女性的症状以分泌黏液为主，分泌物粘在阴道壁上，形成白色块状菌斑。有些女性则有明显的炎症，分泌物较少，但外阴及肛门附近的腹股沟皱褶严重发红，还有其他症状或以上任何两种以上的症状同时出现。

阴部之音

"痒死了！我第一次发生真菌感染时，真不知是哪里错了！我想把整个人翻过来，可以好好地抓抓痒。我发疯似的冲到医生那里，做了一些检查后，她只轻描淡写地说真菌感染，就这样。对她来说每天都会看到这样的病，但对我来说，简直要毁了我一生。"

——夏娜，35 岁

感染是怎么发生的

什么时候容易感染真菌？让我们逐个讨论可能造成威胁的危险因子，后面的表格可以方便查阅。

性行为

许多年轻女性在开始性生活不久后，就出现了真菌感染的症状。这只是巧合吗？事实上，这种情况的发生多半是因为精液会促使念珠菌的孢子长出菌丝，使得念珠菌更具入侵阴道壁的能力，而精子还会削弱阴道白细胞对抗真菌的能力。

真菌感染不是经由性行为传染的，但真菌会与经性传播的病原体，如衣原体结合在一起，所以也可能通过性行为传播。

若真菌感染反复发作，尤其在性行为后症状最为明显的话，培养男性的精液或许有助于找出病因。采样可以在家进行，用安全套接住精液，或在容器里射精，用棉棒蘸取一点精液，放在诊所提供的真菌培养基中，隔天再把培养基送回诊所就好了。要注意的是：从阴茎直接采样是没有用的，因为真菌不会住在输精管中，若真的有也不会出现症状（但这种情况需要口服药物治疗）。

可能引起真菌感染的危险因素

长期以来，许多可能会引起真菌感染的危险因素，在没有被证实的情况下，成为被大家普遍认可的常识。感谢医学界持续不停的研究，让这些想法现在已经有所改变。

可能存在的危险因素	传统观点	新的理解
性行为	真菌感染不是性传播疾病，真菌只是正常情况下，存活在阴道中众多的微生物之一	真菌感染与性行为有关，它们可能经由口腔、生殖器接触在伴侣间传染；有规律性行为的人更容易被感染，但目前还不清楚频繁的性行为是否为危险因素
食物	食用糖会增加真菌感染的发生概率，酸奶是很好的治疗方法	许多研究都无法证明食用糖过量或不足是真菌感染的危险因素，只有一项受试者相当有限的研究报告指出，酸奶对真菌感染有治疗效果
抗生素	使用抗生素会导致真菌感染	与抗生素的种类及用法有关，广谱抗生素会引起更多问题，但使用时间的长短也是影响因素之一
衣物	紧身的化纤衣物会导致真菌感染	衣物会引起真菌感染的说法实属猜测，未获证实
怀孕	真菌感染在孕期相当常见，而且难以根除	没有人可以确定。过去的研究由于有方法上的缺陷，缺乏可信度，最近也没有相关的研究可以证实
避孕	口服避孕药会增加真菌感染的发生风险	含高剂量雌激素的口服避孕药，比低剂量的风险要高，而前者已经下架，不再贩卖。避孕海绵和宫内节育器可能会增加感染的概率，子宫帽可能会促进真菌繁殖，但不一定会增加感染的概率

性与真菌的常见问题

问：口交会传染吗？

答：会，有多项研究报告强调了口交和真菌感染的关联。一项利用 DNA 比对的研究显示，男性口中发现的真菌的 DNA 与性伴侣阴道里发现的吻合。一项受试者必须接受真菌培养检查的研究则指出，前一周进行 2 次或以上口交的人，感染真菌的风险为平时的 3 倍。真菌长住在男性口中，却没有症状，但真菌可能会借着口腔和生殖器接触传播。可以培养男性口腔中的真菌，结果若为阳性，患者就可以接受治疗，但我们目前没有足够的信息了解接受多长时间的治疗，真菌才会从口腔里消失。

问：我会将真菌传染给我的性伴侣吗？

答：会，但这种情况不太常见。如果你使用严格的保护措施，这种情况发生的可能性很小。通常有两种情形。一种情形是，真菌使男性出现阴茎局部皮肤不适——包括红肿、瘙痒和刺激感等过敏反应，此时，男性可以用抗真菌药膏缓解不适。这没什么大不了的，且不代表男性感染了真菌，也不会有长期影响。另一种情形则是女性将真菌真正传给男性。研究者发现真菌可能会留在精囊中，不会引发症状，且可能在射精的时候传回给女性。复发性真菌感染患者的性伴侣身上发生这种情形的并不多，占 15%，然而这些人中却有 36% 都患有口腔真菌感染。目前，我们还没有任何有关女性性伴侣间互相传染的资料。

问：感染真菌时应该停止性行为吗？

答：将真菌传染给男性性伴侣的机会少之又少，何况大多数女性会因为真菌感染而无法尽兴，所以你为何要让自己更不舒服呢？

问：如果我有多处真菌感染，性伴侣接受治疗有帮助吗？

答：如果在性伴侣的精液中培养出真菌，他接受治疗对你的病情或许有帮助，但有一些研究指出，局部治疗并不能降低感染率。目前只有两项研究显示，口服抗真菌药物治疗男性性伴侣可以降低女性性伴侣的感染率。

食物

许多食物被认为是引起真菌感染的元凶。不幸的是，相关的医学证据非常不足，无法说服我相信食物是强有力的危险分子。糖是头号犯罪嫌疑人，因为真菌就像许多生物一样，需要依靠葡萄糖等单糖维生。真菌将葡萄糖分解为二氧化碳和酒精，这个过程就是发酵。当出现真菌感染时，阴道的真菌发酵产生酒精，所以你才会有烧灼的感觉。糖在人体的血液里有不同的存在形式，虽然一般都是聚合物，但身体可以将它们分解成单糖。常见的蔗糖和在牛奶、酸奶、干酪、冰激凌里的乳糖，多可以被分解为单糖（如葡萄糖），供身体吸收利用。实验室依据发酵时所需的糖来鉴别真菌，例如白色念珠菌利用葡萄糖，其他念珠菌利用甘露糖，以此类推。有证据显示，在阴道细胞里发现的岩藻糖能使阴道壁形成一块富有黏着性的区域，好让真菌附着。

研究人员在确认糖尿病患者是否更容易感染真菌时，发现了糖与真菌的关联性。我们现在知道，女性糖尿病患者的阴道更易形成真菌菌丛，但大多数糖尿病患者未必有反复出现的真菌感染。实验室的研究显示，真菌在容易获得糖的环境中反应更加活跃，因此认为糖与真菌是有关联的。"吃什么好"的医疗建议并没有因此如雨后春笋般涌现。直到今天，只有一项针对阴道真菌感染女性的相关研究，这项研究是由一位阴部真菌感染专家完成的。研究发现，反复感染真菌的女性尿液中的葡萄糖、阿拉伯糖、核糖的含量都有所升高，与这种情况有关的饮食习惯包括大量食用蔗糖，每天喝超过约 0.95 升的牛奶，吃很多富含乳糖的干酪、酸奶、代糖等。研究结果也表明，少吃这些食物能使严重真菌感染发生的次数大幅减少。但我们目前所知道的还不足以指导你改变饮食习惯，预防真菌感染。

美国畅销书《真菌》建议，减少食用碳水化合物和很多其他食物，这本书也成为许多反复发生真菌感染患者的宝典。但作者只引用了面包师傅手上的真菌与阴道白色念珠菌感染相关的单一研究，除了与医生的对话外，并没有提供进一步的科学依据，因此我高度怀疑书中建议的正确性。

> **阴部笔记**
>
> **食疗有用吗**
>
> 要是光靠改变饮食习惯就可以解决真菌问题，那真是不错！不幸的是，到现在都还没发现例如低碳水化合物、禁食发酵食物或吃酸奶餐等饮食疗法可以治愈真菌感染。

在证据相当有限的情况下，我只能说，吃太多糖也许会使你成为真菌感染的受害者，但适量食用甜食应该不会引发真菌性阴道炎。在做出任何治疗建议前，我们需要大量严谨的研究，证明糖、其他碳水化合物与真菌感染的关系。

最佳建议：吃得健康、均衡，将甜食当成犒赏自己的礼物。依照食物金字塔，摄取适量的糖和乳制品等。

▼ 酸奶可以预防真菌感染吗

常听到有人建议感染真菌的女性吃酸奶，但很少有人知道这种说法并没有事实根据，这只能算是民间疗法。1908年，有一本介绍如何延年益寿的书，里面提到保加利亚人健康长寿的原因就是每天吃酸奶，因为里面含有活性乳杆菌。从那时开始，食用含乳杆菌的食物可维持或重建体内细菌正常生态的说法就甚嚣尘上。

的确有好几项研究指出，食用或在阴道使用酸奶成功治疗真菌感染，但在解释这些研究前请注意：受试者都自认为发生了真菌感染，并没有经培养确认，所以她们一开始到底有没有出现真菌感染难以确定。此外，1992年的一项研究指出，每天吃200多克含有嗜酸乳杆菌（简称A菌，乳杆菌的一种）的酸奶，能在一定程度上预防真菌感染。在这项研究广为人知之后，大众更相信酸奶有抵抗真菌的神奇力量，但是这项研究规模很小，且从来没有被重复验证过。

女性认为吃酸奶可以让阴道里的益菌乳杆菌重新生长，所以有抗真菌的效果。我们接下来会提到抗生素能杀光阴道里所有的细菌，但此刻我们没有证据显示与抗生素无关的复发性真菌感染的患者，是因为阴道里没有足够的乳杆菌，才造成一再复发。常受阴道感染之苦的女性大量食用酸奶，希望里面的乳杆菌可以解决问题；不然就是服用健康食品店里含A菌的昂贵胶囊。

为了杀真菌吃大量的酸奶，其实是种浪费。多数酸奶里的乳杆菌不见得就是广告上说的那种，其中也可能含有一些功效值得怀疑的细菌。而且，从乳制品中获得的乳杆菌，不见得能黏附在阴道细胞上，因为这种附着的功能似乎是人类阴道乳杆菌独有的。此外，酸奶含有大量的乳糖，可能使真菌感染恶化，我更不推荐用酸奶灌洗阴道。健康食品里的乳杆菌也不太能黏附在人类阴道上。

欧洲已经生产出含有人体乳杆菌的胶囊，对阴道里缺乏乳杆菌引起真菌感染或细菌性阴道病的患者而言，它也许会是一种有效的药物。

抗生素

真菌感染常发生在接受口服抗生素治疗之后。事实上，真菌性阴道炎已经成为普遍问题，最可能也最合理的解释就是抗生素的广泛使用。广谱抗生素（四环素就是其中之一）在杀死细菌的同时，也造成了阴道真菌的过度生长。使用抗生素的时间越长，发生真菌感染的可能性就越高。

为什么会这样？因为抗生素会将阴道里的正常细菌一并杀死，而科学家认为这些被"杀害"的细菌（尤其是乳杆菌）就像路障一样，可以避免真菌生长，入侵阴道壁。

如果你被反复的真菌感染困扰着，请检查使用过的处方，确定它是否由抗生素引起。注意真菌感染是否在服用抗生素后发生，如果你频繁被真菌感染，那么就需要和医生谈谈该如何预防，例如使用抗真菌药膏及评估是否要口服抗生素。你最好能重新考虑是否要使用抗生素，因为很多时候抗生素并不像想象的那样必要，例如很多患有二尖瓣脱垂的人会在牙科治疗前服用抗生素以预防瓣膜感染——二尖瓣脱垂会增加瓣膜感染的发生风险。但是美国心脏协会指出，有一项研究发现，除非心脏超声检查发现二尖瓣脱垂的情况相当严重，否则不需要事先服用抗生素。抗生素也常用来治疗非细菌性的感冒，由于感冒一般是由病毒引起的，不是细菌感染，所以抗生素是没有治疗效果的。就医时，一定要确定你是不是真的需要服用抗生素，不要在不问任何问题的情况下对医生的处方照单全收。

> **阴部笔记**
>
> **与真菌有关系，还是八竿子打不着**
>
> 现在普遍认为身体其他部位的问题，包括焦虑、沮丧、哭泣、腹泻、经前紧张、头痛、麻疹、劳力性呼吸困难、腹痛、记忆力变差、乳房发育不良、慢性疲劳与性功能障碍等，和长期暴露在白色念珠菌下脱不了关系。真菌感染也被认为是许多疾病，从风湿性关节炎、克罗恩病到精神分裂症和艾滋病的危险因子。虽然还没有足够的证据证实真菌与这些身体症状的关联，但长期以来医疗专业人员仍在不断地研究中。

> **阴部笔记**
>
> **你可能已经感染了**
>
> 即使有这么一串长长的疾病名单（也是未经证实的名单）上的病通常都怪到真菌头上，也没有医学证据证明有"全身性真菌感染"的可能。真菌能侵入血液，但通常只在严重免疫抑制的患者身上引起严重而致命的感染，这种情形非常罕见。

衣物

过于紧绷、不透气且用人造纤维制成的内衣，会升高生殖器官部位的温度，使湿气无法排出，被普遍认为是真菌感染反复发作的原因之一，但是这种说法目前还没有足够的科学证据支持。一项针对美国女大学生的研究显示，穿紧身衣物或非棉质内衣并不会增加真菌感染的发生风险。其中唯一能说通的解释是，由于阴部接触了化学物质或发生过敏反应，阴道的环境发生了改变，使其有利于真菌生长，但是这项研究并没有将受试者使用的女性卫生用品视为真菌感染的危险因素。这类衣物可能是其他阴部疾病的危险因子。

怀孕

另一种广为人知的说法是孕期女性更容易感染真菌，但我不敢这么肯定。虽然有些研究支持这种说法，因为在怀孕的女性身上可以发现更多真菌群聚现象及阴道炎，尤其是在孕期的最后3个月。另一方面，有些研究则指出，孕期女性罹患真菌感染的风险与普通女性没什么不同，许多女性在整个孕期都没有真菌感染的困扰。孕期的阴部问题如细菌性阴道病、皮肤病及外阴疼痛可能是由泡泡浴、刺激性的肥皂、温度过高的热水、丁字裤等引起的，可都被算到了真菌感染的头上。这是因为怀孕的女性和大多数普通女性的想法一样，真菌感染是她们知道的唯一一种阴部疾病，所以它一定就是元凶！

孕期的真菌感染较难治疗，因为激素的浓度高，阴道细胞的糖原含量增加，为真菌提供了更多养分，雌激素也帮助真菌在阴道细胞上长出菌丝，从而引发阴道炎。此外，阴道炎的症状也可能是由其他原因引起的，所以最好不要自己买药治疗，而是应该先找妇产科医生咨询。

避孕

多年来，关于避孕药与真菌感染间的关系的研究结果，一直都有很大出入。雌激素含量高，也就是含 0.05 毫克以上雌激素的传统避孕药，被认为有助于真菌生长，因此已经很少见了。现在流行的低剂量雌激素避孕药，含 0.02~0.035 毫克雌激素，被认为不会增加真菌感染的发生风险。最近有两项非常严谨的研究，结果发现，已经感染真菌的女性服用低剂量口服避孕药后反复发生真菌感染的风险反而较高。

如果你正在口服避孕药，而且抗真菌治疗对你的复发性真菌感染无效，那么你应该考虑请你的医生关注念珠菌感染与口服避孕药间的关系，并注意采取其他的可靠方法避孕。关于有复发性真菌感染的女性停用避孕药后会有什么影响目前并没有研究。

宫内节育器也可能会增加真菌感染的发生风险，如果你反复感染真菌，就要跟你的医生商量选择其他的避孕方法。不过，避孕环会增加阴道真菌的数量，但不见得会提高感染的发生概率。

其他

免疫抑制剂

严重气喘、风湿性关节炎或其他慢性疾病可能与阴道真菌感染发生风险增加有关。例如系统性红斑狼疮和多发性硬化症患者，由于长期口服可的松，会增加阴道感染的发生风险。HIV 携带者担心自己会长期遭受阴道真菌感染之苦，这简直就是自己吓自己，虽然无论男女，HIV 携带者都容易长期患有口腔真菌感染，但现在并没有研究显示，女性 HIV 携带者更容易患有复发性阴道真菌感染。

遗传因素

遗传因素说不定是反复发生感染真菌的病因中最重要的一个。血型也与真菌感染有关。除了我们熟知的 A 型、B 型或 O 型外，还有其他的血型系统，根据红细胞表面不同的蛋白质（称为因子），它们也有不同的名字，例如，Kell 血型系统、Duffy 血型系统、Lewis 血型系统。因此，你的血型可能是 A 型同时又是 Kell 血型（带有 Kell 因子）。带有 Lewis 因子的女性，患复发性真菌感染的概率比一般女性高 3~4 倍。这也表示有 25%~33% 的复发性真菌感染患者拥有易感性基因，这可能是因为带有 Lewis 因子的女性阴道免疫系统抵御真菌的能力较差。这也解释了为什么你很健康，每件事情都做对了，也避开了"危险地带"，但还是被真菌困扰着！不过，这种看法仍处于理论阶段，目前并没有针对基因问题的治疗方法。

> **阴部笔记**
>
> **真菌感染复发可能损及生育力吗**
>
> 虽然有很多好理由，让我们去追根究底发现这个问题的答案，但至目前为止，没有证据可以证明真菌和生育力之间有关系。

过敏

真菌会破坏原本健康的免疫系统，因此出现了"真菌即过敏"这种理论，而相关的证据多如牛毛。许多患有复发性外阴阴道炎的女性，在患上严重的真菌感染时，免疫系统都无法反应，这是因为她们的一些白细胞在面对白色念珠菌时，分裂复制的能力变差，这种情况被称为淋巴细胞增殖低下反应，同时，身体还会产生具有免疫抑制作用的前列腺素 E2。

我们来解释一下女性体内的真菌过敏反应是如何发生的。第一次感染真菌后，真菌侵入阴道表层，并且在阴道细胞中生长，在细胞深处，真菌反而躲过免疫系统和抗真菌药膏的攻击。真菌中被称为抗原的蛋白质，被身体分辨出是细胞分泌的外来物质，于是，免疫系统开始制造抗体来消灭它们。抗体刺激身体分泌组胺，组胺不但会引起瘙痒和烧灼感，还会阻止免疫系统进行"反击"——白细胞无法增殖，也不能到感染的区域去。阴道的免疫系统瘫痪，真菌接管了阴道。这时，阴道的免疫系统被彻底摧毁，任何化学物质和外来蛋白质与阴道接触后都会引起过敏反应，使细胞肿胀、破裂，伤害程度增加，接着整个循环又再次开始。

如果复发性真菌感染代表过敏反应，那么过敏针剂可以治疗真菌感染吗？过去几年有许多成功的研究报告，我自己也完成了一项小型试验，10位患者中，有5位出现了显著疗效，但由于受试者人数太少，这项试验不具备统计学意义，要证实这种理论我们还需要更加努力。

真菌感染的诊断

当你认为自己感染了真菌而就医时，要做完整的检查。第9章介绍了检查的步骤：了解病史，做盆腔检查、阴道pH化验、阴道涂片和胺试验。

许多真菌感染的案例要在显微镜下看到阴道分泌物里有真菌菌丝才能确诊。如果显微镜下能看见菌丝，诊断就比较明确了，同时阴道pH、胺试验结果正常，此时就不必再做其他检查了。但如果阴道pH和胺试验如果异常，则表示可能有其他感染，例如滴虫性阴道炎或细菌性阴道病夹杂其中。

如果是非复杂型真菌感染，在显微镜下也可以看到菌丝，就不必再做真菌培养，但若出现下列情况则需要做真菌培养。

▼有瘙痒、烧灼感及分泌物，但在显微镜下看不到孢子或菌丝。
▼医生只在显微镜下看到孢子，没有看到菌丝，这有可能是非白色念珠菌引起的真菌感染。
▼医生在显微镜下看到许多白细胞，却看不到任何真菌或阴道毛滴虫。
▼接受过标准治疗，症状却不见改善。
▼医生希望以口服抗真菌药物治疗复发性真菌感染。

切记，真菌培养需要用一种称为沙保罗琼脂培养基的特殊物质，与阴道细菌培养不同。例行的细菌培养很少有助于诊断，因为在正常情形下，阴道里住着很多细菌，如链球菌、葡萄球菌、大肠杆菌和阴道加德纳菌。

只通过阴道扩张器看到阴道分泌物就诊断真菌感染的方法是落伍且不准确的，请找一位帮你做整套检查并用沙保罗琼脂培养基做真菌培养的医生。

以下是在显微镜下或培养中看不到真菌的原因：

▼ 显微镜检查只有 40% 的准确率。

▼ 患者在接受过几天不完整的治疗，如使用过抗真菌药膏或服用抗真菌药物后就诊。

▼ 门诊时，正好未出现症状。

▼ 真菌感染可能不是病因，许多其他的阴部问题都会引发瘙痒和烧灼感。

在症状出现时就诊也许不容易，在美国可以先找与医生合作的临床护理师。如果你的症状出现有规律性，请和医生商量，将门诊时间安排在症状出现的时候。

> **阴部笔记**
>
> ### 减少而非根除
>
> 目前可以用来抗真菌的药物只抑制真菌的生长，所以只有抑菌作用，没有杀菌作用，不能真正杀死真菌。换言之，它们能减少阴道里真菌的数目，而不能把真菌都杀光，剩下的就交给阴道里的免疫系统来解决。

真菌感染的自我诊断

真菌感染是种复杂的疾病，在没有医生的精确诊断或详细了解真菌的各方面前，试图自己诊断是不正确的，还可能会导致错误的自我治疗。一位女性即使对真菌感染的各种症状了如指掌，或曾经接受过医生的治疗，也还是需要做阴道检查、pH 化检、真菌培养和阴道分泌物的显微镜评估等来下精确的诊断。

然而在 1990 年，美国食品药品监督管理局核准抗真菌药物可以不凭处方在药房出售，并且有相当多的品牌。抗真菌药物市场立刻变得非常火爆，原本每年只销售 900 万单的处方药物，变成非处方药以后，可以卖出 2400 万单，在 2000 年销售金额超过 6 亿美元。

很明显，女性非常喜欢这类药品不凭处方销售所提供的方便性及自主性。如果对症下药，快速的治疗当然再好不过，但不幸的是，事实往往不是如此。美国食品药品监督管理局开放抗真菌药物为非处方药是被一项认为大多数女性都可以自我诊断及自我疗护的研究误导了。在这项研究里，受试女性接受了完整的真菌感染和其他阴部症状的相关教育，参与研究的人员中有接近 2/3 的人可以根据自己的症状正确诊断出真菌感染。在从前诊断出真菌感染的女性中，有 4/5 的人也可以准确判断出自己患有真菌感染。但重点是，这不代表正在用此类药物的所有女性都具有与这项研究的受试者相同程度的知识。

其他的研究结果就没有这么令人印象深刻了。一项研究发现，虽然大多数女性认为是真菌引起了症状，但只有 1/4 的人答对了，有一半受试者的症状是由细菌性阴道病、外阴前庭炎和刺激性皮炎引起的。另一项研究则指出，在未曾接受过真菌感染诊断的女性中，只有 11% 的人可以正确判断出自己感染了真菌。

你可以了解，为什么外阴疾病专家，包括我在内，对美国食品药品监督管理局的决定感到十分震惊。很明显女性很难了解阴部症状背后的病因，于是，这些非处方药大部分都被误用，大家不知道有其他很多疾病也会造成刺激、分泌物异常或瘙痒等症状。自己误诊的结果就是不适的时间加长，或是发生并发症。有些女性试着用抗真菌药膏治疗硬化性苔藓、外阴疼痛、皮肤癌前病变和衣原体感染，不仅浪费了数百万美元，还可能忽略一些严重的并发症，例如性传播疾病和盆腔感染，使泌尿系统的感染恶化，甚至还遮盖了皮肤病的炎症。切记，即使是专业医疗人员，有时也会觉得真菌感染的诊断具有一定挑战性。

所以，当你需要帮助时该怎么做呢？我希望快速的居家测试能在近期内问

> **阴部之音**
>
> "我第一次用抗真菌药膏，急着要赶快消除症状，所以在白天就用了。结果真是大错特错，我整天都觉得药快要跑出来了，只好换内裤，再垫上厚厚的卫生巾。那次以后，我学乖了，在睡前才用，这样就可以平躺，让药效顺利发挥。"
>
> ——艾波儿，24 岁

市，但在此之前，不能只靠电话问诊或检查，还需要做一些其他检验。你需要找一位有能力进行 pH 化验、阴道涂片、胺试验的医生。如果觉得痒，显微镜下也看不到真菌，用沙保罗琼脂培养基做真菌培养是非常重要的。

比起找医生诊疗，自我诊疗的确又快又经济，这就是女性喜欢自己买药治疗的原因，但不幸的是，这绝不是你们期待的正确解决方法。

真菌感染行动计划

如果你有阴部症状，并且可能得的是单一偶发性的真菌感染，你可以采取以下措施。

1. 首先，不要草率，不要以为所有的阴部症状都是真菌感染引起的，不要自己使用抗真菌药膏。先看第 7 章，看看是否有其他的可能性。

2. 出现以下情形你应该看医生：第一次有持续性的阴部症状，怀孕，只有 13 岁或年纪更小，症状 1 年出现 3 次以上，患有糖尿病，携带 HIV 或正在口服可的松。

3. 如果你以前曾经诊断出真菌感染，或者用过抗真菌药膏，而且完全康复，你可以用非处方的药膏治疗。大部分情况下，真菌感染很容易治疗，如果症状没有缓解，那可能是其他问题。

4. 使用抗真菌药膏 3 天后，如果症状没有缓解，7 天之内症状没有消失，请就医。谨慎选择医生，很多医生只是给你开更多药膏，你需要一位可以帮你检查所有种类的阴道炎、培养抗药性真菌、可以评估皮肤病和外阴疼痛的医生。

真菌治疗非处方药的常见问题

问：1 天、3 天及 7 天疗程的药，有什么不同？

答：现代社会讲求效率，事事都要方便和速效，所以为了销售，厂商往往会开发出许多产品，这些产品有时远远超过实际需求，抗真菌非处方药也是如此。有栓剂、软膏、会溶解在阴道里的片剂，利用愈来愈高的剂量来缩短疗程，也是这类药品的发展趋势之一。3 天疗程的药膏含 2% 的药量，7 天的则是 1%。1 天的栓剂及处方药单剂量的氟康唑，药效强到可以在 1 天内改善症状。

如果你得的是偶发性、单纯非复杂性的真菌感染，这些药都很有效。高剂量的药更方便，也的确能比较快地缓解症状。你应该会在 2~3 天内感觉症状好转，但应该要花 7~10 天才会觉得完全好了。1 天疗程的药不代表你在 1 天内就会好，有许多患者不了解，所以常抱怨药没有用。最后，就好像有很多人喜欢传统口味的可口可乐一样，也有女性喜欢 7 天疗程的药，这也没什么关系。

不过，有个残酷的事实：如果你的真菌感染是复发性的，或相同的症状再三出现，那可能不完全因为真菌感染。即使你能准确地自我诊断，每种真菌感染的症状也不是都相似，尤其当真菌感染并非独立发生时。有一些真菌株比较顽强，同时数量也不同，它们各司其职。我们还要考虑免疫系统，感染了多久，所以你需要一位医生，根据你的需求选择适合的治疗方案。

问：这些软膏如何控制真菌感染？

答：这些药物干扰真菌细胞壁的生化结构，没有细胞壁，微生物就不能生存。没有任何抗真菌药可以杀死所有的真菌，它们只是减少真菌的数目而已。女性阴道免疫防护系统正常的话，就足以解决偶发性的真菌感染。阴道白细胞可以清除所有用药后残存的东西，症状会随之消失。另外有不少女性的免疫系统有基因上的缺陷，几周的软膏治疗并不足以消除快速复发的风险。另有一些女性介于两者之间，主要是由抗生素或其他原因引起复发。

问：治疗期间可以有性行为吗？

答：女性生殖器官发红，出现炎症、肿胀和疼痛时，不应有性行为，症状缓解后才行。一些药房非处方药会损害乳胶安全套和子宫颈帽的功能，如果你平时选择这类避孕方法，最好有一些备用的方法。治疗期间不应使用避孕泡沫或凝胶。

问：怀孕时可以使用药房的非处方药吗？

答：有些药可以在怀孕时使用，但你应该先征询医生的意见，或在医生监督下使用。

> **阴部笔记**
>
> **不是什么好"煮"意**
>
> 坊间流行将内衣放进微波炉里加热,以杀死真菌,这不仅无效,还可能引起火灾。还是用热水洗衣服比较靠谱。请搞清楚,真菌是在你身体里,不是在内裤上。

控制真菌感染复发的步骤

1. 确认:如果你觉得正在反复感染真菌,在症状发生时请医生检查是非常重要的。即使有很多经验,也不代表这次瘙痒一定是真菌感染引起的。可能是你用的抗真菌药膏有不良反应,或者是内裤让你觉得刺激不舒服,你需要证明真的感染了真菌,同时也需要确认是哪种真菌造成的感染。

2. 减少危险因素:当患有复发性真菌感染时,必须先减少已知的可能引起感染的因素。糖尿病患者应该控制血糖,少使用抗生素,控制慢性皮肤病的病灶等。但有时候不见得是危险因素引起的复发,而可能是阴道免疫系统不明原因的瘫痪。

3. 纠正饮食习惯:唯一一个针对女性的营养学科学研究证明,每天喝超过1夸脱(约1升)的牛奶或可乐会引起真菌感染复发。这真的喝太多了,不吃糖和乳制品是不实际的,但同时控制这两类食物的摄取量,保证饮食均衡,对身体健康很有帮助。

> **自然疗法**
>
> 我希望自己能提供更多有关阴部问题另类疗法的信息。草药有治疗阴部问题的历史,最近又再度引起注意。现代医学没有所有的答案,我鼓励我的患者将任何有帮助的疗法告诉我,我自己也搜集了一些相关数据。
>
> 不幸的是,这些疗法不如想象中神奇,效果持续的时间很短。"斯图尔特医生,简直太神奇了,真菌消失了3个月,但今天我觉得又痒了起来。你觉得是什么问题?"有时我的确发

现真菌感染以外的其他问题，但其实往往是真菌又出现了。

我满心期待有更好的研究可以找出真正有用、可靠的疗法，但中成药通常是复方制剂，研究并非易事。同时，我看到许多女性花大笔大笔的钞票在一些根本没有用的疗法上，再加上美国并没有相关的法令限制，没有任何人管理瓶子里到底装的是什么——可能100%是草药，但也可能只有10%，其他都是没有用的填充剂，甚至可能是有害的成分。厂商更可以在没有研究证明的情形下宣称疗效。

以下的例子说明了找出有效的另类疗法面临的挑战。1999年，国际阴部疾病研究学会的会议上，葡萄牙的医生报告了八种可抗真菌的植物精油对抗念珠菌的效果，来自世界各地的医生都觉得非常神奇。报告结束后，我飞奔过去想要找出该如何以百里香精油治疗我的患者的答案，结果得到的答案是不清楚，因为没有稀释的精油有高度刺激性，他不仅还找出多少浓度的精油才有效，也还没找出将精油送到阴道里的安全、舒适的方法。

更麻烦的是，到现在精油的质量尚未标准化，产品的效果也会因百里香的品种及提炼的方法不同而有差异。在将这个有效的产品应用在临床之前，还有一堆大问题要解决。

一样的情形发生在患者常常跟我提到的大蒜上。实验室里发现，它具有天然抑制细菌及真菌生长的成分，但没有人知道将它用在女性的阴道上是否也有效，也还没有人找出将这种刺激性很强的物质安全用在阴道上的方法。经过研究证实，硼酸是对真菌感染有效的物质。

非复杂性真菌感染或复杂性真菌感染

在拟订治疗计划之前，我必须确定患者得的是非复杂性真菌感染还是复杂性真菌感染。传统上在医生的眼里真菌感染都一样，但多年下来我们得知真菌感染有许多种不同的形式。简单的感染只需基本的治疗即可，但复杂性的则需要延长疗程。我们现在已经有许多抗真菌的疗法可用，下表显示了非复杂性及复杂性真菌感染的不同。

	非复杂性	复杂性
症状严重程度	轻到中度	中到重度
发生频率	单一、偶发性的感染，一年少于4次	一年超过4次
女性身体状态	健康，未怀孕	危险因子：怀孕、糖尿病、免疫损害、慢性皮肤病、抗药性真菌、复发性真菌感染多年、外阴疼痛
治疗	任何抗真菌疗法都可治疗简单、偶发的真菌感染	密集疗程。避免短期治疗，这些个案需要更长的治疗时间，也需要持续以低剂量的药物抑制真菌生长、繁殖

4. 考虑为性伴侣做检查：在美国可以从诊所拿到真菌培养基，将粘有性伴侣精液的棉棒放入培养液中，隔天带回诊所检查。减少口交，或请性伴侣做口腔及咽喉真菌培养。如果你有多位性伴侣，且性生活频繁，那你也许就需要一些控制真菌的药物。

5. 药物治疗：如果你已尽量和真菌感染有关的饮食习惯或生活方式都说"拜拜"了，但症状仍未好转，一旦确诊是真菌感染，那么就必须进入药物治疗的步骤。

早期人们使用制霉菌素治疗真菌感染，现在仍然还有人使用，但它已渐渐被成分类似且更有效的软膏或阴道栓剂，如唑类抗真菌剂取代。唑类药物，包括布康唑、克霉唑、咪康唑、噻康唑、益康唑、芬替康唑等，与制霉菌素的分子结构相似。重新改良这类药物，出现了特康唑药膏，临床试验显示其效果更好。20世纪80年代和90年代，口服抗真菌药物如伊曲康唑和氟康唑开始发展。

非复杂性真菌感染的短期治疗药物

局部药物	制剂与规格
布康唑	2%软膏
克霉唑	1%软膏 100毫克阴道用片剂 500毫克阴道用片剂
咪康唑	2%软膏
噻康唑	6.5%软膏
益康唑	150毫克阴道用片剂
芬替康唑	2%软膏
制霉菌素	100000单位阴道用片剂
口服药物	制剂与规格
伊曲康唑	200毫克胶囊
氟康唑	150毫克

应用唑类抗真菌药物时，需要高剂量及持续治疗，才能根除白色念珠菌或其他真菌。这些真菌可能已经发生突变，对唑类药物反应不佳，但特康唑药膏对非白色念珠菌的菌种相当有效。

治疗简单的真菌感染时，可以局部使用软膏、阴道栓剂或利用单剂量的口服药。所有的治疗方式都可以用来对付白色念珠菌，抗药性也相当少见。如果治疗后症状没有改善，真菌培养就显得相当重要，因为这可能是其他念珠菌造成的感染，以至于标准疗程效果不佳。

复杂性真菌感染

无论用什么药物治疗，复杂性真菌感染的疗程都需要较长时间。标准的5～7天疗程，应该增加到10～14天，直到症状消失且培养结果呈阴性为止。需要口服标准剂量以上的氟康唑，一开始应该每隔一天使用氟康唑3次，接下来每周一剂，持续抑制真菌生长、繁殖数周，直到将真菌驱逐出境。真菌感染反复发作长达数年的患者，持续服药6个月，就可以有效抑制真菌生长、繁殖。早期的口服抗真菌药物如酮康唑类可能会损害肝功能，患者服用时需要监控肝功能，幸好每周服用氟康唑相当安全，患者不需要监控肝功能。

外阴炎症很严重时，还需要特别的护理。平时使用的药膏未必合适，甚至可能使烧灼感更严重，而口服药物可能无法立即缓解不适。这类患者需要口服抗真菌药物，如口服氟康唑3～7天，同时配合使用其他的治疗方法，如温水坐浴、冷敷或冰敷、使用低效的氢化可的松软膏，即可痊愈。

对抗抗药性强的光滑念珠菌，会使患者和医生都觉得相当沮丧，有时需要花上好几个月，症状才会有所改善。研究发现，用标准的抗真菌疗法持续治疗适当的时间，非白色念珠菌种的真菌会对药物产生反应。1～2周的口服和局部唑类药物治疗，例如合并使用氟康唑与含有克霉唑成分的软膏是治疗的第一步。如果唑类药物常常无效，那下一步就要使用硼酸。

硼酸疗法的历史可以追溯到古埃及的法老时代，但用来治疗真菌感染的记录不多，可能是因为现代有许多有效的抗真菌药物。硼酸是相当有效的抗真菌剂，尤其是用来对抗非白色念珠菌的光滑念珠菌时，效果相当明显，研究指出，治愈率能够高达 70%。另一项研究指出，证实有真菌感染，但使用常见抗真菌药物无效的患者，以硼酸治疗的治愈率高达 98%。连续 14 天将硼酸胶囊塞入阴道 1~2 次，这样的剂量，使得经由阴道吸收至全身的硼酸量很低，但缺点是，较长的治疗期使患者遵医嘱的可能性降低。

硼酸必须直接使用，但不能口服，因此胶囊应存放在儿童拿不到的地方。孕期使用是否安全，目前还没有相关研究，因此不建议在孕期使用。高剂量的硼酸可能会造成严重灼伤，并被受损的肌肤或伤口吸收，但硼酸不会渗透进完好的皮肤，作为阴道栓剂并不会游走到身体的其他部位。如果使用硼酸仍然无效，可以持续使用氟胞嘧啶药膏 14 天。这些都是很少用到的抗真菌药物，需要特别调制。当这些药物都不能有效治疗光滑念珠菌时，可以使用特比萘芬，这是一种治疗灰指甲的药物，也会用在治疗真菌感染上，它有效的原因不只是可以控制光滑念珠菌，而且它有真菌从没遇到过的全新分子结构。

长期使用唑类抗真菌药膏或每天口服氟康唑持续几周时间，会出现不良反应。当白色念珠菌类的真菌都被杀光时，光滑念珠菌和其他真菌会留下有抗药性的菌株，并过度生长。这是你必须确定感染真菌后才能用药的重要原因：一周又一周持续使用抗真菌药膏，每隔几天就口服氟康唑，会增加感染抗药性真

> **阴部笔记**
>
> ### 不要做阴道灌洗
>
> 阴道醋酸灌洗不是治疗真菌感染的疗法。无论在酸或碱的环境中，真菌都可以生存，所以使阴道呈酸性，不会赶跑它们。灌洗会使你觉得很舒服，但这种感受只持续很短的时间，就跟用漱口水一样，效果很快就消失了。灌洗也有将细菌往生殖器官内部冲的风险，可能造成上生殖道的感染。也不要用碘或过氧化物灌洗，这些都是可能引起严重接触性过敏反应的化学物质，对真菌也无效。

> **会躲猫猫的真菌**
>
> 过去曾有一个相当流行的理论，影响复发性真菌感染的治疗甚巨，但现在似乎已经过时了。有些研究人员怀疑，真菌在发动攻击之前会先躲在身体某个地方（称为储蓄泡）养精蓄锐。每隔一段时间，真菌组成的这些小型暴力团，就会来个复仇性的大破坏，再次对身体产生威胁。许多年来，胃肠道被认为是复发性真菌感染患者的真菌储蓄泡，而从真菌感染复发女性的直肠常培养出真菌，使得这种理论的可信度更高。但实际上，直肠被阴道分泌物污染，所以才能培养出真菌。口服抗真菌药制霉菌素数月后仍不能预防真菌阴道炎，也使这个理论不攻自破。不幸的是，在美国仍有医生根据肠道储蓄泡的理论治疗阴道真菌感染。

菌的风险，你可能要花好几个月的时间才能治好。

最后，真菌过敏针剂，也就是所谓的免疫疗法，已经被用在治疗复发性真菌感染上，能够显著降低复发的概率。注射念珠菌提取物1年后，再适时给予维持性的注射。这种疗法虽然具有潜力，但还没有经过严格试验，你或你的妇科医生需要咨询免疫专科医生后，才能采取这种疗法。

第 11 章

细菌性阴道病
阴道症状的头号凶手

在美国,细菌性阴道病是引起阴道症状的首要原因,可是数以百万的女性根本没听过这个名词,怎么会这样呢?第一,细菌性阴道病常被误认为是真菌感染。第二,有一半的个案没有症状,患者根本不会有什么异常的感觉,或者曾经有一些症状,但症状轻微到没有任何干扰,患者依然可以过得很好。

既然这样的话,还有什么好担心的?当许多医生开始认为细菌性阴道病无害时,成堆的证据却显示,细菌性阴道病不治疗的话,可能会危害整体健康。并发症可能影响生育,如在怀孕时引发早产。细菌性阴道病会持续作怪,有1/3的患者在治疗后复发。这并不是说一得细菌性阴道病就会让你丧失生孩子的机会,但我们有足够的理由相信,这种疾病会影响受孕的概率。

在你进行真菌感染的自我诊断、自我治疗及改变生活习惯前,请先考虑你得的是否可能为细菌性阴道病。你的医生可以分辨其中的不同。就像真菌感染一样,即使顽固难愈的个案,都可以获得控制。

什么是细菌性阴道病

细菌性阴道病并不是一种感染，其英文名 vaginosis 就是指缺少任何感染或炎症的情形。细菌性阴道病患者阴道内的细菌处于不平衡的状态，这可能是因为阴道酸性环境发生改变，在这种环境下，这些细菌居民就好像遇到了狂欢节一样，会放荡不羁，到处跑来跑去。

35% 到性传播疾病门诊就诊的女性，15%~20% 的怀孕女性，以及 5%~15% 到妇科就诊的女性，是因细菌性阴道病而就诊的。有一半的女性虽然有细菌性阴道病，却没有出现症状，因此很难说细菌性阴道病到底有多么常见。此外，细菌性阴道病是会复发的疾病，即使扫除了原始的病因，还是可能一再复发。

细菌性阴道病的症状，因个人不同而有很多变化，基本的症状包括令人不悦、似鱼腥味的阴道异味，还有大量的阴道分泌物。这些分泌物可能从灰色到白色，可能是稀薄水状的，也可能是浓稠软膏状的，会在内衣上留下污渍。患者常提到，性交后精液与阴道分泌物混在一起，或是在月经来潮前，异味增加而且更难闻。患者有时会出现轻微的阴道瘙痒或烧灼感，但细菌性阴道病不会造成外阴疼痛或性交疼痛。若没有这些症状，患者往往是在例行检查或因其他问题就诊时，才发现有细菌性阴道病。

细菌性阴道病过去曾有不同的名称，如非特定性阴道炎。1955 年，美国休斯敦妇科医生加德纳和杜克首先发现这种疾病，最初他们以与这种疾病关系最密切的微生物来命名，称之为嗜血杆菌阴道炎，后来又将其改名为棒状杆菌阴道炎。现在还有一个特殊菌属引起的阴道炎，因为由加德纳医生观察发现，而被称为阴道加德纳菌阴道炎。

是真菌感染，还是细菌性阴道病

症状因人而异，以下是一个简易的比较。

症状	真菌感染	细菌性阴道病
异味	通常没有	强烈的鱼腥味
分泌物	没有，有的话呈水状或凝乳状	稀薄，灰色到白色
瘙痒	有	如果有的话，比较轻微

细菌性阴道病的成因

  细菌性阴道病的发生，是因为具有保护作用、会制造酸的乳杆菌减少了。这些阴道细菌中的"好人"可以制造天然的杀菌剂——过氧化氢。正常情形下，乳杆菌制造的过氧化氢与子宫颈黏液中的氯结合，形成一种可以抵抗某些活性过强细菌的化学物质。对某些阴道里的细菌（包括阴道加德纳菌）来说，这些化学物质具有毒性。过氧化氢可以与阴道内的氯结合，所以过氧化氢含量会影响女性罹患细菌性阴道病的可能性。当乳杆菌主导的化学环境被破坏或改变时，某些特定细菌就会过度生长，主要是阴道加德纳菌和需要无氧环境的细菌（称为厌氧菌），它们在健康的阴道环境中通常数量较少。虽然医学界长期关注阴道加德纳菌，但那些能够在无氧环境中肆虐的入侵者——厌氧菌，似乎才是造成严重问题的罪魁祸首。我们可以在被诊断出细菌性阴道病的女性阴道里，发现比正常女性多1000倍以上的厌氧菌。

  无氧的细菌工厂里的副产品还包括制造鱼腥味异味及异常分泌物的蛋白质。这些蛋白质会使阴道pH从3.5~4.5升高到5以上。

  是什么导致乳杆菌减少，细菌过度生长，到最后细菌与乳杆菌的比例成为100∶1？细菌快速繁殖的确切原因目前仍不明朗，不过，以下是一些线索。

  最被广为讨论的危险因子是性。细菌性阴道病并不是像淋病那样借由性传播，但细菌性阴道病还是跟性行为有关。不过美国疾病管制局的传染病专家顾问并不建议性伴侣接受治疗，因为治疗并不能降低细菌性阴道病复发的风险。一些放进阴道里的东西会杀光乳杆菌，但机制目前还不清楚。没有友善的有益菌在邻里巡逻，细菌性阴道病就会在小区里邀请不友善的有害菌举行狂欢派对，包括导致性传播疾病的病菌都可以登堂入室，到小区里大闹一番。什么情况会提高细菌性阴道病的感染率？如有新的性伴侣或多重性伴侣。男性与细菌性阴道病患者接触，就可能带着相似的细菌。显而易见，一些男性的精液会杀死乳杆菌，而有些不会。安全套可以保护阴道里的乳杆菌，避免其遭到精液杀手的毒手。但是若精液不具危险性，安全套就一点儿价值都没有。目前除了用安全套来筛选谁的精液有毒、谁的无毒以外，没有其他的方法了。性生活不活跃的人以及女同性恋者也会得细菌性阴道病，因此一般情况下，任何置入阴道内的物品，例如情趣玩具或震动棒，都可能抑制乳杆菌的生长、繁殖。

细菌性阴道病还跟避孕方法有关系。使用宫内节育器的女性与使用其他避孕方法的女性相比，前者得细菌性阴道病的概率较高，两者的患病率分别为20%和6%。不避孕的女性也有较高的患病率。造成患病率差异的原因目前还不清楚。一些研究显示，非裔美国女性与白种女性相比，前者的患病率是后者的2倍，但有部分专家认为没有种族差异。另外一项研究则发现，非裔女性的阴道pH较高可能是她们容易患病的原因。

灌洗会增加细菌性阴道病的发生风险，因为灌洗会杀死乳杆菌，所以请不要灌洗。

治疗为何重要

即使细菌性阴道病不会引起感染症状，但是如果放任不管，可能也会导致其他相关的健康问题。例如，有细菌性阴道病的女性巴氏涂片结果异常的概率会升高，通常其异常是轻微或是非典型的。细菌性阴道病也与输卵管及卵巢的感染，也就是盆腔炎症有关，可能导致不孕。与细菌性阴道病有关的细菌可能会一路往上走，到达子宫颈、输卵管和卵巢。在输卵管急性炎症（输卵管炎）患者的上生殖道都会发现这些与细菌性阴道病相关的细菌。更严重的是，细菌性阴道病会增加女性在性交时感染人乳头瘤病毒的概率。

怀孕的女性面临更大的风险。记得前面提过，细菌性阴道病患者阴道内厌氧菌的数目是正常女性的百倍，甚至千倍。对怀孕女性而言，要是这些具有潜在危险的细菌数目激增，就会提高细菌入侵子宫颈和羊膜囊周围的胚胎缓冲膜的概率，导致羊水感染。许多研究都发现，细菌性阴道病与提早破水、生下体重不足的早产儿有关。有一项研究发现，有细菌性阴道病的女性，提早破水的风险会增加7倍。

如果你有细菌性阴道病，而且有孕在身，一定要与医生讨论治疗方案。虽然我们还不确定哪些治疗方案可以避免细菌性阴道病导致的提早破水，但还是有些线索可循。曾生过早产儿的女性可以口服甲硝唑治疗细菌性阴道病，以降低早产与提早破水的发生风险。不幸的是，甲硝唑对没有早产病史的女性无效，因此医生不会主动开这种药给每位孕妇以预防早产。有些女性服药后会有不良反应，可以寻找别的替代药物，如克林霉素。患细菌性阴道病的怀孕女性可以口服克林霉素以预防早产，但使用克林霉素软膏则没有效果。目前有几项大型的研究，试图发现怀孕女性是否需要治疗细菌性阴道病，若需要，最恰当的时机为何时。

若你有细菌性阴道病，并且想要怀孕，或是准备进行任何妇科治疗，请与医生讨论治疗的相关问题。

> **阴部笔记**
>
> ### 别浪费钱
>
> 在药房可以买到的软膏都是治疗真菌感染的药物，对细菌性阴道病一点儿用都没有，请咨询医生并接受适当的治疗。

细菌性阴道病的诊断

只有临床专业人员才能确诊细菌性阴道病。你可能强烈怀疑过去那些熟悉的症状是由细菌性阴道病引起的，但还是需要医生才能确诊。有时，患者是细菌性阴道病复发，医生会给药以预防复发。

临床检查会发现外阴正常，阴道没有炎症，且皱褶正常。要做出诊断，医生必须确定以下4个诊断标准中同时出现3个：

1. 阴道 pH 超过 4.5。真菌可以在任何 pH 环境下生长，但是细菌性阴道病患者的阴道 pH 一定会上升，因为产生酸、降低阴道 pH 的乳杆菌已经不见了。

2. 可以透过显微镜看到线索细胞，也就是阴道壁表面覆盖着细菌的细胞，这是细菌性阴道病的特征。

3. 胺试验结果为阳性。主要是因为过度生长的细菌制造的蛋白质会产生异味，真菌感染的胺试验结果为阴性。

4.均匀的白色或灰白色分泌物会粘在阴道壁上。相比之下，典型的真菌感染产生的分泌物为凝乳状，既不是灰色的，也不会黏黏的。虽然不能只看分泌物，但是分泌物对确诊来说有很大的参考价值。

进行阴道细菌培养来诊断细菌性阴道病毫无价值可言。我要再次强调，阴道细菌培养永远都会培养出可能引起感染的细菌，实际上这些细菌，包括阴道加德纳菌一直都住在阴道里。如果你的医生通过做阴道细菌培养来诊断你的问题，那他可能无法正确地找出病因。比较起来，列为常规检查的阴道涂片不但有用，成本也相对较低。

细菌性阴道病的治疗

好消息是，经过适当的治疗，分泌物和异味都会消失；坏消息是，它们可能再回来。没有任何药房里的非处方药可以拿来治疗细菌性阴道病，在美国，医生通常根据美国疾病管制局的建议，开出一整个疗程的药方。有两种抗生素可以用来治疗细菌性阴道病，一种是甲硝唑，另外一种是克林霉素。两者可口服，疗程为7天。两者也都有阴道用药，前者是凝胶，后者是软膏。四种治疗方法都很有效，我也用它们来治疗患者，依患者的病史和喜好选择药物及剂型。用单剂量的甲硝唑治疗曾经广受欢迎，但细菌性阴道病往往会在治疗后的1个月内复发，因此我现在较少采用这种治疗方法。

甲硝唑和克林霉素都不是根治细菌性阴道病的药物，但目前并没有根治的良方。这个病易复发，需要再次治疗。用甲硝唑治疗的患者，有20%~30%会在3个月内复发，有些甚至会多次复发。患者和医生对这种病没有好的治疗方法感到很气馁。重新建立阴道内细菌的平衡和控制乳杆菌的数量成了治疗的目标。但目前在美国，我不知道是否有其他的方法可以增加阴道内乳杆菌的数量，且让它们待在里面。现在最具说服力的做法是，只要找对乳杆菌的种类，它们就可以在阴道里繁殖。在欧洲有乳杆菌疗法。

患有细菌性阴道病的女性，对甲硝唑和克林霉素的耐受性高，长期使用都没有问题。以下是一些需要注意的问题。

- ▼ 可能引起过敏，症状包括痒、红疹、丘疹、喉咙肿胀，严重者会休克。任何药物都可能引起头痛或使肠胃不适。这两种抗生素都可能导致真菌感染，因此容易感染真菌的女性在服用甲硝唑时，可能需要同服氟康唑，或使用抗真菌软膏，一周2~3次。

- ▼ 甲硝唑可能在嘴里产生令人不悦的金属味道。甲硝唑绝对不可以与酒同服，以免增加严重恶心和呕吐的发生风险。若女性有结缔组织病，如系统性红斑狼疮，服用甲硝唑则可能损害神经系统。

- ▼ 克林霉素可能引起腹泻，通常口服产生不良反应的可能性较高。如果腹泻严重，则可能引起艰难梭菌的过度生长，艰难梭菌会使腹泻症状持续，直到换用另一种抗生素治疗为止。通常会更换为万古霉素。

- ▼ 另一个不太常见但有可能出现的问题是，甲硝唑凝胶会使动弯杆菌过度生长，第13章会有详细介绍。阴道内会有白色亮亮的、酸奶状的分泌物，因此常会将它与真菌感染混淆，此时应用真菌感染治疗方案无效。服用克林霉素药片1周就可以解决这一问题，但有时必须用庆大霉素静脉注射1周才能有效抑制动弯杆菌过度生长。

> **阴部笔记**
>
> ### 别掩盖证据
>
> 不要用女性喷雾或灌洗作为细菌性阴道病的自我治疗方案，也不要在看医生前用任何方法让自己好闻一点儿。这样做只会掩盖掉可以帮助医生做出正确诊断的证据。

细菌性阴道病复发

虽然大部分的细菌性阴道病可经持续治疗得以根治，但其抗药性仍然恶名昭彰。1/4的女性曾经历过细菌性阴道病在治疗后4~6周内复发，高达80%有

细菌性阴道病的治疗

标准治疗	
甲硝唑	口服,连续用药7天
甲硝唑凝胶(0.75%)	涂抹于阴道内,连续用药5天
克林霉素	口服,连续用药7天
克林霉素软膏(2%)	睡前涂抹于阴道内,连续用药5天
其他治疗	
甲硝唑	口服,单次给药
低风险妊娠的治疗	
甲硝唑凝胶(0.75%)	涂抹于阴道内,连续用药5天
克林霉素	口服,连续用药7天
甲硝唑	口服,连续用药7天,或单次给药
高风险妊娠的治疗	
克林霉素	口服,连续用药7天
甲硝唑	口服,连续用药7天,或单次给药

细菌性阴道病复发病史的女性会在治疗1年内复发。无论是口服或使用阴道药物,还是使用甲硝唑或克林霉素,复发的概率相同。细菌性阴道病一再复发,使许多患者沮丧,更让试图帮助患者的人崩溃。症状会使患者觉得自己不洁、不具吸引力。研究人员一直在研究预防复发的方法。

方法之一是延长疗程,将原来7天的疗程延长为10~14天。甲硝唑凝胶可用于阴道,1周2次,有不错的预防效果。另一种以特殊基剂调成的药物(Carbophi)在阴道的作用也不错,还可以降低阴道的pH,每周使用1次,稳定病情后,就可以试着延长至每2周使用1次,然后3周1次,以此类推。有时患者每月连续用药2天就可以保持无分泌物及异味。口服甲硝唑,每月1次也有帮助，但是可能产生不良反应，所以不建议增加每个月口服的次数。

怀孕期间，医生会避免使用甲硝唑，因为他们担心药物可能伤害胎儿。1995 年，一项非常谨慎的研究发现，怀孕前 3 个月使用甲硝唑不会增加胎儿畸形的发生风险。然而许多医生仍然偏好克林霉素，由于软膏对预防早产没有帮助，患者必须口服克林霉素。

阴部之音

"你知道当一个人有脚臭时，鞋子一脱是什么味道吗？告诉你，我一直觉得自己闻起来就像那样！"

——塔克霞娜，32 岁，治疗细菌性阴道病 1 年

治疗性伴侣没有效果，也没有必要。

另一个正在研究的方法是使用硼酸胶囊，在第 10 章我提到硼酸对治疗真菌感染很有效。硼酸有很强的抗菌作用，可以消灭阴道中过度生长的细菌。现在的治疗方式是将硼酸胶囊置入阴道中，每周 2~3 次，但如果停药，症状就会复发。

有时抗药性细菌性阴道病患者会发现，药房里可以买到的阴道润滑剂有帮助。这些阴道润滑剂是一种阴道酸化剂，含有乳酸，用来滋润阴道。然而，其他患者告诉我，用了以后会产生白色棉絮状的分泌物。我认为这种反应来自阴道润滑剂中所含的化学物质，它无害，停用后患者就会恢复正常。另外一种被称为 Aci-jel（国内未上市）的酸化剂，含有醋酸，没有预防细菌性阴道病的效果。乳酸是本来就能在阴道里存在的物质，但醋酸不是。另外，氨苄西林、多西霉素、三磺胺软膏等药物都无效。

细菌性阴道病绝对不只是一般人认为的恼人小毛病，事实上，细菌性阴道病也可能存在高风险，绝对不可被忽视。因此，迫切需要医学界对这种疾病有更完整的了解，做出更准确的诊断及治疗。

即使被诊断出有细菌性阴道病，也不必太紧张。的确，并发症如早产在统

计学上与细菌性阴道病有显著的关联性，但是这不表示患有此病的你就会出现并发症。虽然我强调细菌性阴道病有复发的倾向，但是根治的患者还是占大多数。即使你有复发性细菌性阴道病，就像我前面提到的，还是有许多治疗方法可以控制它，抑制疗法的观念还很新。如果你有细菌性阴道病的困扰，请与一个可以帮助你控制疾病的医生合作，对抗这个恼人的疾病。

第 12 章

滴虫性阴道炎
引起阴道炎的性传播疾病

对于滴虫性阴道炎，人们不像对真菌感染一样熟悉。滴虫性阴道炎也不像细菌性阴道病一样引人注意，可却是阴道炎的铁三角之一，不可小觑。同时，它也是三种阴道炎中确诊历史最长的一种，医生也相当熟悉。它治疗简单，也很容易根治，传统认为这是一种无伤大雅的小毛病。但近年来，由于阴道毛滴虫被认为与孕妇提前破水、早产、胎儿体重过轻有关，也与HIV感染发生风险增加有关，这个上不了台面的小虫子才有了进行新研究的价值。

虽然阴道炎症状会让你想找医生进行诊断，但由于阴道毛滴虫可能存在体内，却不一定会引发症状，常在患者进行定期的妇科检查或因其他妇科问题就诊时才碰巧被发现。

不像真菌感染或细菌性阴道病，滴虫性阴道炎一般被认为是性传播疾病，也就是说，性交是其唯一重要的传染途径。大部分的患者都是年轻的白人女性，非裔美国人也常受到影响。

什么是滴虫性阴道炎

滴虫性阴道炎并不像细菌性阴道病那样属于细菌性感染，也不属于真菌感染。它是由一种微小的单细胞寄生虫引起的，这种寄生虫也被称为原虫。这是一种历史悠久的害虫，1836年在法国，阴道毛滴虫第一次被发现会引起阴道炎。大多数女性和几乎所有男性体内有这种微生物，却未出现任何症状，因此阴道毛滴虫是否真能致病，也引起高度的质疑。1916年，德国医生杀死阴道毛滴虫后，治好了阴道炎，证明了两者的关联性，但直到1943年，发明培养微生物的方法后，在治疗及诊断上才有较多的进展。一旦微生物可以在实验室里培养，就可以开始进行治疗的相关研究。确实，1959年，研究人员发现，甲硝唑这种用来治疗细菌性阴道病的药物可以杀死阴道毛滴虫。此时，滴虫性阴道炎终于有了有效的治疗方法。但直到现在，对滴虫性阴道炎的诊断仍然相当棘手。

阴道毛滴虫的有机组织比白细胞稍微大一点。在细胞边缘有5条像鞭子般的结构，称为鞭毛。鞭毛猛烈移动会破坏细胞，造成阴道发红。其他的症状包括出现阴道分泌物，量可能很少，也可能很多，因人而异。滴虫性阴道炎也会引起瘙痒和异味。此外，患者也可能在排尿及性交时会有轻微的不适。这些症状可能在月经之后更严重。两次月经来潮之间，阴道毛滴虫会进到阴道，病程会持续3~21天。

阴部笔记

发病时期

你可能在任何年纪感染阴道毛滴虫，但是16~35岁似乎是最容易感染的时期，有多个性伴侣的青少年女性多发。

阴道毛滴虫的种类不同，致病的严重程度也不同。一半以上的女性体内有温和的阴道毛滴虫，但她们没有任何的症状；有1/3的被感染女性如果没有治疗，会出现症状，病程可持续长达6个月。

阴道毛滴虫在阴道无氧的环境里生长旺盛，在 pH 为 3.5~8.0 的环境下能生存。阴道毛滴虫会产生氢，氢氧结合带走阴道里的氧气，可能会促进其他喜欢无氧环境的细菌生长。这就可以解释为何细菌性阴道病常和滴虫性阴道炎合并发生。阴道毛滴虫活动性强，所以也能带着其他在阴道里的细菌一路到子宫颈和子宫，甚至到输卵管。这样你就能了解，为何小小的阴道毛滴虫会在阴部以外的地方制造问题。

由于阴道毛滴虫很少在男性身上引起症状，男性通常不知道自己体内有阴道毛滴虫，更别提接受治疗了。男性会将阴道毛滴虫传染给性伴侣，这也是大多数性传播疾病的传染模式。如果女方接受治疗，男方却没有，男方还是会继续传染给女方。一些女性可能几个月甚至几年都持续苦于滴虫性阴道炎，就是因为只有单方接受治疗，疾病在彼此间传来传去。因此，性伴侣双方要同时接受治疗，即使是单一性伴侣也一样。

阴道毛滴虫还有一个特性，就是如果患者不治疗，阴道毛滴虫可以在阴道里活好几年。这正好可以解释，有些女性一段时间没有性爱，却仍然发现有滴虫性阴道炎。

> **阴部笔记**
>
> **多样的感染途径**
>
> 在热水澡盆、水龙头和氯不足的泳池里都曾发现过阴道毛滴虫。感染女性用过的湿毛巾、衣物，如泳衣，若沾有阴道分泌物，也会成为传染源。阴道毛滴虫可在其中生存长达 48 小时。这些感染途径并不常见，因为阴道毛滴虫喜欢在阴道中生长。

滴虫性阴道炎的诊断

你不能自我诊断，阴道毛滴虫需要用显微镜确认，没有一个医生只根据患者的主诉和通过阴道扩张器看一看，就能诊断出滴虫性阴道炎。对于滴虫性阴道炎诊断的传统医学真理，就好像过去许多对真菌感染的看法一样，现在已经过时了。例如，我接受的医学教育告诉我，滴虫性阴道炎患者的分泌物是绿色的、有泡沫且味道难闻，但实际上只有不到 10% 的女性患者有这些症状。分泌物特性跟与阴道毛滴虫共存的细菌有关，如果有细菌性阴道病，分泌物会增加，也会有恶臭。另外一个具有代表性的观念是：出现滴虫性阴道炎时，子宫颈会出现像"种草莓"一样的红色炎症区域。实际上低于 10% 的患者有这种现象。其实，只有阴道壁有轻微的炎症。

要精确诊断滴虫性阴道炎，必须测量阴道 pH。若确诊，患者阴道的 pH 会比正常值高，通常为 6.0~7.0，有 3/4 的患者胺试验结果为阳性。传统上，医生依靠阴道涂片来诊断滴虫性阴道炎，通常患者分泌物中会出现相当多的白细胞，此时有 60%~75% 的涂片因为被发现鞭毛而暴露出阴道毛滴虫游来游去的踪迹。

阴部之音

"我的阴道有可怕的分泌物已经 2 年了，它们在我的内裤上留下污渍，还造成痒和刺激，让我做爱时也会痛。我的妇科医生在我的阴道分泌物里发现很多的白细胞，于是以杀灭阴道毛滴虫的方式治疗。我发现，这是一种因性行为而得的疾病。哈维和我已经结婚 40 年了，医生给开了服立治，却没有效，我还是有阴道毛滴虫吗？哈维可能有别的女人吗？为什么治不好？我到底是有什么问题？"

——席琳，64 岁，她得的不是滴虫性阴道炎，而是脱屑性阴道炎

（请见第 13 章）

如果患者有分泌物异常、阴道 pH 上升、白细胞增加的情况，阴道涂片里却找不到阴道毛滴虫，就必须进一步做培养。

因为滴虫性阴道炎几乎无症状，大多数女性不知道它们的存在，所以通常都是在做例行检查或治疗其他问题时碰巧被发现。一些专家建议，有性行为的女性在进行例行的阴道扩张检查时，都应该做阴道涂片；但多数医生却不愿意将阴道涂片列为常规的检查，主要是因为这要花很多时间，而且在低危人群里，相对来说能找到阴道毛滴虫的案例相当少，成本效益不彰。但是如果了解滴虫性阴道炎潜在并发症的严重性，如早产等，医生的态度就可能有所转变。

在第9章里，我鼓励阴部有问题的所有女性做阴道 pH 的分析、阴道涂片和分泌物胺试验。如果你有性行为，虽然没有症状，但也应该要求医生将阴道涂片列为年度例行检查的项目之一，且要提前告知，好让医生做准备。就算真的检查出滴虫性阴道炎，也是可以根治的。虽然会在一些怀孕时出现并发症的女性身上发现阴道毛滴虫，但这并不代表若你感染阴道毛滴虫，就一定会出现这些并发症。

通过巴氏涂片发现阴道毛滴虫时

通过巴氏涂片有时会发现阴道毛滴虫，但在治疗前，还是要靠阴道涂片或培养来确诊。然而，有些阴道细胞看起来像是阴道毛滴虫的细胞，因此涂片结果也有可能出错。我最近接到一个妇科医生同事的电话。"我碰到一个棘手的问题，"他感叹，"一个患者来我这里寻求第二意见，她的巴氏涂片报告发现阴道毛滴虫，内科医生说她感染了阴道毛滴虫，必须接受治疗。她遵行一夫一妻的婚姻30年，而且没有任何症状，听到这件事，简直要去撞墙，我该怎么办？"我问："她的内科医生有做阴道涂片检查吗？""没有，他只叫护士打电话给患者，让她到药房买甲硝唑，所以我让她到门诊做阴道涂片。我没发现任何东西，没有白细胞、阴道毛滴虫，什么都没有！"所以，我建议这位妇科医生同事进行阴道毛滴虫培养，如果结果是阴性，就皆大欢喜。

滴虫性阴道炎的治疗

对于滴虫性阴道炎，使用甲硝唑治疗效果相当不错。如果性伴侣双方都接受治疗，治愈率可以达到100%。用克霉唑和杀精剂壬苯醇醚-9可以帮助缓解症状，但无法消除感染，因此美国食品药品监督管理局并未核准这两种药物来治疗滴虫性阴道炎。

大多数的患者喜欢单次服药。阴道毛滴虫会入侵巴氏腺或尿道口附近的小腺体。局部使用甲硝唑凝胶治疗时，药物在作用部位的浓度仍然不够，因此这种治疗方案并不合适。

由于滴虫性阴道炎合并某种性传播疾病的同时往往也可能合并其他性传播疾病，做多种感染评估相当重要，评估范围包括淋球菌、衣原体、疱疹病毒、肝炎病毒（乙型及丙型病毒性肝炎都会经由性行为传染）及HIV。即使没有症状，治疗还是相当重要，可以避免传染给性伴侣，重建阴道的正常环境，同时预防潜在具伤害性的细菌性阴道病。

怀孕时治疗滴虫性阴道炎更是格外重要，因为感染常与细菌性阴道病有关，可能引起早产和其他的并发症。就如我们在细菌性阴道病中提到，很多医生担心甲硝唑可能伤害胎儿，因此治疗通常延后到怀孕4个月以后，但目前没有任何证据可以证实这种顾虑，这类的治疗建议也已经改变了。

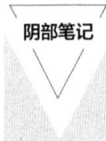

> **阴部笔记**
>
> **灌洗**
>
> 灌洗或许可以减轻滴虫性阴道炎的症状，但是我不建议这么做。

治疗抗药性滴虫性阴道炎个案

一旦使用甲硝唑治疗滴虫性阴道炎，最好定期复诊，以阴道涂片追踪治疗成效，以确定增生的白细胞和阴道毛滴虫都消失了。有时它们不会消失，或有些患者在治疗后仍出现症状，这是为什么？

多数的情形是被未治疗的性伴侣再次感染，或是因为未遵照医嘱服药，感染没有完全消失。另外，其他药物如苯巴比妥或苯妥英钠会与甲硝唑产生交互作用，降低药物的效果。可继续每天服用甲硝唑，连服5天。如果你照着指示用药，你的性伴侣也同时接受治疗，但你仍然有症状，或者在阴道涂片中发现阴道毛滴虫，则可能因为阴道毛滴虫产生抗药性。大多数的阴道毛滴虫在以甲硝唑治疗后死亡，但是有一些阴道毛滴虫对强效的甲硝唑没有反应，幸好，这类阴道毛滴虫相当少见。

如果连续5天服用药物后症状仍不见改善，可以进一步请医生诊断是否为抗药性的疾病。在美国可与位于亚特兰大的美国疾病管制局联络，专家可提供相关建议及适用的药物。另外，对甲硝唑过敏的患者也可利用这个渠道寻找其他药物。但一般状况下，甲硝唑的效果很好。

第13章

阴部还是痒
鲜为人知的阴道炎

真菌、细菌和阴道毛滴虫是阴道炎的主因,但凶手并不只有这些。以下情形也可能造成恼人的瘙痒、分泌物异常和干涩。例如,萎缩性阴道炎影响上百万的女性,其他像链球菌和动弯杆菌引起的阴道炎则不常见。接下来介绍的内容不能完全帮助你自我诊断或治疗,也不能说有分泌物异常或刺激感,就可以得出"你得了阴道炎"的诊断。我希望我表达得够清楚:阴道炎是一个统称,不是某种特定问题的诊断。如果你的医生发现了以下任何一种问题,或是难以找出阴道炎症状的成因,那么你就会发现以下的内容很有帮助。

雌激素缺乏:萎缩性阴道炎

"你说什么,我有阴道炎?我以为在经过这些改变后,已经不再有这些问题了!"当我告诉夏绿蒂她有阴道炎时,她在我面前发飙。典型的阴道干涩、不适是停经女性的常见问题,用雌激素药膏可以解决夏绿蒂的问题,所以我们约了门诊,讨论激素替代疗法,以及雌激素替代物质的优劣之处。

阴道不舒服是接近停经时间的第一个征兆,更年期,也就是实际停经前的时期，有时会持续好几年。这时雌激素减少，第一个指标可能就是性交时产生的阴道干涩和不适。在潮热及月经不再来前，阴道前庭和阴道可能早就感觉像砂纸了。

现在许多女性在停经后，都还可以活几十年，所以我们需要知道雌激素的功能及体内缺乏雌激素时应该如何计划补充，或是如何适应没有雌激素的生活。如同我们在第 4 章中讨论的，雌激素缺乏，阴道壁会变薄，失去弹性。女性也会抱怨，无论有没有性行为，都觉得阴道干涩，伴随黏稠的黄色分泌物，还可能出现阴道出血、瘙痒、烧灼感、刺激感和性交疼痛。

停经不是萎缩性阴道炎的唯一原因，产后和哺乳的女性出现萎缩性阴道炎也很常见。事实上，萎缩性阴道炎可能发生在任何雌激素缺乏的女性身上。例如，体重轻和大量的体能运动使女性运动员下丘脑－垂体－卵巢轴功能受抑制，出现萎缩性阴道炎；摘除卵巢的女性，或是因为化疗、放疗或提早停经等使卵巢不能正常运作的女性也可能会有萎缩性阴道炎。一些低剂量的避孕药或只含有黄体酮的避孕药等，也可能引起这类问题。

治疗目的就是提高阴道内的雌激素含量。口服雌激素、使用雌激素软膏，或置入可以稳定释出少量雌激素的阴道环等，都能维持适当的阴道雌激素含量，短期服用低剂量的雌激素药也可以。口服雌激素必须在每天晚上服用，如果未接受过子宫切除术，子宫依然存在，则必须并服黄体酮，避免子宫内膜因为只有雌激素的刺激而过厚。每周 2~3 次于就寝前使用给药器一半量的雌二醇凝胶可缓解不适。一般而言，女性需长期使用这些药物，而放在阴道里的雌激素阴道环需每 3 个月更新。

> **阴部笔记**
>
> ### 激素替代疗法还不够
>
> 许多人不了解，即使接受激素替代疗法，口服雌激素，阴道的激素含量可能还是不够。口服药物的同时可能仍需要雌二醇凝胶或雌激素阴道环。增加口服雌激素的剂量可能对阴道干涩也没有什么帮助。

雌激素对不同的器官影响都不一样，当女性选择激素替代疗法时，她必须确定药物可以作用到她想要补充雌激素的部位。一般来说，雌激素主要包含雌二醇、雌酮、雌三醇，雌激素可以作用在任何有雌激素受体的部位，包括乳房、骨骼、子宫和阴道。他莫昔芬，一种广为人知的抗雌激素药物，可用来治疗乳腺癌，但实际上，他莫昔芬对于阴道的影响主要视女性激素的状况决定。他莫昔芬会使停经前的女性阴道壁变薄，出现萎缩性阴道炎；但在停经后女性的身上，他莫昔芬的作用就像阴道里的雌激素一样，可使阴道壁变厚且具有弹性，pH 也维持在正常的状态。

不幸的是，阴道雌激素的替代品很少。润滑剂会有些许的帮助。一些中药，包括欧白芷、圣洁莓、甘草、荨麻、红花苜蓿、锯棕、熊果叶等可以帮助改善潮热，但使阴道舒适的功效还需要进一步研究证实。当归并不会产生类雌激素反应，如阴道壁增厚。大豆产品则对改善潮热和提高骨骼强度有帮助，但不一定会增加阴道壁的厚度及弹性以避免性交疼痛。

阴部笔记

平顺流畅的性爱

性交可能会使萎缩性阴道炎症状加重，此时使用雌激素是最好的治疗方法，但不要忘记还有其他东西也很好用，例如使用润滑剂，如植物油、K-Y 凝胶、艾丝兰等。加了润滑剂的安全套，大量的前戏也有帮助。

链球菌阴道炎

一般在诊断阴部炎症时，链球菌的确是一个主要的困扰，因为链球菌一直存在于阴道中，但却不一定会产生症状。常见的状况是患者的阴道有一些轻微的刺激感，医生做了例行的阴道培养，发现链球菌的存在，但这不代表患者一定患有链球菌阴道炎，因为培养出来的可能是阴道中正常的链球菌丛，根本与阴道的刺激感、不适无关。刺激的原因可能是各种其他因素之一。

不过，链球菌有时的确会引起阴道炎。三种链球菌——A群、B群及D群，常在使用抗生素之后引起阴道的症状，导致阴道炎。例如，D群链球菌引起的阴道炎，通常出现在用克林霉素治疗细菌性阴道病之后。

如果你有链球菌阴道炎，会觉得阴部有刺激感和分泌物，阴道pH升高，阴道涂片显示有许多白细胞，但没有乳杆菌，因为乳杆菌被许多圆的细菌，也就是链球菌取代了。

医生可以通过细菌培养确认主要的链球菌是A群、B群，还是D群。这是一个友善且具有保护性的阴道居民之间的平衡被打破的例子。抗生素杀光了有害菌，但也杀死了乳杆菌，潜伏的真菌趁机夺取地盘。在这种情形下，你需要抗生素治疗链球菌阴道炎，但同时需要使用抗真菌药物以抑制真菌。

感染链球菌后必须用阿莫西林治疗，每天3次，疗程持续10天，一周的疗程是不够的。你必须使用抗真菌软膏预防真菌大量生长。我的患者缇娜，一年内细菌性阴道病发作4次，用克林霉素软膏治疗，但细菌性阴道病似乎无法根治，她来找我诊疗，检查发现她有分泌物异常，且阴道pH上升的情形。我本来预期会在显微镜下看到一大群乱七八糟的细菌，结果我只看到小小圆圆的链球菌，这些链球菌跟链子一样排在一起，像珍珠项链。她的细菌性阴道病已经好了，但链球菌在使用了克林霉素以后过度生长。缇娜对于要用10天抗生素的预期治疗方案感到不满，倒也没有感到害怕。此外，我还要她口服抗真菌剂氟康唑以预防真菌大量生长，同时用硼酸预防细菌性阴道病再发。她需要接受三种不同阴道问题（包括细菌性阴道病、真菌感染和链球菌阴道炎）的治疗，但就长远来看，这是最好的解决方法。

对医生来说，分辨阴道里正常的链球菌丛和链球菌阴道炎的致病菌是相当重要的，因为不必要地使用抗生素既无法消除最初造成刺激感的成因，还可能导致其他的问题。一些难以分辨的阴部问题都有不明显的分泌物及没有严重炎症的情形：阴道pH正常，阴道涂片结果显示存在正常的乳杆菌，没有出现大量白细胞。

动弯杆菌阴道炎

另外一种阴道里常见的细菌是弯曲的杆状微生物，被称为动弯杆菌。这种菌有两种形式，一种是非常小的"柯式动弯杆菌"，另一种则是比较长的杆菌，称为"羞怯动弯杆菌"。动弯杆菌阴道炎主要由于阴道内动弯杆菌过度生长。这不是无缘无故产生的，一般都是使用抗生素的行为使阴道的细菌生态发生大幅改变造成的。这也是一个阴道菌群失衡的例子。动弯杆菌阴道炎多半发生在使用甲硝唑凝胶治疗细菌性阴道病之后。

症状包括大量的白色光滑分泌物（类似亮面的布或是浓稠的香草酸奶），分泌物会有臭味，但相对来说，刺激感较不明显。患者和很多医生都会将动弯杆菌阴道炎与真菌感染搞混。

> **阴部笔记**
>
> **观察是不够的**
>
> 除了白色软膏状的分泌物是一大特征外，动弯杆菌引起的阴道炎跟其他阴道炎一样，不能单靠观察来诊断。

即使借助检验，动弯杆菌的诊断仍然是个挑战，主要是因为以标准的显微镜很难看到它们的存在，而且动弯杆菌不能在实验室中培养。患者阴道的 pH 会上升，胺试验结果呈阳性。通过阴道涂片可能会发现一些线索细胞，这些细胞让它看起来像细菌性阴道病，但在移动、相当活跃的动弯杆菌较多。相差显微镜是从阴道涂片中观察到这种细菌的最好工具，这时医生会发现乳杆菌不见了，取而代之的是许多在玻片中快速地滚来滚去的微生物，微生物上有时会沾有阴道壁的细胞，使得线索细胞出现不同的形态。一般标准治疗对阴道分泌物异常没有作用时，医生会怀疑其他不寻常的东西在作祟，这时就考虑做出存在动弯杆菌的诊断。

动弯杆菌对甲硝唑有抗药性，但增加剂量及延长疗程的话，就会产生反应。

动弯杆菌阴道炎治疗成功案例

"你是说我需要往血管注射抗生素才能治好阴道炎？"当我告诉葛瑞丝需要静脉注射抗生素治疗动弯杆菌阴道炎时，她不敢相信所听到的一切，问道："不能只用药膏治疗吗？"葛瑞丝长期与细菌性阴道病斗争，多次接受甲硝唑凝胶治疗，治疗有效且已有好几个月没有任何的症状了，但是最近她确定又复发了，于是打电话给医生。通过电话，医生开了处方。凝胶用了1周，没有什么效果，她再次去药房拿了一次药，又试了1周，症状还是没有得到改善。第3次，她的医生还是只用电话让她再去拿一次药。

最后她转到我这里来就诊。葛瑞丝用了甲硝唑凝胶3周，我看到她时，她显然非常不舒服，有异常分泌物和轻微的刺激感。检查时发现，她的分泌物非常多，而且阴道pH上升，这是典型的细菌性阴道病的症状。但在显微镜下，我看见许多真菌和动弯杆菌在玻片上跑来跑去。她最初的症状可能与真菌有关系，但是甲硝唑凝胶不能治疗真菌感染；而动弯杆菌不是常见的致病菌，可能因为使用甲硝唑凝胶后过度生长，所以她才会有真菌感染和动弯杆菌感染两个问题。唯一的治疗方法就是静脉注射庆大霉素1周，合并治疗真菌感染。最后葛瑞丝的问题消失了。我告诉她，如果还有其他症状，一定要来就诊，评估新的疗法。

口服或阴道局部使用克林霉素可以抑制动弯杆菌的生长、繁殖，但对抗这种难缠的微生物可能需要静脉注射氨苄西林或庆大霉素。

阴道炎不是一个简单的问题，动弯杆菌阴道炎就是个很好的例子，动弯杆菌阴道炎患者使用抗生素可能导致严重的后果，所以在使用前一定要经过详细确凿的诊断。

神秘的阴道炎：脱屑性阴道炎

有时女性主诉有大量的阴道分泌物，伴随着外阴及阴道炎症。医生检查发现阴道炎症严重到阴道已被侵蚀，阴道壁的细胞脱落，产生脱屑的情况。脱屑性阴道炎是一种相当顽固难愈的阴道炎，伴随着性交疼痛，生育期和停经后女性都有可能发生。

研究者对这种不常见却严重的阴道炎的致病原因还没有达成共识。美国知名的外阴皮肤科医生彼德·林奇认为，脱屑性阴道炎只是另一种形式的扁平苔藓（见第15章），其他的医生认为一些个案可能与扁平苔藓有关。1994年，感染学专家杰克·索伯医生发表了一项关于 41 位女性个案的研究，发现脱屑性阴道炎经由阴道以 2% 的克林霉素治疗成功。他相信导致这种阴道炎的原因可能是一种目前还无法辨认的细菌感染。但是用来对抗细菌的抗生素在治疗脱屑性阴道炎上似乎没有太大用处，我曾用甲硝唑和克林霉素治疗，却都以失败收场。

> **阴部之音**
>
> "我想当我的子宫被切除时，就可以跟这些讨厌的病一刀两断了。"
>
> ——贝兹，65 岁，脱屑性阴道炎患者

脱屑性阴道炎会发生在育龄期女性的身上，以雌激素治疗无效，因此它与激素缺乏无关。感染仍是最可能的成因，直到今天还找不出致病菌，但相当明显的是，有些个案与扁平苔藓有关，两者的关系仍需要进一步研究。

典型的症状是大量像脓一样的黄绿色分泌物持续出现数年以上。不是所有的女性都知道正常的阴道分泌物长什么样子，因此当分泌物改变时，她们不了解是怎么回事，并选择忍受，严重程度远超出所能忍受的极限。分泌物里可能有血，同时伴随着烧灼、刺激感及瘙痒，性交时常不舒服且疼痛，少数女性主诉有异味。外阴和阴道发红，子宫颈可能出现红色的斑点。阴道粘连，甚至结疤，进展成与扁平苔藓相关的个案。阴道 pH 上升到 4.5 左右，阴道涂片中会出现许多白细胞及从阴道壁深处剥落的细胞，也就是副基底层细胞，乳杆菌消失不见了。

所有的发现，除了结疤以外，与萎缩性阴道炎的情形类似，但以雌激素治疗毫无价值可言。有时会以对雌激素的治疗反应来区分脱屑性阴道炎与萎缩性阴道炎。菲伊是我的患者，51 岁，为了阴道分泌物看了无数个妇科医生。她的阴道分泌物浓稠，呈黄色，有黏性，已经污损了好几件内裤了。她开始觉得在性交时刺激不适的部位会产生疼痛。许多医生都说她有萎缩性阴道炎，但雌激素软膏却对她一点儿帮助都没有；其他的医生则说可能是真菌或阴道毛滴虫在作怪；还有一些医生说她有子宫肌瘤，需要做子宫摘除术，术后就不会有分泌

物的困扰了。结果没有一种治疗方法可以解决她的困扰。听了她的故事之后，我只透过显微镜看一眼，就知道哪里出了错，其实菲伊得的是脱屑性阴道炎。我花了几个月，用可的松（类固醇的一种）控制她的炎症，然后菲伊一周使用栓剂2次，最后她的分泌物减少了，性交时她也比较舒服了。

　　如果医生不确定原因，脱屑性阴道炎很难根治。经过多次失败的尝试，我发现最有效的药物是用给药器或栓剂将可的松软膏放入阴道。我使用的标准肛门栓剂用在阴道中非常安全，因为阴道和肛门构造类似，都有一层黏液薄膜。100毫克的氢化可的松栓剂就可以控制症状。如果你知道可的松，会觉得100毫克是非常大的量，但氢化可的松是所有可的松中药效最弱的。患者每天晚上睡前用药1次，持续2周，然后复诊评估。如果炎症还维持在中等程度，患者必须每隔一晚用1次药，持续一段时间。当然用药非常麻烦，但是它们会发挥效果。如果要进行性生活，那在事后用药即可。一旦症状获得缓解，患者可以

脱屑性阴道炎治疗成功案例

　　莫莉，31岁，因下列问题就诊：刺激感、瘙痒、大量的阴道分泌物，还有性交疼痛。以前性交的体验一直非常好，但现在常痛到必须喊停。检查时，阴道前庭和阴道开口都会出现疼痛。此外，阴道有炎症和疼痛的现象。阴道的pH高，分泌物很多。因为炎症，在显微镜下可以看到许多白细胞，正常情形下应该出现的乳杆菌却到处都找不到。真菌及性传播疾病病原体的培养结果都是阴性。

　　非常明显，莫莉得了脱屑性阴道炎，再加上阴道前庭疼痛的症状，我认为她还有继发性阴道前庭疼痛（见第17章），这可能是由脱屑性阴道炎一直刺激末梢神经引起的。

　　我们花了不少工夫才控制好这两个问题。莫莉使用氢化可的松栓剂数周，一开始是每晚使用，后来减量为每隔一晚使用，治疗近1个月时，她并没有觉得好转，但我们还是持续治疗。治疗快满2个月时，莫莉还是没办法进行性生活并感到十分沮丧。要征服阴道前庭疼痛，必须先解决疼痛的原因，也就是阴道炎。我们继续以每周2次的氢化可的松控制炎症，然后以标准的治疗阴道前庭疼痛的药物控制疼痛。又经过2~3个月的治疗，莫莉的生活逐渐得到了改善。她继续每周2次的氢化可的松栓剂治疗，这让她可以有舒服的性爱了。如果未来3个月病情持续稳定，她就可以考虑停药了。

跟医生讨论如何避免复发。当大部分患者可以停药时，还是有一些患者需要一周使用 2 次栓剂。用药后阴道的雌激素量会减少，此时患者可能需要局部的雌激素治疗。

不是问题的问题：乳杆菌过度生长

　　这种情形也被称为细胞溶解性阴道病，但却属于不是问题的问题。在短短的十年内，它经历了被发现，到被认为是阴道不适的主因，然后又被从主要原因中剔除。1991 年，由两位美国波士顿的妇科医生率先提出，阴道产生异常分泌物及瘙痒主要发生在月经周期的后半段，伴随着一些性交的不适，可能与乳杆菌过度生长有关。故事是这样的，一位女性得了真菌感染，她用了抗真菌软膏，症状却没有改善，持续有轻微的瘙痒和分泌物，但阴道 pH 正常，呈酸性。看不到真菌，真菌培养也没有结果。为了解决她们认为的乳杆菌过度生长问题，医生建议以苏打水灌洗 3 周试着中和乳杆菌引起的酸性。因为在显微镜下，阴道壁的细胞被分解，因此这种情况被称为细胞溶解性阴道病。

　　但现在看起来细胞溶解性阴道病似乎不存在，许多医生认为阴道分泌物是对多重阴道治疗产生的反应之一，相当正常。如果不理它，阴道自然就会镇定下来。不要灌洗，阴道不可能有太多的乳杆菌，或酸性过强。如果阴道酸性过强或发生太多过氧化反应，乳杆菌会自相残杀。

　　如果有人说你乳杆菌生长过盛，你需要寻求第二意见，有可能你的阴道在多重治疗后需要一点时间恢复平静；也可能真菌仍然存在，只是在阴道涂片上看不到；当然也可能是其他原因造成瘙痒及分泌物异常，这时你就需要诊断和治疗了。

第 14 章

可能是过敏吗
引发身体攻击的刺激性物质

讲到过敏，大多数的人会马上想到花粉、灰尘或猫，谁会想到有人会对性伴侣的精液过敏？这听起来像是冷笑话，不太像是医学事实，不是吗？但它却是千真万确的，可不是个玩笑。人类可能对很多物质包括精液过敏，而症状绝对不仅仅是打喷嚏和流眼泪。对精子的过敏反应可能引起阴道症状，对药物、食物或其他来自精液的蛋白质的过敏反应也一样。过敏物质，包括引起真菌感染的真菌，也就是白色念珠菌，也可能是由手指、乳胶产品带进阴道的。

医学界目前还没有将阴道症状相关的过敏研究透彻，对阴道免疫系统，以及阴道如何与身体的免疫系统产生反应等，所知都还很有限。但最清楚的一点是，许多女性因为过敏而产生不舒服的症状，好在我通常都可以帮她们找到一些缓解的方法。

什么是过敏

当身体外的东西，通常是蛋白质，被认为是外来物质时，身体就会产生过敏反应，制造一些东西，也就是抗体，来攻击这些物质，将它们赶出体外；或者是叫一些特别的作战细胞来攻击外来物质，这一过程被称为细胞介导免疫。与过敏反应有关的抗体被称为免疫球蛋白E。

> **阴部笔记**
>
> **瘙痒，却一点儿都不痛**
>
> 过敏的典型症状是瘙痒。过敏与阴部疼痛、溃疡、性交无关，这些症状通常是其他问题引起的（见第17章）。

从生物学的角度来看，过敏的发生机制如下：免疫球蛋白E存在于组织中的肥大细胞表面，会与外来抗原蛋白作用，这个反应导致肥大细胞释放组胺和其他的化学物质，引起过敏症状。

这一连串反应带给你的结果可能有很大的不同，像精液过敏就有不同的症状和严重程度，包括外阴瘙痒、烧灼感、肿胀、泛红和荨麻疹等局部症状。外阴会在几小时内出现小疹子，有水状的阴道分泌物，症状会持续几天。女性也有可能出现全身性的症状，包括荨麻疹、瘙痒扩散到全身、呼吸困难（气管痉挛）、下腹痛、低血压和失去意识，但这些情况非常少见。

过敏多半会延迟发生，身体必须暴露在过敏原中多次以后才会有过敏反应。患者常告诉我："但是，斯图尔特医生，以前我们进行性生活时没发生过啊！"或"我用这个产品很久了，从来都没有问题。"这就是过敏的特性。如果你第一次用了某些产品，马上就痒，那大概是接触性的刺激反应而非过敏。

有过敏性阴道炎的女性都有个人或家族的过敏病史，包括食物过敏。在表现出严重的反应，也就是呼吸困难、休克、血压下降及失去意识等全身性过敏反应前，患者大半会先出现轻微的局部反应或全身性的症状达数月到数年之久。症状可能在第一次性交时就出现，但这种情况非常少；也可能出现在几次性交之后。症状也可能由环境改变造成，例如，怀孕、妇科手术、放置宫内节育器，或性伴侣割包皮、切除前列腺。任何这些情况都可能改变阴道免疫机制。

精液过敏

身体把你的亲密伴侣或他的精液当成敌人般攻击是件既残酷又讽刺的事。男性射出的精液中含有许多抗原，它们可能会激发过敏反应，症状主要是痒、起疹子，与前面提到的差不多。症状可能在性交时出现，或性交后15分钟内出现，在30分钟后达到最严重的状态，可能持续好几天，但是通常在没有治疗的情形下，几个小时后会自行消失。

对精液过敏的人不在少数，绝对超过一般人的想象。在医学文献中，目前有超过30个因精液过敏出现全身性过敏反应休克的个案报告。多数的个案较少出现如此戏剧化的症状，而且症状多限于阴部。这些由精液引起的轻微过敏反应常被误诊为"非特定性外阴阴道炎"。一些患者告诉我，她们得了生殖器疱疹，但培养结果却是阴性，或者接受真菌感染治疗多年无效。

如果患者在性交时或性交后马上出现阴部瘙痒的症状，只要用安全套或禁欲，症状就有所改善，那就应该怀疑她们有精液过敏的问题。

当怀疑女性有精液过敏，又被称为精液过敏性阴道炎时，可以用稀释后的精液浆做皮肤过敏试验，来确认过敏反应的证据。过敏女性的皮肤会立刻出现红、肿，还会出现丘疹块和斑。另外，还可以测量血液中免疫球蛋白E或是使用放射变应原吸附试验取得过敏的证据。利用放射变应原吸附试验，抗原——也就是精液浆会与化学处理过的圆盘结合，再以试验者的免疫血清处理，可以测试出免疫球蛋白E对抗原的反应。

对一些女性来说，不应该责怪男朋友或丈夫，因为其他男性的精液也会引起相同的症状，过敏反应范围大多了，并不只关系到某一特定对象。一般而言，这些女性对精液中的一些成分过敏，但通常过敏反应只持续很短的一段时间，几年后就消失的话，显示自然的脱敏作用可能存在。

> **阴部笔记**
>
> **不只是怀孕**
>
> 1945年，医生报告一位怀孕女性持续在性交后有严重的呕吐现象，后来证明这与过敏有关。

治疗精液过敏

治疗过敏的最好方法就是不要引起过敏。这样说来，有精液过敏时就得禁欲，我想大概不会有太多的人愿意这样做。最好的选择就是请你的男性伴侣用安全套，这样做有效，但有时不见得都能行得通，因为有些女性对安全套中的乳胶过敏，此时可以使用非乳胶的安全套来区别到底是乳胶还是精液过敏。如果因为过敏必须使用安全套，但又想怀孕，可将精液浆洗去，留下精子，进行人工授精。

轻微过敏的个案，可以在性交前服用抗组胺剂以缓解阴部的过敏反应，但抗组胺剂对全身性的症状，如其他部位的发痒、呼吸困难等没有什么作用。在性交前1小时服用苯海拉明相当有效。性交前2小时服用非甾体抗炎药，如布洛芬，或性交后每4小时持续服用，都有帮助。有些患者可以选择使用阴道内抗组胺剂。

由过敏免疫科医生进行的脱敏治疗（或称免疫疗法），对严重的个案来说是另一种选择。脱敏治疗的效果不同，有些相当令人振奋。将少量稀释过的精液放进阴道，持续数小时。为了保持新增加的免疫力，双方必须常有性行为，起码每隔一天一次，对一些性伴侣来说，这是医生开的最好的药，但也有些患者不太想做这样的家庭作业。

▼ **精液过敏治疗成功案例**

辛西亚在性交后出现不舒服的瘙痒症状。她和朱立安已交往3年，最近6个月，她发现只要他的阴茎进入她的体内，她就马上觉得痒了起来，射精时情况更糟。辛西亚对过敏并不陌生，她本身就对不少东西过敏，她想知道她可能对她男朋友过敏吗？她是对的，我建议朱立安用安全套，再看辛西亚是不是还会痒。果不其然，朱立安戴安全套时，辛西亚就没事。转诊请过敏免疫科医生评估后，确诊为精液过敏。虽然安全套很有帮助，但朱立安很不喜欢，两人一起接受脱敏治疗。他们了解到需要经常性交来保持不过敏的状态。辛西亚对治疗的反应很好，可以一周有3次舒服、不痒的性交，维持治疗的成果。

其他的阴部过敏

除了精液外，还有其他被排斥的物质，例如男性吃的食物、服用的药，都可能在射精时"跑"出来，造成与他性交的女性出现过敏反应。

与家族有关吗

研究人员还不确定阴部过敏是否具有遗传性，但却有报告指出，同一家族里的四个女性都有过敏导致的阴道炎。

当花粉、灰尘或动物毛发通过手指而进到阴道时也可能引起过敏性阴道炎。女性也可能因为一些化学产品如肥皂、杀精剂而出现过敏反应。塑料制成的情趣玩具也可能是元凶，如果是用乳胶或其他会引起过敏的物质制成的，也会引发症状。如果你相当敏感，可以读说明书或询问厂商，找出制造的材料。一旦出现症状，就停止用这些东西。

患者接触过敏原后才会出现过敏反应，通常症状在接触几天或几周之后出现。重复暴露在相同的产品下，患者会出现痒、灼热、泛红和肿胀的症状，症状持续数天到3周。光靠使用产品之后就暴发症状的模式就可以做出诊断，避免这些具攻击性的物质就可以根治。

一些有复发性真菌感染的患者也可能对引起真菌感染最常见的真菌白色念珠菌过敏。

乳胶过敏

乳胶是相当容易引起过敏反应的物质，值得仔细地介绍。乳胶由橡胶树汁制成，是许多产品的原料，你可能常常接触到却不自知。

乳胶过敏最常见的症状是接触性皮炎，通常接触乳胶的部位会出现红疹。例如，常戴乳胶手套的人的手会出现接触性皮炎，阴道会因为安全套和宫内节育器而出现接触性皮炎。腹股沟因为内裤的乳胶松紧带接触到皮肤，出现症状。

乳胶过敏除了红疹外，还有其他症状，认识这些早期的轻微症状相当重要，因为专家相信，过敏可能因为一再重复暴露在乳胶下变得更严重。其他乳胶过敏的症状包括在被医生例行检查后出现的痒、打喷嚏、流鼻涕、肿胀等症状，以及脸潮红、荨麻疹、呼吸短而急促、喘、焦虑不安或恍惚、头晕眼花和休克。

> **阴部笔记**
>
> ### 到处都有乳胶制品
>
> 日用品中含有乳胶的包括安全套、宫内节育器、橡皮筋、家用手套、热水瓶、鞋底、气球、橡皮擦、玩具、运动器材和医疗用的导管、引流管等。

特别要注意的是，如果你在医疗检查或接触乳胶手套后又痒又肿，就要怀疑乳胶过敏。同样，吹气球、牙齿检查，或吃香蕉、栗子或牛油果等与橡胶树有关系的树种果实后也会出现症状。在进行用安全套的性交或使用宫内节育器时，乳胶过敏症状可能会在阴道及直肠出现。过敏免疫科医生可以确认乳胶过敏的症状。

> **阴部笔记**
>
> ### 医用手套
>
> 治疗诊所和医院用的医疗手套传统上都是乳胶制品，但因为乳胶过敏愈来愈常见，1999年，美国职业安全与健康管理局要求所有的乳胶手套都应该换成非乳胶的合成手套。非乳胶的替代品不好找，因为它要像乳胶安全套那样可以预防性传播疾病，阻挡肝炎和艾滋病等传染。

有些特定的人士是乳胶过敏的高危人群。医护人员经常使用乳胶手套、接触含乳胶的医疗产品，其乳胶过敏的发生风险较一般人高。需要经常性治疗及手术的患者，包含一般医疗及牙科治疗患者，还有生产含乳胶产品的工作者也都是高危人群。

对乳胶过敏的女性也容易对某些特定食物过敏。较为人知、容易引起交互作用的食物包括牛油果、栗子、奇异果、木瓜、马铃薯、香蕉和桃，草及花粉与乳胶也会有交互作用。

避免所有的乳胶产品是唯一的治疗方法，只要知道该如何小心提防哪些东西，一般而言不难做到。羊肠安全套是用羔羊的肠内膜制成的，不含乳胶。另外一种被称为聚氨酯的物质也拿来做男用和女用的安全套，研究人员认为聚氨酯在对抗性传播疾病传染上相当有效，但在美国食品药品监督管理局核准这种材质的安全套对性传播疾病传染有特定的保护作用前，还需要更多的研究。

> **神秘的过敏：荨麻疹**
>
> 荨麻疹是由体内的肥大细胞释放组胺引起的，症状是痒，皮肤会肿起。对食物、药物和吸入的物质过敏常引发荨麻疹。由于没有抗原－抗体反应，物理因子也会刺激肥大细胞。医生常难以找出引起荨麻疹的原因。最常见的非过敏相关荨麻疹表现为轻微摩擦后，皮肤出现症状，包括皮肤风团。性交疼痛如外阴疼痛，有时与皮肤划痕现象有关，如性交中或性交后被轻碰，皮肤包括外阴皮肤会出现肿起和痒的症状。没有人知道引发这种荨麻疹的原因，但是抗组胺类药可以显著改善症状。

第 15 章

皮肤病
外阴也会得的皮肤病

湿疹和银屑病（俗称牛皮癣）是会引起严重瘙痒的皮肤病，一般出现在手、脚上，大概没有人会想到在外阴部位也会看见这些皮肤病的踪影，医生也不会到阴部来找这些皮肤病的病灶。这些皮肤病与一些平时没那么耳熟能详的皮肤病也是外阴不适背后的主因。

上周，玛丽莲来找我，她有非常严重的外阴瘙痒，当她自己检查时发现外阴很红，表面皮肤像鳞片一样。她告诉我，她曾经得过银屑病，手肘、膝盖和下腹也有斑。她的父亲和姐姐都有一样的情况。当我诊断出她的阴唇上有银屑病时，玛丽莲怀疑地说："你是说我那里也长了银屑病，我的医生从来没有告诉我可能有这种情况！"当她开始用治疗身体其他部位皮肤病的氢化可的松软膏后，外阴的瘙痒消失了。

大多数皮肤病都可治疗，外阴部位的也不例外。皮肤病不会完全消失，你必须持续学习如何控制它们。没有人喜欢听到以下我要说的，典型的阴部皮肤病治疗情况是：患者用软膏治疗，直到症状消失，症状消失后就停用，但结果是症状反复。这会让患者认为自己真的出了严重的问题。它们必须长期治疗，这是皮肤病的特质。如果你肌肤敏感，那通常一辈子都会过敏。如果你是干性肌肤，就得持续维持皮肤湿润。如果有外阴皮肤病，你需要学习可能发生的每个相关情况，积极付诸行动，加以控制。一旦起因获得控制，只要一周用1~2次的软膏就足够了。

雪柔的问题是个很好的例子。她有恼人的瘙痒问题，而且阴唇的皮肤变得像鱼鳞，还有龟裂情况，蔓延到会阴，甚至肛门。她长期觉得刺激、不舒服，性交时会疼痛。她向妇科医生求助时，医生开给她一些可的松软膏，这应该有效，但雪柔听过使用可的松的缺点，再加上她也不满意药膏只能缓解症状，不能根治病症，因此觉得不应该继续用下去。当我诊断出她得了湿疹时，我解释这是一种慢性疾病，几乎不可能完全根治。要控制她的皮肤病，她必须少量、非经常性地使用可的松。她了解以后，也就放松了下来。

阴部的皮肤问题难以诊断。没有数据显示，有多少女性有外阴皮肤病的困扰。在我解释主要的治疗药物——肾上腺皮质激素之后，本章会依常见顺序介绍外阴的皮肤病。

关于可的松

除了小心保持个人卫生外，外阴皮肤疾病主要的治疗方式还是涂抹可的松乳膏。可的松又称可的松类固醇，是人体自行制造出来的一种抗炎物质。你可能会因为听说过可的松很多不良反应而不敢用：可的松会使皮肤变薄，从而失去弹性和柔软性；有时使用过量可能会造成萎缩纹，这是一种皮肤紫红色纹，很像怀孕时腹部出现的妊娠纹，只是妊娠纹是永久性的，不会消失。有些医生也担心高剂量可的松产生的不良反应，但我认为如果使用得当，不需要担心这些顾虑，而且效果非常神奇。它可以解决令人痛苦数年的瘙痒，还会使增厚的皮肤恢复原来的弹性。

有些症状需要短期使用强效可的松来控制，然后用药效没有那么强、可以长期安全使用的可的松来替代强效药物控制症状。有些外阴皮肤病局部外用类固醇的时间超过药品说明书或是教科书上的建议。但12年的阴部诊疗经验显示，我从来没有看过患者因此出现永久不可逆的萎缩纹。外阴方面的专家从治疗患者的经验中得知，外阴部位可以安全使用超强效的类固醇，但药品的说明书上仍然写着不行。不良反应不一定会发生，如果你找有经验的医生诊疗，就可以找到安全的治疗方式。

使用类固醇要安全有效，必须与医生密切及谨慎合作，同时也要注意以下几件事：

▼小心遵照医生指示使用。

▼请医生提供可靠的药物品牌，有时同种药名不同品牌的类固醇效果差很多。

▼确定可的松应该使用在哪些部位，阴唇、阴蒂、阴道前庭、会阴还是肛门。在没有小心咨询皮肤科医生前，不应将强效的类固醇涂抹在这些部位的皮肤表面；如果表面有突起，在没有咨询医生前，也不要在上面涂类固醇。

▼涂薄薄一层即可。先让皮肤充满水分，吸收效果最好。虽然涂抹部位大小不同，用量也不同，但通常一条30克的药膏可以用好几个月。

▼不要突然停药。如果说停就停，症状会马上因反弹性作用复发，请与医生合作，制订治疗计划，逐渐减少药量。

▼有任何不良反应时，应告诉医生，如果在症状改善后又有瘙痒的情况，那可能得的是真菌感染。虽然皮肤变薄和淤血是相当常见的不良反应，但如果只用局部类固醇2~10周，也就是正常的初期疗程，是不会有这些情况的。

依照指示使用局部软膏才能收效。泡澡10分钟后，在患处局部涂上薄薄一层可的松，适当按摩以促进吸收，效果很好。皮肤喜欢水润，当充满水分时，药物的效果很好，因此必须有一段特定的时间让药物产生作用。药物涂抹半个小时后，有效成分已经被吸收得差不多了。此时上厕所，擦掉一些药膏是没有关系的。

因为可的松是体内会自然产生的物质，因此引起过敏的情况相当少见。有时患者会说"别的医生给我类固醇软膏，但烧灼感更严重！"这应该是对软膏中的其他成分（尤其是丙二醇）过敏引起的。改用不含丙二醇的软膏应可避免这种问题，有时可能需要以自然的基剂调制可的松。软膏基剂里的化学成分可能会引起急性接触性皮炎，这是一种即刻出现的皮肤炎症反应，但很少见。一般在刚开始使用类固醇时，会出现1~2次轻微的烧灼感。接触性皮炎的烧灼感不会消失，如果出现，患者应告诉医生。

以下是一些皮肤病，从常见到、较少见的排序介绍。

湿疹、皮炎、慢性单纯性苔藓

不要被这些看起来很可怕的病名唬住了。湿疹和皮炎的皮肤改变在表面，会造成红斑、淡红色的龟裂、渗液、结痂、黄色的皮屑剥落，外阴是湿润的部位，较少出现结痂和皮屑剥落的情况。长期摩擦皮肤会导致皮肤增厚，加深正常的皮肤纹路，这被称为苔藓化。

外阴湿疹/皮炎是最常见的炎性皮肤病，有以下不同的种类。

- ▼ 内因性湿疹/特应性皮炎：是一种典型的湿疹，通常是遗传性的，婴儿时期开始发作，少数人到成人时期还会发作。
- ▼ 脂溢性皮炎/湿疹：通常是在皮脂分泌的部位，包括头皮、耳朵、脸、眼睑、胸部、背部和腹股沟等，出现慢性炎症。脂溢性皮炎很少发生在外阴部位，但还是有少数的个案。
- ▼ 外因性湿疹：多半由外在的因素如刺激或过敏引起，也被称为接触性皮炎。

这三种湿疹最后的症状都差不多，包括皮肤变厚、皮肤痒。这种因为搔抓和摩擦造成皮肤的变化，被称为鳞状上皮增生或慢性单纯性苔藓。虽然都有苔藓这个名词，但是它们的皮肤变化与硬化性苔藓和扁平苔藓的不同。你可能会不清楚，有些医生也搞不清楚这些病的不同。

外阴湿疹/皮炎可能只发生在外阴部位，或全身性的湿疹蔓延到外阴的皮肤上。患有湿疹的女性大多都有多年的就医经验，换了很多医生，只为了能根治这种恼人的疾病。医生会开可的松软膏，但是医生很少告诉患者，一旦停药又会开始痒。这种情况发生时，患者就会认为自己一定是得了非常严重的病。湿疹没有特效药，它像大多数的皮肤病一样，是长期的慢性疾病，很难完全根治，但要控制它并不难。

湿疹的成因

内因性湿疹的致病原因目前并不清楚，这是最常见的湿疹，可能是由刺激产生的刺激性外阴炎，或过敏反应引起的过敏性外阴炎。涂药或接触化学物质时会有立即的刺痛及烧灼感——就是刺激反应。这是组织直接的反应，不经过任何过敏反应的机制。瘙痒也与平时感觉不同。过敏反应则要 48~72 小时才会发生，因为身体需要时间辨识进入体内的是过敏原，症状会持续大约 3 周。

刺激性外阴炎的主要成因之一为过度清洗外阴。外阴瘙痒让患者不好意思就医，多用非处方药或家用的产品自我治疗。即使是处方药，也可能有潜在的刺激性。一项研究指出，处方药是引发外阴过敏性皮肤炎最常见的原因。

常见的外阴刺激性物质

以下是造成外阴刺激或过敏反应的可疑物质。

刺激性物质	过敏原
肥皂、泡泡浴、清洁剂	苯唑卡因
卫生巾、卫生巾背胶	新霉素
尼龙内裤	K-Y 凝胶中的氯己定
分泌物、汗水和尿液	新霉素中的乙二胺
卫生棉条拉线	香精
5-氟尿嘧啶（5-FU）及其他治疗人乳头瘤病毒药物	丙二醇、防腐剂
灌洗剂、酸奶、体香剂	茶树精油
杀精剂，或其他类似药物	咪唑类抗真菌剂

续表

刺激性物质	过敏原
润滑剂	乳胶安全套、宫内节育器
工业酒精	精液
咪唑类抗真菌剂	消毒剂
茶树精油	羊毛脂
松焦油	染剂
酒精	镍
香水、洗发精、护发素、爽身粉、化学处理过的衣物、卫生纸	

湿疹的诊断

医生需要非常谨慎地问诊才能确诊长期的瘙痒问题，问诊涉及家人过敏及湿疹的病史，以及其他相关疾病，如气喘、结缔组织病或荨麻疹。你会被问许多特殊的问题，包括个人的卫生习惯、擦什么东西在外阴上，请不要羞于回答，因为这些信息非常重要。你的医生需要了解你的习惯：是否使用刺激性的肥皂，是否常穿不透气或紧身的衣服（如束腹、弹性连身衣等），是否每天用卫生护垫，或是否尝试使用新的产品等。

瘙痒程度差异很大，从轻微到不能忍受，甚至影响睡眠和活动。如果影响阴道前庭的黏膜区域，患者会有烧灼、红肿和刺痛感，症状会因月经和性交而加重。

检查时会发现，早期的个案多半红肿较轻微，或中度的泛红，有脱屑的现象，而在阴唇皱褶上会出现龟裂的情况。皮肤会有刮伤和破裂，表面可能感染细菌或真菌，产生一些影响。经皮肤表面的培养，常见金黄色葡萄球菌、大肠杆菌和化脓性链球菌。

如果病情进展至慢性单纯性苔藓，瘙痒情况会比其他皮肤病更严重，患者会不由自主地搔抓，甚至会在睡觉时痒到醒过来。皮肤会因长期的刺激和搔抓而变白、变厚。阴唇皮肤皱褶明显加深，无论皮肤有没有变厚，都可能导致阴毛脱落、断裂。常见的症状还有阴唇变长、肿大，颜色可能加深或变淡。

阴部之音

"一点小东西都可能引起瘙痒，上厕所后擦拭时简直是绝望时刻。"

——安，63岁，慢性单纯性苔藓患者

阴部之音

"我以为只要用了可的松软膏，症状就会消失，但每次都没有诊断就用，就跟乱枪打鸟一样。"

——芮依，52岁，慢性湿疹患者，需要持续使用可的松控制

湿疹的治疗

唯有"痒就抓、抓又痒"的循环停止，湿疹的症状才可能获得改善。患者往往竭尽所能让自己不再抓，甚至要求自己不要摩擦痒的地方。第一步要以强效的可的松控制瘙痒，再用效果较弱的可的松维持病情稳定。维持病情稳定非常重要，停药可能会使症状复发。

改变长期的穿衣及如厕习惯也很关键，后面的专栏会讨论健康外阴卫生习惯的要素。患者自己应该检视是否有长期的卫生习惯引起的皮肤问题。

将患部浸泡在温水中对病情有很大的帮助。泡澡可以为神经末梢提供良好的环境，减轻瘙痒。早晚在涂抹局部类固醇前各浸泡10分钟，可以湿润肌肤，使药物的吸收效果更好。

阴部之音

"所以我穿长裙，假装我是塔莎·都铎。"

——梅，56岁，必须改变生活习惯，只穿宽松的衣服

个人卫生习惯对外阴皮肤病的影响

有皮肤问题的女性，常担心自己清洁工作做得不够好，造成过度清洗，但这可能引起进一步的刺激反应。觉得不舒服时应遵循的卫生原则为：温和清洗、禁用化学物质、穿合适的衣物。请参考第 5 章提到的照护原则，同时试试以下方式。

不能穿	可以穿
裤袜	吊带袜、长袜、齐膝袜
人造纤维内裤	棉制内裤（在家时不穿内裤）
紧身裤	宽松的裤子
泳装、丁字裤、弹性衣、紧身衣	宽松的运动服

不能用	可以用或做
香皂	洗澡时用露得清、多芬香皂
泡泡浴	早晚泡澡，只用适温的水
含香精的清洁剂	无香清洁剂
沐浴巾	手洗，轻轻拍干
女性喷雾、灌洗液、香粉，或其他含香精的产品，卫生护垫	

简单的湿疹个案，应用效果较为温和或一般强度的局部肾上腺皮质类固醇软膏，早上及睡前各涂抹一次，持续 2~4 周。患部范围集中时，只要用豆子般大小的量，挤出大概 0.6 厘米长度的药量通常就已足够。如果需要涂满阴唇的两侧和会阴部位，只需大红豆般大小的药量，挤出约 1.2 厘米长度的药膏即可。瘙痒得到控制后，减量至一周使用 2 次。

严重的患者则需用强效的肾上腺皮质类固醇，例如丙酸氯倍他索软膏，或是 0.05% 倍他米松软膏，每晚睡前 1 次，持续 1 个月。然后医生会再评估，使用的量则依患部大小而定，0.6~1.2 厘米长的药量一般就算多的了。如果瘙痒没有获得控制，疗程需要再延长几周，最后每周使用 2 次温和的可的松来稳定病情。

湿疹严重时，皮肤可能会变厚，对软膏等药物没有反应。这种情况下，直接在患部皮下注射肾上腺皮质激素，效果很好。先做局部麻醉可以减轻注射时的疼痛。

要控制夜晚的搔抓，可以在睡前服用镇静型的抗组胺剂，例如低剂量的安他乐。这类药物可以抵抗产生瘙痒的化学物质，抗组胺同时有安眠的效果。不会引起嗜睡的抗组胺剂有开瑞坦（氯雷他定），其治疗外阴瘙痒的效果较差。你也可以准备冰袋或将冰水放进清洁剂的空瓶里，放在床边，以备晚上痒得睡不着时使用。

总之，请切记皮肤病是慢性的，即使是所有恼人的症状都消失了，你还是要持续治疗。

硬化性苔藓

硬化性苔藓是外阴相当常见的皮肤病之一，我要先在这里说清楚，我们可以阻止这种疾病的蔓延。每当我告诉患者这个诊断结果时，都没有办法交代清楚，主要是因为患者一听到这个病名就吓呆了，觉得自己得的病与多发性硬化症有关，其实两者八竿子打不着，一点儿关系都没有。硬化性苔藓是一种炎症性的皮肤病，小孩或老人都有可能发生。听到医学界并不清楚病因，你一定很沮丧，但很多病的病因我们都不清楚，其实不用因为这样就担心。当你听到医学界还不知道根治的方法时，你一定更生气，但就像我前面提到的，大多数皮肤病都是可以控制的，而非根治。

大多数患者得知自己有硬化性苔藓时，都会去翻看医学教科书或上网查，然后被一些可怕的患部照片和不切实的信息吓到。我在这里强调，请不要理会任何在 1995 年前撰写的相关信息，对于在此之后撰写的数据也要小心，尤其要注意不是外阴专家写的内容。当听到患者说出某些话时，我就会觉得很悲哀，像琼尼最近告诉我："我看了 7 位医生，他们马上就诊断出我得了硬化性苔藓，然后告诉我，没有什么可做的治疗。"对大多数案例而言，我们有一套有效且神奇的治疗方法，我追踪了数十位患者，她们都可简单地以药物控制病情，同时定期复诊以维持病情稳定。

硬化性苔藓可以长在身体任何部位，一开始先出现白斑的硬化性苔藓可以简单快速地以局部药物控制，没什么大不了。外阴的硬化性苔藓可能是身体其他部位斑点的延续，也可能单独存在。

最常见的症状是痒，有时会有烧灼感，因为靠近阴道口的皮肤皲裂，性交时会出现疼痛，而许多女性却没有症状。症状的严重性与临床上疾病的外观没有关系。最先出现的皮肤改变是平坦的象牙白区域，形状不规则，在中间有凹陷，这种现象可能发生在阴唇、靠近阴蒂的地方或是会阴，也可能出现在外阴任何部位。白色区域可能分散好几处，也可能混在一起，形成一个较大的区域。白色区域有紫色的淤血和薄而皱的外观，薄而皱的皮肤可与卷烟草的卷烟纸比较。白色区域有可能增厚或变薄，有时会有开放性的疮，也就是溃疡。有些患者的炎症甚至会造成正常外阴结构改变，包括小阴唇变平，阴蒂帽状组织与阴蒂的界限渐不明显，导致阴蒂像埋在皮肤下面，同时阴道口的皮肤也有萎缩的现象。变白的皮肤组织也可能向下延伸至肛门，形成像阿拉伯数字"8"一样的外观，从阴唇上方开始，往下到会阴，到肛门周围。硬化性苔藓在肛门部位会引起瘙痒、皮肤皲裂出血的症状，导致排便不适。女性通常都以为自己得了痔疮，有些女性甚至以为是肛裂，结果是硬化性苔藓。硬化性苔藓蔓延到腹股沟、大腿和臀部也很常见，但一般不会影响阴道。

阴部笔记

谁会得硬化性苔藓

虽然男性也会得硬化性苔藓，但女性的罹患率是男性的10倍。硬化性苔藓可能发生在任何年龄段的人身上，小孩也一样会发生，但患者年龄中位数为50岁。

> **阴部之音**
>
> "痒太折磨人了，我宁愿毒死自己以求得解脱。"
>
> ——罗拉，66 岁，硬化性苔藓患者

硬化性苔藓的成因

硬化性苔藓成因到现在仍不清楚，可以确定的是，它与你做了什么或没做什么无关，你也不是被别人传染的，也不会把它传染给别人。硬化性苔藓与一些自身免疫病有显著的关联，尤其是甲状腺方面的异常。自身免疫病是一种身体会制造抗体攻击自己组织的疾病，但这不代表硬化性苔藓就是自身免疫病。

最近在细胞生长及分化的研究中发现，硬化性苔藓可能跟皮肤上层，也就是角质过度活跃有关。研究人员也发现，细胞的增加对皮肤免疫系统功能相当重要，而且非常清楚的是细胞的增加与症状出现多久及组织在显微镜下呈现的形态无关。这项发现显示，硬化性苔藓是皮肤的问题，是一种持续性的炎症，是由刺激、活化皮肤免疫系统的细胞造成的。

硬化性苔藓具有家族遗传性，男女都可能患病，例如同时在父亲及女儿身上、母亲及女儿身上、姐妹身上发现，也曾同时在异卵及同卵双胞胎身上发现。

> **阴部笔记**
>
> ### 家族性
>
> 如果你有硬化性苔藓，必须告知你的女性亲属，她们可能也有一样的问题。透露这么私密的信息并不容易，但你这样做可以让另外一位女性免受你为了找出问题曾遭遇的所有困扰。我的一个患者刚被诊断出有硬化性苔藓，发现她的妈妈也患病多年，却从来没跟她说过。

硬化性苔藓的诊断

硬化性苔藓通常需通过切片诊断。有经验的医生很快就可以根据变白及变薄的局部皮肤变化诊断出硬化性苔藓，但这种病有时会合并其他的皮肤病，如扁平苔藓或白斑病，容易误诊或漏诊。从切片中可以看出皮肤上层细胞变薄或变厚的现象，而上层细胞之下的组织却空了，其中没有细胞，只有液体，看起来像毛玻璃，特殊的染色也会被检验师发现，组织中应该有的弹性纤维在切片中却看不见。在此之下的区域会有严重的炎症，很多白细胞粘在组织上，就好像青苔粘在石头上一样，这就是命名为"硬化性苔藓"的原因。

有时，尤其是小时候就有硬化性苔藓或患病多年的患者的切片中较难出现硬化性苔藓的特征，这时就得靠医生的判断。重要的是，如果皮肤出现明显的变化和结痂，患者一定要尽早接受治疗。

硬化性苔藓的治疗

直到十几年前，硬化性苔藓的治疗才有了重大的进展，几位英国医生勇敢地以身试药，尝试自己使用超强效的类固醇并进行研究，谢谢这些女医生。医生总是认为超强效的类固醇对敏感的外阴皮肤来说药效太强，担心它们会破坏外阴皮肤，使皮肤变薄，出现萎缩纹。英国的研究人员与13位用外阴切片证实有硬化性苔藓的女性一起进行研究，给予她们丙酸氯倍他索（一种强效可的松软膏）每日2次，疗程长达3个月。结果发现，无论是外阴的皮肤外观，还是显微镜下观察到的外阴皮肤切片，都有明显的改善。研究结束后，继续以药效温和的局部类固醇控制。只有一位患者在治疗时出现接触性皮炎。使用这种"危险"的局部类固醇12周后，没有发现其他任何的不良反应，经长期追踪也没有发现任何使用类固醇可能引发的皮肤不良变化。

一项研究同时比较了硬化性苔藓的常用治疗方式。患者接受睾酮、黄体酮、丙酸氯倍他索治疗，3个月后发现，局部使用丙酸氯倍他索是最安全和有效的药物。在疗程结束后有复发现象，因此建议持续用药。这项研究也支持了最早的治疗研究，因此超强效的类固醇如今已经是硬化性苔藓的治疗选择之一。

使用丙酸氯倍他索后症状一般都会有明显的改善，早期治疗的患者皮肤甚至看起来已经恢复正常。我们可以阻止硬化性苔藓蔓延，消除瘙痒，避免炎症的出现及外阴改变。但患者还是要1周2次使用丙酸氯倍他索，避免复发，此时若皮肤又开始痒，可以用效果较温和的类固醇。

没有任何症状，却有硬化性苔藓的证据时，可用丙酸氯倍他索数周后，再以1周1次或2次用药控制。

外阴专科医生现在都了解，没有必要一开始就用雌激素或睾酮治疗硬化性苔藓。睾酮曾经是硬化性苔藓唯一的治疗药物，现在看起来比一般的凡士林好不到哪里去。我强调这一点是因为现在还是有医生仍然用雌激素和睾酮，告诉患者将强效的可的松用在外阴"太危险"。雌激素虽不能治疗硬化性苔藓，但在促进阴道组织健康上的帮助相当大，因此多与丙酸氯倍他索合并使用。

也有非常少数的个案，即使用丙酸氯倍他索治疗，症状也不见好转。你可以找一个熟悉外阴的皮肤科医生，目前也有多种药物可以使用。目前有口服维生素A衍生物（如维A酸）治疗高难度的个案。这类药物可以抑制皮肤角质的生长，帮助因硬化性苔藓增厚的皮肤恢复正常。最近的研究发现，英国合成的阿维A可以改善症状和外观，但是停药后治疗效果无法持续。维A酸有显著的不良反应，最有名的是可能导致胎儿畸形，因此使用并不广泛，尤其不适合育龄期女性服用。另一项研究发现，局部使用维A酸没有产生不良反应。

另一个新的抗炎药他克莫司也可用来治疗硬化性苔藓。

阴部笔记

硬化性苔藓与癌症

硬化性苔藓不是癌前病变，但却和皮肤癌有关。确切的关联性仍不清楚，但有硬化性苔藓的女性需要一年做1~2次的检查，以确定没有出现结节、皮肤变厚或溃疡等皮肤癌的症状。早期发现的话，可以手术治疗，将癌症的部位和附近的组织一起切除。如果你有硬化性苔藓，记得定期筛检。

> **硬化性苔藓治疗成功案例**
>
> 凯莉，31岁，接受我的治疗长达8年。长期受刺激感及瘙痒困扰后，一位妇科医生终于发现她有小小的白色斑点，做了切片检查才找到问题所在，发现她有硬化性苔藓。以丙酸氯倍他索治疗数周后，她的病情有显著改善，减药后1周只要用药1次症状就不再出现。当她来找我时，小小的白色斑点藏在一边的阴唇皱褶内部，我几乎看不出她得了硬化性苔藓，但我们知道疾病是存在的。凯莉去年药用完了，非常紧张地来就诊，因为又开始痒了。丙酸氯倍他索缓解了她的症状，她的病情再度得到控制。
>
> 莎莉，24岁，因为姐姐琳达有硬化性苔藓，她检查后也发现一样的问题。当琳达确诊时，莎莉想："我有时也会有像琳达一样的瘙痒症状，但我以为是真菌作怪或是浴盐造成的。"莎莉的小阴唇已经扁平了，阴蒂的帽袋状组织也开始拉紧，她很难把阴蒂拉出来。使用丙酸氯倍他索后，组织的弹性和柔软都恢复了，但阴唇依然比较扁。即使有了这样的结构性变化，莎莉依然拥有活跃愉快的性生活，没有任何问题。她持续每周使用1次丙酸氯倍他索以控制硬化性苔藓。

激光和手术治疗效果不佳，应该避免，只有一种治疗硬化性苔藓结痂的手术例外。一旦病情得到控制，手术可以改善长期因硬化性苔藓而狭窄的阴道口。在决定动手术前，记得问医生手术的成功率，手术后该注意哪些事情，避免再度结痂。

有时患者会有性交疼痛，或阴道口下面部位因为性交而裂开，用润滑剂、雌激素软膏、丙酸氯倍他索等药物都有帮助。有时做个小手术可以解决这个问题。如果手术是用来治疗像硬化性苔藓这种炎症问题，术后患者必须口服药物，或者服用效果较强的类固醇，防止疾病复发。

有时组织状况好转，瘙痒也得到控制，但患者在性交时还是会有疼痛、烧灼感。这可能是神经功能异常造成的。医生相信硬化性苔藓炎症的长期影响，会改变神经纤维的活动，导致疼痛。出现硬化性苔藓造成的外阴疼痛时，可以用治疗外阴疼痛的药物如三环类抗抑郁药。

虽然硬化性苔藓以成人患者为主，但在青春期前的女孩子身上也很常见。长期的搔抓或合并反复的真菌感染，都是小儿硬化性苔藓的早期征兆。许多小儿硬化性苔藓患者到青春期后就痊愈了，但仍有些患者需要持续地局部药物治疗，成年女性使用的一些强效的类固醇用来治疗小女孩的硬化性苔藓也一样安全。

在这里做下结论，硬化性苔藓是一种良性的慢性疾病，你应该做自身免疫病如甲状腺方面疾病的筛检。你也应当让其他女性亲属得知，不论她们有没有瘙痒的症状，可能也会有这样的疾病。一开始需要使用强效的可的松软膏治疗几周，然后每周 1~2 次，避免复发。至少每年复诊 1 次。

银屑病

银屑病是一种可能长在全身任何部位的慢性皮肤病，当然外阴也不例外。患病部位会出现干燥、变厚、脱屑，呈银白色，皮肤可能从有一些红点到出现大面积的泛红现象。病程可能是循环的，或一直存在，从来没有间断过。

最常见的银屑病，也是唯一会影响外阴的银屑病，就是斑状银屑病，它并不常见，也比硬化性苔藓少见。美国人口中有 1%~3% 的人口受银屑病困扰。银屑病没有种族性，但在欧洲裔人士的身上较为常见，亚裔和非裔人士的发生率较低。银屑病的发生也没有特定的年龄层，一般平均的发作年龄为 28 岁，但从新的个案中发现，银屑病患者也分散在新生儿和 80 岁的人中。

引起银屑病的原因相当多，主要是遗传因素，粗估有 1/3 的银屑病患者为家族遗传。如果父母双方中一人有银屑病，子女有 25% 的概率会得银屑病；如果双方都有银屑病，子女得银屑病的概率会增加一倍以上。也有许多非遗传性的因素，例如皮肤物理性、紫外线或是化学性的伤害，会在受伤的部位诱发银屑病。不同的感染，特别是链球菌感染，急性病毒感染和 HIV 感染都可能引起银屑病。其他非遗传性致病原因还有使用处方药，包括乙型交感神经阻断剂、抗疟原虫剂、治疗狂躁抑郁的药物锂盐、治疗心律不齐的药物奎尼丁、全身性类固醇、消炎镇痛药吲哚美辛等的后遗症。精神压力、激素改变、肥胖、饮酒和吸烟也都可能引起银屑病。

> **阴部笔记**
>
> **银屑病谜团**
>
> 令人好奇的是，银屑病常自动消失，然后又没有任何原因地复发。夏天晒太阳有助于改善症状，体重改变和怀孕也能缓解症状。

银屑病的发病机制、症状及诊断

皮肤细胞，也就是角质形成细胞会在上皮细胞底部生长，然后移到皮肤表面，形成一个循环，银屑病发生时，循环的速度加快。细胞分裂更快，也更快速地移到表面。因为移到表面的速度太快，细胞来不及生长及成熟，不正常的细胞就在皮肤表面堆积，使皮肤变厚、脱屑。而出现银屑病时，皮肤里导致异常炎症的化学物质也会增加。最近的研究发现，一种免疫系统里特殊的淋巴细胞，称为活化T细胞，会引发皮肤细胞及大量炎性化学物质的连锁反应，导致斑状银屑病产生。

银屑病患处初期表现为圆形、轻度隆起的鲜红色至红黄色丘疹，之后病灶逐渐变大，变成突起的斑点或斑块。这些斑点、斑块的边界十分明显，阴阜会有脱屑现象，臀部中间会有龟裂和裂痕。病灶会痛、痒，甚至出血。银屑病通常不会影响阴道前庭和阴道的黏膜表面。

银屑病通常都是依据临床外观诊断的，如果身体其他部位也出现病灶，外阴部位的银屑病诊断也会比较容易。不幸的是，许多女性在治疗身体其他部位的银屑病时，却没有告诉医生，或医生也没有问外阴有没有银屑病病灶。

银屑病的治疗

局部使用肾上腺皮质类固醇是斑状银屑病的主要疗法，它可以收缩血管，减少血流，同时缓解皮肤泛红，减缓细胞增生，增强抗炎效应，产生治疗效果。每天局部使用强效的类固醇直到病灶得到控制，接着可以降低药物强度和减少剂量，使用间隔也可以拉长，直至找到能有效控制病情的最低剂量和最长使用间隔为止。

如果局部类固醇无效，直接在厚斑下面注射类固醇的效果可能较佳，1次或

2次的注射可以缓解症状，改善皮肤的情况。

维生素D衍生物卡泊三醇能促进皮肤细胞分化，抑制增生，可以降低斑状银屑病的严重度。它模仿中效类固醇的效果，又没有不良反应，可与其他局部或全身性治疗合并使用。

对于难以治疗的病例，针对免疫系统的药物可以发挥效用。免疫抑制剂环孢素和他克莫司在治疗银屑病时快速有效，但需请具有丰富免疫抑制剂治疗经验的医生诊治。

扁平苔藓

就像前面我们讨论过的其他皮肤病一样，扁平苔藓也是慢性的皮肤病，且除了外阴以外，也会长在身体其他部位。事实上，它除了长在皮肤表面，也会长在指甲、口腔黏膜、食管、结缔组织、膀胱、胃、肛门和阴道。女性的皮肤、口腔、阴道前庭和阴道都可能长扁平苔藓，但结果往往是外阴的扁平苔藓没有得到正确的诊断。如果扁平苔藓的典型红疹没有出现，任何口腔的症状也没有，外阴及阴道的症状就很可能被忽略。大多数治疗口腔扁平苔藓的口腔科医生不会询问生殖器的症状，而口腔检查也不在妇科医生例行检查的范围中。扁平苔藓也很容易与硬化性苔藓混淆，两者还有可能合并发生。

猜猜看主要症状是什么？痒！扁平苔藓会发生在阴唇的皱褶和阴道前庭上，同时可能在这些部位引起疼痛，性交时也会引起疼痛。如果阴道有扁平苔藓，会有刺激性的黄色分泌物、斑点或性交后偶尔出血的情况。

阴部笔记

扁平苔藓名称的由来

与自身免疫有关，特定的淋巴细胞，也就是活化T细胞，会攻击皮肤底层的基底角质形成细胞，在上层细胞与皮肤底层细胞的连接处制造大量的淋巴细胞。淋巴细胞悬在皮肤表层，像岩石上的青苔一样，这些细胞被称为苔藓细胞。非外阴皮肤的扁平苔藓病灶上会出现多边形的紫色斑块。

外阴扁平苔藓比较少见，一位执业超过3年的皮肤科医生指出，因外阴问题求诊的女性中，得扁平苔藓的比例低于10%。然而，身体其他部位有扁平苔藓的女性大约一半外阴也有病灶。虽然它是慢性疾病，但症状反反复复，一次发作可能持续几周，甚至几年，医生很难决定需要多久的疗程才能使治疗收效。黏膜疾病，尤其是发生在阴道及阴道前庭部位的问题最为顽固难愈，阴道扁平苔藓也可能变成脱屑性阴道炎（见第13章）。

为什么是我

扁平苔藓的成因不清楚，但是医生不认为是你做了什么或由什么事引起的。它不是感染性疾病，也不会传染给你的性伴侣。医生怀疑扁平苔藓是自身免疫病，会使身体产生抗体攻击自身的皮肤和黏膜。它也与一些常见的自身免疫病，如白癜风、斑秃、溃疡性结肠炎、重症肌无力等有关。

有些药物也可能引发症状或与症状有关，服药的患者在停药后，症状都有显著改善。这些药物包括非甾体抗炎药、氯喹、氨苯砜、呋塞米、金制剂、氢醌、汞化合物、甲基多巴、对氨基水杨酸、磺胺类药物柳氮磺吡啶、青霉胺、链霉素、四环素、噻嗪类利尿剂、甲苯磺丁脲等。

扁平苔藓的诊断

有多种不同形态的扁平苔藓会影响外阴部位，最常见的是糜烂型扁平苔藓。炎症侵蚀皮肤表面，会产生亮红色的侵蚀区域，侵蚀区会有白色的界限（威克姆纹）。糜烂型扁平苔藓会长在小阴唇和阴道前庭，可能分散为小区域侵蚀，可能也会在阴道前庭形成大范围的侵蚀。炎症也会造成结痂，改变外阴基本结构，小阴唇扁平化或消失，阴蒂头会被埋在阴蒂包皮中，很难被找到，阴道口也可能产生狭窄。

不像硬化性苔藓只长在外阴部位，扁平苔藓常常侵犯阴道。事实上，若阴道有扁平苔藓，阴道扩张器伸入检查或性交时，炎症可能严重到使阴道一被碰到就出血。炎症区域可能很小，阴道仅有分泌物增加的情况；也可能整个阴道都有病灶，有严重的炎症和刺痛。严重者会出现结痂、粘连，阴道口闭锁或狭窄，如果子宫颈也有病灶，巴氏涂片检查结果为非典型鳞状细胞性质未定。也有蔓延到肛门的情况，患者排便时会疼痛，有时会误以为它是痔疮。

有一种糜烂型扁平苔藓，侵犯外阴、阴道前庭、阴道和口腔——称为外阴-阴道-牙龈综合征，其对治疗的反应很差。虽然四个部位同时被影响，但不见得同时都有病灶产生。在两颊内靠近牙龈处出现白色带状斑点，牙龈靠牙齿的部位会有红色的糜烂。也可以在阴道前庭发现白色带状斑点，会出现痛、皮肤发红、大或小的侵蚀区域等。阴道，特别是在靠近子宫颈的部位则会出现红色的糜烂，或整个阴道都出现炎症和刺痛的情况。阴道分泌物可能带血或呈黄色或黄绿色。患者主诉外阴疼痛，特别是有烧灼感、刺痛和瘙痒，性交时也会疼痛。可能会看见大量黄色、黄绿色黏稠分泌物。女性不太主诉口腔或皮肤上的症状，但检查时就会发现典型的特征。

切片是诊断皮肤病的标准程序，但不幸的是，即使有扁平苔藓，仅通过切片也不见得能确诊，还必须靠医生根据症状及特征判断。

扁平苔藓的治疗

扁平苔藓是慢性疾病，不能根治，即使在症状改善后，患者也要持续用药。好的外阴护理也非常重要，可以减轻刺激。可以利用泡澡和冷敷缓解不适，同时要穿宽松的衣服。坐浴浸泡、使用保护乳和局部麻醉剂都可以让你觉得比较舒服。医生会评估你正在服用的药物，若药物的确引起皮肤反应，医生会让你停药。定期到治疗扁平苔藓的皮肤科就诊也会有所帮助。

治疗以可的松软膏和栓剂为主，一开始都会先用强效的可的松，症状缓解后，再减量使用效果较温和的药物。但是对于严重的扁平苔藓引起的炎症，需要持续使用强效可的松。将药物送入阴道内是项挑战，栓剂在冷藏至冷而坚硬时，可以相对容易地滑进阴道，有些患者则觉得用给药器将软膏送入阴道比较简单。

如果阴道开始出现狭窄、粘连的情况，可以利用阴道扩张器（圆柱状塑料

> ### ▼ 扁平苔藓的治疗成功案例
>
> 医学界对扁平苔藓的了解还不够透彻,我最近在对一群临床护理师演讲时,给她们看了一些口腔、外阴和阴道扁平苔藓的照片。演讲后,一位护理师告诉我,她追踪一位有相同症状的患者好几年了,可不可以将她转诊到我这里来。
>
> 的确,亚琳的牙龈出现炎症且有刺痛感,阴道前庭有扁平苔藓典型的糜烂性伤口。阴道也结痂严重,已经狭窄到变成一个小涡了。当我检查完,她几乎难过得快要哭出来了。
>
> 亚琳的病从阴道分泌物异常和性交疼痛开始。医生非常努力地想帮助她,但是却不知道她到底出了什么问题。很快阴道就因结痂而闭锁,她已经在大医院里接受2次教授级妇科医生进行的激光手术以打开阴道,但却没有诊断出患了什么病,也没有回访治疗。所以,她持续出现炎症,阴道又结痂、狭窄了。
>
> 我让亚琳使用丙酸倍氯他索凝胶治疗口腔的病灶,软膏则用在外阴,两个部位对药物的反应都相当良好。我试着以非常小的阴道扩张器,一天半小时,慢慢打开她的阴道,同时合并使用更多的可的松软膏。经过一段时间的努力,所用的阴道扩张器尺寸逐渐增大,她的病情也有显著的改善。现在可以将两根手指放入阴道,深度可达2寸。我希望继续以可的松和阴道扩张器治疗,以控制、改善阴道的状况。

装置)治疗。一开始先放入适合阴道宽度、尺寸最小的阴道扩张器,表面涂上一层可的松软膏,一次放入阴道内几分钟,一天3次。然后将时间增加到半小时或1小时,之后逐渐可以戴着阴道扩张器过夜,穿贴身的内裤固定阴道扩张器,同时必须慢慢加大阴道扩张器的尺寸。

单独使用雌激素没有什么帮助,但停经后的女性可以使用雌激素,避免阴道因激素缺乏而狭窄。

真菌感染是使用可的松常见的不良反应,你的医生会给予适当的治疗。

局部可的松治疗对严重的扁平苔藓没有效果时,可以皮下注射可的松或短期口服可的松。也可用免疫抑制药物治疗严重的病例。

有时即使皮肤病已经获得很好的控制,但患者还是会一直有烧灼和痒的感觉,这显示有外加的疼痛综合征。可以以三环类抗抑郁药,如阿米替林或地昔帕明作为镇痛剂,一般需要花上数周的时间才能缓解疼痛,常见的不良反应有口干和便秘。

曾经有外阴皮肤癌合并扁平苔藓的病例报告，但这种非常少见。如果有硬化性苔藓，需要一年检查2次，以确定皮肤症状控制良好，且没有变异的情况发生。

化脓性汗腺炎

化脓性汗腺炎可以说是本章介绍的皮肤病中最少见的，在美国，每300人中仅有1人会得。跟其他的皮肤病一样，化脓性汗腺炎过去一直没有适当的诊断和治疗方法，但如果可以及早接受正确的治疗，就可以避免疾病蔓延。

化脓性汗腺炎主要是由毛囊阻塞及汗腺有炎症引起的。毛囊阻塞发生以后，细菌因汗水给予充足的养分而快速繁殖。接着汗腺导管裂开，将细菌散播到邻近的汗腺中，慢性的感染和流出液体的脓肿导致患病部位结痂。

化脓性汗腺炎的病灶很小，可能只有1~2个突起，但更多的传染和未被检出的化脓性汗腺炎可能让病情恶化。病程刚开始时症状局限在一定的范围内，但会逐渐扩散，最后得动手术移除染病的组织。化脓性汗腺炎相当棘手，一开始症状轻微，早期的症状包括痒、皮肤发红和异常潮湿。当毛囊阻塞时，坚硬、如豆子大小的结节或囊肿跟青春痘的小脓疱很像。青春痘的结节会跑到皮肤表面，但化脓性汗腺炎的结节被埋在皮肤底下，所以有些医生称之为反常性痤疮。结节可能自动破裂，流出像脓一样的物质，但好了以后会变厚、变硬，邻近的地方也会有相同的情况。有些结节则在皮肤下面自动破裂，在组织深部形成小隧道（窦道），其他的结节则持续出现严重炎症的情况。结果窦道会在皮下形成条索状硬结，结节会有不同程度的流脓，皮肤结痂后出现凹陷和深褐色的色素沉着。

这些结节长在女性的腹股沟时就会比较麻烦，会阴和肛门部位也有可能发现它们的踪影。化脓性汗腺炎不只长在阴部，也可能长在手臂上或乳房下方。

如果病情轻微，患者只会偶尔出现一些病灶，但也可能很严重，不断出现新的病灶，留下结节，并蔓延到各处，造成慢性、传染性及严重的感染。

医生至今不了解化脓性汗腺炎发病机制中细菌感染扮演的角色。虽然细菌感染是这种疾病的成因之一，但只使用抗生素却不能治愈。

毛囊阻塞虽是主要的致病原因，但是仍有其他的因素决定你是否会得化脓性汗腺炎，激素和化脓性汗腺炎间的关系曾引起讨论。化脓性汗腺炎很少在青春期前发生，发生在儿童身上的案例都是与青春期提早来临也就是性早熟有关。在月经来临前症状也会恶化。然而怀孕和月经来潮并不会使病情好转或恶化，而且也有在停经时发生的病例。过量的睾酮和肾上腺激素硫酸脱氢表雄酮等激素可能是女性致病的原因，但目前仍不能断言。

化脓性汗腺炎与其他内分泌疾病，如糖尿病、肾上腺制造过量糖皮质激素而引起的库欣综合征和生长激素过盛的肢端肥大症等有关，也有家族遗传性。

▼ 早期发现化脓性汗腺炎

早期诊断化脓性汗腺炎非常重要，因为大部分的个案若能早期发现，治疗的效果都非常好，省了晚期治疗可能带来的疼痛。以下是化脓性汗腺炎的早期症状。

» 在皮肤有皱褶及汗腺分布较密集的部位，出现复发性的深层疖，持续6个月。
» 青春期后发作。
» 传统抗生素治疗反应不佳。
» 复发的倾向明显。
» 汗腺分布的皮肤上出现小脓包。
» 定期培养疖中的脓，却没有发现可能致病的细菌。
» 个人或家族有青春痘或藏毛窦病史。
» 女性月经来潮前，疖会恶化。

患者会因症状出现的部位不同而看不同的医生，没有人整合这些症状，这也是化脓性汗腺炎难以早期诊断的原因之一。重要的是，很少有疾病会有复发性的脓肿和形成大片的皮窦，它们还都出现在汗腺密集的腋下、腹股沟和会阴。

如果你有复发性的疖，有脓和痂，皮肤深处还有硬结，那就应该找一位好的外科医生或知识丰富的妇科或皮肤科医生，询问她们有关化脓性汗腺炎的相关问题。

化脓性汗腺炎的治疗

抗生素、抗雄激素药物和异维 A 酸在治疗早期的病例中相当有效。但后期的案例只能用手术切除整块的病变组织，以下是详细说明。

▼抗生素：每天局部使用 2 次 2% 的克林霉素乳液，持续 3 个月，再以四环素做全身性治疗。早期治疗相当有效，可以避免产生脓疱和脓肿。一旦疾病开始进展，只用抗生素治疗是不够的，还需要合并使用抗雄激素药物、异维 A 酸和手术治疗。在使用口服异维 A 酸清除现有的病灶和窦道后，可以用克林霉素预防新病灶的生成。停药后，复发还是不可避免的事，我还是要再次强调，皮肤病需要持续治疗，它们不会永远消失。

▼抗雄激素药物：对有化脓性汗腺炎的女性来说，体内少量的雄激素会引发复杂的结果，抗雄激素药物就是为了拮抗这些雄激素的作用。

▼异维A酸：使用异维 A 酸治疗刚发作的化脓性汗腺炎，可以改变毛囊的异常情况及疾病的根本成因。一项 60 人的临床试验发现，16 位患者在一开始接受治疗后症状完全消失，11 位在持续治疗后症状得到改善，但若皮肤下层已经有增厚的情况，患者就没有治疗效果。

▼环孢素：治疗报告显示，环孢素会抑制免疫系统，对一些案例有一定程度的改善，但大型的相关研究并未做过。

在过去，手术是化脓性汗腺炎的重要治疗方法，主要是因为传统上都让病情持续进展，直到大片的组织都有症状时，再用手术处理。如果不想做手术，请参考前面提到的"早期发现化脓性汗腺炎"；若你已经产生窦道，唯一的去除方式就是手术，再避免新的窦道产生。

本章介绍的可怕皮肤病终于到此告一段落。与阴部瘙痒有关的问题多到令人惊讶，除了真菌感染以外，还有各种不同的原因，但好消息是，我们现在对这些慢性皮肤疾病有了更多了解，也知道如何对付它们。

第 16 章

阴部突起和颜色改变
不用太紧张

发现身体上有突起时，通常你不会太紧张，为何却对外阴有不同的标准呢？大多数的女性告诉我，第一次发现外阴突起时，马上联想到癌症。外阴癌相当罕见，但外阴的突起却很常见。外阴长出小突起的原因是皮肤里有血管、神经、汗腺和其他腺体，再往下有脂肪和肌肉。有这么多组织，当然有数十种以上无害的突起会在外阴出现。

另外一种可能引起紧张的情况是，你觉得刺激、不舒服，用镜子看一下，看到外阴变成白色或红色，或局部有颜色暗沉。门外汉眼中的发红其实可能是溃疡，若出现疼痛的伤口，说明上层的皮肤已经破了。医生通常是在进行盆腔检查，或检查其他完全不相关的疾病时，才开始注意到变色的情况。对癌症有高度警觉性的女性常发现手臂或背部的痣有些许的颜色改变，却往往忽略外阴皮肤是否也出现类似的情况。

突起、变色或溃疡，可能都无害，但你需要弄清楚表皮外观改变的每一个原因，可能性范围大到你不可能靠自己做出诊断。突起可能是充满液体的囊肿或硬组织，可能是由细菌或病毒感染引起的，也可能是癌前病变或皮肤癌。发红、泛白或暗色的斑点都有不同的成因。

以下我们将讨论大部分的可能性，好让你就医时知道该问哪些问题，清楚该做或该要求做哪些检查。本章有其他章节里没有提到的问题，包括多种不同细菌、病毒引起的突起和其他组织的改变，不要让千奇百怪的病名吓到你。

从阴部的外观上看，不同的问题可能都差不多，虽然不见得一定得如此，但切片检查是知道突起到底是什么的唯一方法。无害、非癌症相关，也就是良性的状况，当然可以放着不用管，但切片检查是唯一可以辨别良性与否的方法。

如何分辨突起是否只是青春痘而已？这是个好问题。你很难分辨，但外阴不会长脸上长的青春痘，外阴会有毛囊炎，出现一种周围长毛的青春痘，后面介绍外阴发红变色时会提到。其他常见的还有皮脂腺导管堵塞，包括囊肿，会在小突起的部分讨论。如果有新的突起，且几天都没有消失，那么应该就诊检查。底线是，任何皮肤的改变你都应该有所察觉，无论是突起、颜色改变还是溃疡，千万不要拖，应尽早发现问题。

常见的小突起

外阴的小突起是指小于半寸、约 1.3 厘米的突起，就算会长大，也不会超过这个范围；其他会长大的突起可能很早就出现症状。小突起的颜色不同，但通常会有一个突起引起注意。以下是各种小突起的介绍，告诉你它们从哪种组织转变而来。

皮脂腺囊肿或皮脂腺导管阻塞的突起（表皮样囊肿）

皮脂腺囊肿是外阴最常见的突起。阴道里的表皮样囊肿则与创伤有关。分娩时阴道撕裂或会阴切开术后，阴道会修复受损的部位，上皮的碎片会被包在皮肤或黏膜里，这时上皮生长同时制造分泌物，形成小囊肿。外阴的小囊肿，通常都长在阴唇，且从皮脂腺突起，堵住出口。表皮样囊肿从直径数毫米到像胡桃般大小都有，通常好几个长在一起，表面平滑，颜色为黄白色，里面看起来像包着脓，但其实是皮脂腺的分泌物，也就是皮脂，没有感染的情况。表皮样囊肿形成后不会消失，但不需要任何治疗，如果觉得很困扰，可以局部麻醉后切除。

皮肤或皮下结缔组织的突起（软纤维瘤）

软纤维瘤是柔软、肉色、有皱纹、突出于皮肤表面且没有毛发的突起。你可能听过其他的名称如垂疣、皮赘，常发生于息肉柄或根蒂上。软纤维瘤出现在外阴、大腿内侧或肛门附近，不会进展为癌症，不需要治疗。考虑美观或因为活动和衣物摩擦产生不适，可以切除。

神经纤维表面的突起（神经纤维瘤）

神经纤维瘤是非常常见的赘生物，从神经纤维鞘长出来，但没有人知道原因。小而且胖胖圆圆的，深粉红色，很少长得很大，如果是小而个别的突起通常没有问题，且不需要治疗。

血管的突起（血管瘤、血管角化瘤、化脓性肉芽肿）

这类赘生物应该算是血管畸形，比较不像突起。外阴的血管瘤相当常见，包含多种类型，从草莓状血管瘤的浅红色印记到一串串延伸到阴道的海绵状血管瘤。老年血管瘤则呈浅红和深蓝色。这些血管瘤都没有症状，除非受伤出血，一般也不需要治疗。

另外一种血管瘤被称为血管角化瘤，这种血管的赘生物都是成群出现的，呈深紫色。由于可能和痣或黑色素瘤甚至是尖锐湿疣混淆，最好能切除，同时进行诊断及治疗。

另一种血管瘤是化脓性肉芽肿，由很多微血管组成，在怀孕时出现在阴唇上。它不像静脉曲张，静脉曲张是因为怀孕时的压力压迫大的静脉，血管壁像吹气球一样突起造成。医生不知道是什么原因造成微血管一丛丛地形成化脓性肉芽肿，牙龈也会有一样的情况。分娩以后化脓性肉芽肿会变小，但通常会持续存在或复发变大。它常常造成出血，也可能引起感染、化脓。颜色多半为牛肉般的深红或紫色,它摸起来硬硬的而且会产生疼痛。诊断需要切片检查,治疗必须在生产后进行,必须切除病灶以避免复发。

病毒引起的突起(尖锐湿疣和软疣)

尖锐湿疣是麻烦的、具有传染性的赘生物,会在第 21 章讨论。

传染性软疣是一种由病毒引发的疾病,在学龄儿童身上通常长在躯干、脸和手臂上;在成人身上则多长在生殖器上,主要通过直接接触感染,也可通过性接触感染。病毒也可能借着感染的衣物、床单扩散。软疣没有症状,但会形成一个小而透明或蜡一般的圆拱形突起,中间会有像肚脐一样的凹陷。几个月以后可能会自行消失,但也可能维持好几年。当软疣出现时,可能传染给其他人。

因为软疣会经由性行为感染,医生会检查患者是否有其他的性传播疾病。治疗包括冷冻疗法或用小针刮除,也可以用对抗尖锐湿疣的药物咪喹莫特进行治疗。到目前为止,还没有发现软疣会引起长期的问题。

较少见的小突起

接下来介绍的小赘生物较少见。

癌前病变皮肤变化引起的突起

请见第 21 章和第 22 章。

胎儿成长期组织的突起(加特纳囊肿)

胎儿成长期会有一些暂时性组织,它们会被较高度发展的系统取代,囊肿也可能出现在这些暂时性组织中。阴道里,加特纳囊肿来源于胚胎发育时期的中肾管残留,通常不会有症状。事实上,医生都是在做另外的检查时意外发现加特纳囊肿的,都不是因为患者主诉的症状发现的。如果囊肿已经大到妨碍性交,就可以切除,一般囊肿都不会造成什么困扰。

前庭腺体的突起（前庭囊肿）

分泌润滑前庭黏液的腺体如果被堵住，就可能形成囊肿。大多数的囊肿都较小且没有症状，是良性的，且不必治疗。如果囊肿变大，会妨碍性交或日常动作，引起患者的注意，可以切除。如果只进行手术引流，绝大部分的囊肿会复发。

汗腺的突起（汗腺瘤）

汗腺瘤是汗腺处长出的赘生物，可能长在身体任何部位，特别是眼睑。在外阴，汗腺瘤看起来就像许多肤色的丘疹，常群聚在一起，形成短短的小峰脊，如果被阴毛遮住，就很难被发现，不一定引起痒的症状。有些女性会注意到外阴皮肤表面粗粗的，或有一个小突起，但大多数没有症状。切片检查是唯一的确诊方法。也不太需要治疗，如果引起问题，可以切除。

特殊腺体的突起（乳头状汗腺瘤）

乳头状汗腺瘤是一种常见于成年白人女性外阴的赘生物，通常是单独的突起，可能来源于一种与汗腺类似的腺体（肛门生殖器乳腺样腺体）。这种赘生物位于外阴阴唇凹陷的部位，或者是肛门周围的会阴部位（肛门生殖区），表面呈红色，可能会在表面形成一些溃疡。虽然不是癌症，但可能出血或感染。光从外表观察很难确诊，采取切除，可以同时诊断及治疗，一举两得。

毛干的突起（藏毛囊肿）

藏毛囊肿通常不在阴部出现，但有时会在阴蒂附近被发现。藏毛囊肿出现在包裹毛发的组织里，里面充满毛发和油脂。藏毛囊肿通常在阴蒂旁，而且会制造像隧道一样的管通深入皮肤深处，阴蒂区域可能会痛、肿，导致感染、流脓。急性发作时，需要手术引流做暂时性的处置。但为了让藏毛囊肿不再复发，医生需要切除整个藏毛囊肿及附近皮肤，且必须在没有感染的情况下进行手术。

非常罕见的小突起

虽然大部分的女性都不会有这些问题,但还是值得提一下。

子宫内膜的突起(子宫内膜异位症)

腺体和子宫内膜的组织可能会在子宫内膜去除术后位移到外阴部位。大多数的病例都是生产时因出血做子宫内膜去除术,突起发生在会阴切开术的部位。这种子宫内膜异位症通常与盆腔内的子宫内膜异位症不同,这是一种蓝色的囊肿,因为组织受雌激素影响,通常会在月经期间变大。可以切除做诊断并解决不适。

汗腺导管的突起(福克斯-福代斯病)

福克斯-福代斯病是一种汗腺开口堵塞引起的疾病,影响 20~50 岁的女性,可能发生在外阴及腋下。汗腺导管被皮肤表面的角蛋白堵住,管通扩大、腺体变大,还有许多充满液体的小囊,也就是液泡。分泌物会从皮肤里流出来,造成严重的瘙痒。用来治疗青春痘的局部药物,例如过氧化苯甲酰相当有效,在皮肤上涂抹雌激素也有用。

> **阴部笔记**
>
> **外阴的乳腺样腺体**
>
> 外阴的乳腺样腺体非常罕见,它会在怀孕或怀孕后一段非常短的时间变大,除了形成突起外,里面还可能有乳汁。如果突起在怀孕后还持续没有消退,可以考虑切除。

常见的大突起

下列是一些很难忽略的问题。

前庭大腺导管的突起(前庭大腺囊肿和脓肿)

最常在女性外阴部位引起问题的囊肿大概是前庭大腺囊肿了。你应该记得,我们前面提到，前庭大腺的功能是润滑阴道。如果通到阴道前庭的主要导管开口被阻塞，黏液堆积，导管会肿胀。如果有感染，里面的物质会变成脓，形成前庭大腺脓肿。这种异常的原因不明，可能是导管先天狭窄和分泌的黏液特别浓稠。囊肿的大小依黏液堆积的多少而定，由于前庭大腺分泌物是性行为的一部分，因此囊肿的大小也会受性刺激的影响。性行为进行期间，囊肿会快速胀大，性行为结束时，囊肿会恢复至原来的大小，甚至缩小。

前庭大腺囊肿表现为阴唇的底部形成孤立的、无疼痛的肿胀——大小不一，有的像葡萄一样大，有的却比一个橙子还要大。大多数有小的前庭大腺囊肿的女性除了有局部肿胀外，没有其他症状，顶多在性交时会有轻微的不适。如果囊肿变大或有感染，走路会感到不舒服。没有症状的小囊肿可以不用管，但是大到会引起不适的囊肿、有感染或反复再发的囊肿就需要治疗。脓肿会引起疼痛，红色脓肿会引起严重的外阴疼痛。

治疗上，很少需要移除整个前庭大腺，而且我们也不建议这样做。肾脏移植患者服用免疫抑制剂控制排斥，药物会使前庭大腺脓肿每月发作一次，这种情况下就要移除整个前庭大腺。但若真的需要移除，需要一位经验丰富的妇科医生来执行。手术可能引起大出血，形成瘢痕组织。

简单的囊肿或脓肿引流只能让患者获得暂时性的改善，囊肿不久后会再出现。有两个可以保留腺体功能又能避免囊肿或脓肿形成的方法是造袋术和使用渥德（Word）导管：进行造袋术时医生会切开囊肿引流，将管子开口壁缝成一个新的开口，这样可以让分泌物顺利流出；使用渥德导管时，医生会切开囊肿引流，置入非常小的可充气的气球导管2~3周，新的开口就成形了。两种方法都可以在门诊以局部麻醉进行。

脂肪组织的大突起（脂肪瘤）

脂肪瘤这种赘生物是由脂肪细胞组成的，软而平滑，长在皮肤根蒂或干柄上，可能变得非常大，但是只有大到感觉沉重或引起皮肤表面溃疡时才会产生症状。变大及产生症状后，才需要切除。

纤维结缔组织的大突起（纤维瘤）

纤维瘤是长在皮肤根蒂上结实、平滑的团状物，有时则是长在皮下的小硬瘤。纤维瘤是由一束纤维组成的，可能会大到像拳头一样，如果大到引起不适时，就必须切除。

不常见的大突起

这些大突起不常见的原因主要是患者在它们还小的时候就会采取行动。

血管破裂出血引起的大突起（血肿）

外阴充满血管网络，受伤时出血，形成血块或血肿。大多数的血肿为跌落在尖锐物上、骑自行车、骑马或坐游乐器材受伤后产生。性交时的伤害，或踢伤也会引起血肿，它也可能是外阴手术的后遗症。

受伤后继续接受医生评估和追踪非常重要。血肿可能继续扩大，需要仔细评估和观察。小血肿可以自行治疗，用冰敷和压迫敷料止血。24小时后，用湿的暖敷包敷患处和泡澡，以促进血液循环及吸收。如果血肿继续扩大，需要手术治疗，包括切开和引流。如果受伤部位表面有伤口，血肿也可能感染。

感染引起的大突起（性病淋巴肉芽肿）

性病淋巴肉芽肿由沙眼衣原体引起，是典型的性传播疾病，在热带和亚热带气候地区相当常见。虽然在美国不常见，但旅行和频繁的性行为会提高患病概率。

一开始会发热、浑身无力、不适，伴随着丘疹状的突起，1~4周后变成无痛的阴部溃疡，通常在无意间症状自然消失。一个月后，腹股沟、骨盆或靠近直肠的淋巴结开始出现炎症。医生根据炎症、疼痛的淋巴结，会怀疑性病淋巴肉芽肿，变大的淋巴结会集合在一起，形成像山脊一样的突起——看起来像腹股沟的第二层皮肤，但直肠附近或骨盆的淋巴结被感染时，很少出现这种现象。

性病淋巴肉芽肿是一种性传播疾病，医生会同时检查患者是否有其他的性传播疾病。性病淋巴肉芽肿必须用抗生素治疗，一般都是用四环素，有时必须将肿大的腺体切开引流。

肠道形成的突起（腹外疝）

肠道被推到腹腔壁比较薄的地方时就会形成腹外疝，在外阴形成的团块状物易被误认为囊肿或赘生物，可能出现在会阴或腹股沟。腹外疝常没有症状，但有时患者会有沉重感。一般医生可以将突出的肠道推回腹腔。也可用手术治疗。

肌肉形成的大突起（肌瘤）

肌瘤赘生物在子宫中相当常见，但长在外阴就很稀奇了。肌瘤由平滑肌形成，非常结实坚硬，但会变大，有时增大的速度很快。因为生长快速，外阴的肌瘤（正式的医学专有名词为平滑肌瘤）通常都会被切除。

小突起长大了

有些赘生物通常很小，但也可能变大，因此常会与其他的问题混淆，直到经切片检查确诊为止。例如软纤维瘤就会变大，表皮囊肿有时直径会超过2.54厘米，神经纤维瘤也可能会长到超过一般赘生物的大小。大的赘生物通常都会因令人不舒服而被切除，同时也可以经切片检查确诊。

与皮肤发红相关的疾病

血液在皮肤表层血管里流动，带给皮肤肉色的正常色调，当皮肤下的血管更明显易见时，就会呈现异常的红色。血管扩张、充血时或血管上的皮肤变得非常薄时，皮下的血管会更明显易见。血管扩张是局部免疫和炎症反应的一部分，会引起真菌感染、过敏反应、毛囊炎、外阴前庭炎的皮肤发红症状。银屑病、佩吉特（Paget）病、反应性外阴炎的皮肤发红症状是由血管和皮肤表面的细胞减少造成的。

皮肤发红通常会有伴随症状，主要是瘙痒和疼痛。因为表层血管非常脆弱，可能会出血，因此找出皮肤发红原因很重要。

其他章节中提到的会引起皮肤发红的疾病有第 10 章的真菌感染，第 15 章的湿疹、银屑病和扁平苔藓，第 17 章的外阴前庭疼痛和第 22 章的癌前病变和佩吉特病，接下来介绍其他可能造成皮肤发红的疾病。

毛囊感染引起的皮肤发红（毛囊炎）

毛囊炎可能造成毛发周围出现红色丘疹，里面可能化脓，从而形成脓疱。脓疱通常比较小，会自己破掉流脓。大的脓疱需要手术引流，严重、复发性的毛囊炎需要抗生素治疗。

毛囊炎相当常见，与脱毛方法有关，如用剃毛刀剃毛。用抗菌肥皂清洗可以预防毛囊炎，请见第 5 章中脱毛的相关内容。

真菌引起的皮肤发红（鼠蹊部金钱癣/股癣）

腹股沟和大腿上部的真菌感染被称为鼠蹊部金钱癣或股癣，它会使皮肤发红，出现边缘明显的对称性突起，但这种真菌感染与白色念珠菌造成的真菌感染不同。湿热的环境通常会使真菌从手或生活用品如浴巾传染到外阴。健康的生殖器和有股癣的生殖器接触是另一种感染途径。股癣常见于在天气温暖时还穿着裤袜、不透气内裤的女性身上，阴道口和肛门间的会阴部位皮肤、肛门和臀沟都可能会长股癣，脚也会被感染。痒是最常见的症状，肥胖、汗水、摩擦和热都会使症状恶化。诊断时必须用显微镜观察刮下的皮肤，治疗时可以局部使用克霉唑或咪康唑 7 天。

细菌感染引发的皮肤发红（红癣）

这是一种不太常见的疾病，但看起来像白色念珠菌感染或股癣。红癣通常不会有明显的症状，但腹股沟或阴唇会出现对称性的红色斑块，这是由微细棒状杆菌引起的。通常要用一种特殊的灯——伍德灯诊断，橘色的荧光灯会使细菌现形，使用抗菌肥皂和口服红霉素对大多数的病例都很有效。

导致皮肤变白的疾病

皮肤变白通常有三种原因，它们可能同时或分开出现：皮肤角质蛋白的量增加、黑色素减少及血管缺乏（无血管）。白癜风和白化病就是黑色素细胞有问题，导致皮肤缺乏色素造成的，稍后会有介绍。皮肤增厚、皮肤瘙痒引起过度搔抓、鳞状上皮细胞增生，也可能导致皮肤变白。如果有盆腔癌症，接受放射线治疗会摧毁黑色素细胞和皮肤里的血管，导致皮肤苍白、毛发脱落。

第15章中介绍的硬化性苔藓也是会使皮肤变白的疾病。

色素消失引起的皮肤变白（脱色疾病）

外阴缺乏色素的原因包括白癜风、白化病，和反复出现炎症造成的皮肤色素减退，也就是炎症后色素减退等。

白癜风是一种遗传性疾病，由缺乏黑色素细胞引起。黑色素细胞与发色有关，但头发往往最后才受影响，所以会看到皮肤白斑上还有黑色的毛发。身体任何部位，包括外阴都可能出现白癜风。在白色区域的边缘呈扇形，且在有色素的深色肌肤上出现乳白色的凹陷。其他的家族成员也会有相同的疾病。有时白癜风患者会合并有其他的自身免疫病，如甲状腺疾病或是肾上腺皮质功能不全引起的艾迪生病（Addison's disease）。

部分白化病也被称为斑驳病，也是一种遗传性疾病，患者从婴儿时期开始，就会在前臂、前额发现没有色素的皮肤斑块和毛发。小斑块可能出现在单一的阴唇上，部分白化病患者在外观上与白癜风患者不同，因为白化病患者的毛发也会丧失色素，变得跟皮肤一样白，患者不需要就医治疗。

炎症后色素减退是指炎症、受伤或溃疡的部位缺乏色素。可能是暂时的，只要长出新的黑色素细胞就会恢复正常，但有时却是永久的疾患。炎症后色素减退与白癜风、白化病不同，白色区域的皮肤表面较薄。它主要是先前的炎症造成的，没有家族遗传性，身体其他部位也不会出现皮肤变白的情况。

皮肤炎症引起的皮肤变白（间擦疹）

间擦疹是一种炎症，常出现在腹股沟的皱褶里、腹部皱褶下或乳房下面。因为皱褶里的皮肤长期潮湿，最表面的皮肤变白。皮肤细胞的废物如皮屑、皮脂腺分泌物、细菌（有时会有真菌）在红色、亮亮的皮肤皱褶里累积成白色、黄色或是灰色的东西。

祛湿非常重要，女性患有间擦疹时要穿宽松的棉质衣物，特别是内裤。使用抗菌肥皂也很重要。可以洒一层薄薄的爽身粉，保持相关部位的干爽。如果同时有真菌感染，可请医生开克霉唑爽身粉。也可以将一般的棉布如旧床单撕成条，放在皮肤皱褶里吸收湿气。

放射线治疗后的皮肤变白

放射科医生可以用现代的医疗仪器深入盆腔做放射线治疗，这样做几乎不会影响到皮肤，但在几年前仍有些女性以旧型仪器进行治疗。放射线会导致毛发脱落和色素减退，也会损伤血管，因此患者皮肤看起来会苍白、无毛。不幸的是，没有任何治疗可以弥补放射线造成的皮肤伤害。

导致肤色变深的疾病

黑色素细胞会在皮肤底层产生黑色素，黑色素的量依种族及遗传的不同而定。看一下你的手，手心先向下，再把手心朝上，你可以发现身体不同部位黑色素的量也不同。一般而言，因为外阴黑色素细胞数相对较多，肤色比身体其他部位要深。

任何刺激如炎症、感染和肿瘤，都会增加黑色素细胞，造成肤色变深。如果受伤留下血肿，也会使肤色变深。血肿会渐渐被身体自行吸收，但红细胞会留下少量色素，这不太可能是癌前病变或是黑色素瘤。

确定肤色变深的原因需要做切片检查，没有人可以光看外表就能百分之百确诊出病因。妇科诊断的标准程序为，只要外阴有任何肤色变深的现象，都要做切片检查。大多都是无害的色素沉着而已。

色素细胞引起的肤色变深（着色斑）

最常见的外阴肤色变深就是着色斑，是局部黑色素细胞过度制造黑色素引起的。着色斑看起来像雀斑，通常都不止一个，表面平，大小从一小点到直径1.3厘米，呈棕色。着色斑没有症状，但对极少数个案而言是黑色素瘤的前兆，因此需要做切片检查及切除术。

特殊细胞引起的肤色变深（痣）

痣是黑色素细胞形成的赘生物。痣的颜色不同，从古铜色到深咖啡色或黑色，通常它不会引起任何症状。正常的情况下，痣完全无害，但特别的是它可能发展成一种罕见却相当恶性的癌症，也就是恶性黑色素瘤。某些特定的痣有癌变的风险，但无法光靠外观辨别，即使是专家也一样，因此医生建议，任何在外阴发现的色素痣都应该被切除。

虫子叮咬引起的肤色变深（阴虱病）

阴虱通常只长在毛发覆盖的区域，有时会在腋毛及眼睫毛上。阴虱和常长在这些区域的头虱、体虱不同，性接触是传染阴虱最常见的途径，床单、衣物和椅套也是传染源。阴虱几乎透明，带点儿灰色，但其体内有血液消化后产生的色素，所以它们可以被看见。从肉眼来看，阴虱看起来就像小小的生锈点，散布于靠近毛发根部的皮肤上。阴虱的卵是橄榄形的，看起来像是附着在毛干上的灰白色污点。

阴阜和大阴唇瘙痒是最常见的症状。因为阴虱可通过性行为感染，所以一旦发现阴虱，患者需要一并检查是否有其他的性传播疾病。沐浴后，使用1~2剂的林旦（一种杀虫剂）软膏或乳液相当有效，但怀孕期间不可使用。治疗还应包括清洗所有的衣服和床单。阴虱卵的外壳可能在治疗1~2周后仍粘在毛发上，这不代表治疗失败。

受伤后的肤色变深（反应性色素过度沉着）

慢性炎症、持续性的低度刺激反应或外伤，都可能使皮肤色素增加。医生不了解为何有些皮肤在受伤后颜色变浅，有些则是变深。持续性的擦伤或是糖尿病，大腿的慢性真菌感染也都会使肤色变深。一旦确诊，不需要治疗，但色素不会消退。

罕见的肤色变深

皮脂引起的肤色变深（脂溢性角化病）

脂溢性角化病的皮肤损伤表现为轻微隆起、不平整的赘生物，赘生物可能很小，也可能很大。在外阴并不常见，但有时会在停经后的女性外阴上出现，原因不明。可能只有一个或一片，表面光滑且呈深棕色，看起来就好像贴纸粘在皮肤上，可以撕下来。不会癌变，也不需要治疗，除非变大后造成不适。

黑色素细胞恶变引起的肤色变深（黑色素瘤）

黑色素瘤是较常见且重要的癌症之一，5% 左右的外阴癌症是黑色素瘤。黑色素瘤可能有几种不同的类型：恶性雀斑样黑色素瘤（恶性黑色素瘤），在外阴非常少见；浅表扩散性黑色素瘤，在外阴最常见；结节性黑色素瘤，一种表面不规则的隆起性肿瘤。

外阴黑色素瘤可能发生在任何年龄，50 岁后较常见，而且主要发生于白人女性。治疗效果与黑色素瘤浸润深度直接相关。早期发现非常重要，因此外阴所有的深色赘生物都需要做切片检查。如果确诊，可以用手术治疗。

溃疡

最后一种要介绍的阴部皮肤异常是溃疡。上层的皮肤被破坏后就会发生溃疡，表现为皮肤上开放性的红色凹陷，上面会有一些黏稠物，有的透明，有的呈黄色。

由于表皮已经不见,溃疡处通常很容易出血,有些是水疱破掉形成的溃疡。

很多疾病都可能引起溃疡。鹅口疮引起的溃疡相当常见。皮肤病、药物、炎性结肠疾病和自身免疫病都可能在外阴引起溃疡。卧床患者的压疮或褥疮也会在外阴发生。血管炎引起的贝赫切特综合征(Behcet syndrome)则是较少见的溃疡成因。

有些溃疡是细菌和病毒感染的结果,疱疹、梅毒、软下疳、腹股沟肉芽肿、性病淋巴肉芽肿和艾滋病等性传播疾病,在病程中都可能引起溃疡。当女性出现外阴溃疡时,第一个想到的原因往往就是性传播疾病。

癌症也可能在皮肤表面引起溃疡,如果外阴有开放性溃疡,就诊找出病因就非常重要。在其他章节中介绍的可能引起溃疡的疾病有第20章的疱疹、第15章的化脓性汗腺炎。

诊断外阴溃疡的病因不容易,医生不能光靠外观就知道病因是什么。因为阴部溃疡有时可能是身体其他部位的问题引起的,医生需要知道身上其他地方是否也有症状,有时需要培养和抽血检查。如果只是由于某些性传播疾病,可能会以抗生素治疗。根据初步检验结果和溃疡是否消失等结果,可能还会需要其他的检验或切片检查等。

原因不明的溃疡(口腔溃疡)

口腔溃疡通常是发生在口腔的轻微但会复发的溃疡。有时可能会有所谓的严重溃疡,比较严重的口腔溃疡可能合并复发性的外阴溃疡。外阴溃疡通常发生在小阴唇和阴道前庭,在青春期开始出现,可能与家族史有关。不会合并其他疾病的症状,且发生的原因不明。口腔或阴道的溃疡可用局部药物治疗,如丙酸氯倍他索,凝胶用在口腔,软膏用在外阴,轻轻涂抹在溃疡上,一天数次,直到溃疡消失为止。

病毒或细菌感染引起的溃疡

这类溃疡的病因包括下列介绍的性传播疾病。

梅毒

可在一期或二期梅毒患者外阴发现溃疡。一期的溃疡称为硬下疳，通常单一、坚硬且不会引起疼痛，但有时溃疡受到细菌感染，开始变软而且会引起疼痛。一期的硬下疳在感染3周后就出现，且在1~6周内会自然痊愈。此时，血液梅毒检验结果通常是阳性，腹股沟的淋巴结也会肿大。

硬下疳出现3~6周后，梅毒进入第二阶段。这是病原体在体内扩散，引发全身性疾病的阶段。外阴的溃疡会变成软的白色丘疹或斑块，最后会破，形成含有大量梅毒螺旋体的溃疡。如果不治疗，梅毒会进展到第三阶段，影响中枢神经系统和主动脉。

梅毒治疗不难，使用青霉素一周见效，但患者必须筛检有无其他性传播疾病。

腹股沟肉芽肿

这种性传播疾病在美国并不普遍，在热带国家较为常见，是由肉芽肿荚膜杆菌引起的，有时从表浅的溃疡开始，有时则是从无痛的红色结节开始。溃疡的边缘不规则，底部是鲜红色的，腹股沟淋巴结会肿大，溃疡会结疤。腹股沟肉芽肿可以用四环素治疗。

软下疳

软下疳是性传播疾病，由杜克雷嗜血杆菌引起，跟腹股沟肉芽肿一样，是一种热带疾病，但在美国也会发生。一开始会在外阴或阴唇之间形成突起。此后突起变成脓疱，再转为疼痛的溃疡。可能在你觉得困扰前，就已经有持续几周甚至几个月的腹股沟淋巴结肿大。软下疳可以用红霉素治疗。

艾滋病

外阴疾病可能是艾滋病发病的先兆症状。艾滋病是白细胞被HIV感染，导致免疫功能丧失的疾病，会引起多处溃疡。溃疡出现范围包括外阴、会阴和阴道表面。排除其他可引起外阴溃疡的成因后做出诊断，可以用齐夫多定控制溃疡，使用全身性的可的松也有帮助。

肠道炎症性疾病（克罗恩病）

30%的女性克罗恩病患者外阴及会阴会出现溃疡。有时溃疡是患者最先发现的症状，可能在肠道发生问题的前几年就有了。事实上，肿是第一个征兆，皮肤会出现裂缝，接着出现溃疡。有时外阴的溃疡与肠道病变的活动性有关，口腔溃疡也是如此。治疗肠道病变的同时，外阴的症状会随之改善，但可能需要手术切除病变的肠管。

药物引起的溃疡（史－约综合征）

史－约综合征是一种罕见的疾病，好发部位是口腔、眼睛和外阴的黏膜，出现急性炎症的同时还合并发热和溃疡。外阴会有痛而浅的溃疡，阴唇及周围的皮肤则遍布小水疱。任何药物都可能引起这样的症状，但抗生素和抗癫痫药是最常见的致病因素。

自身免疫病引起的溃疡（天疱疮和类天疱疮）

天疱疮和类天疱疮是非常罕见的疾病，患有天疱疮或类天疱疮的中年和老年人的皮肤及黏膜上会出现小水疱。这在外阴并不常见，但外阴可能是先出现症状的部位。借助切片检查可以做出诊断，可的松是标准治疗药物。患有天疱疮的女性需要请皮肤科医生会诊，这非常重要。

血管炎引起的溃疡（贝赫切特综合征）

贝赫切特综合征非常罕见，但当出现外阴溃疡的症状时，医生都会怀疑患者是否患有贝赫切特综合征，因此将其列入名单中。但若身体其他系统、其他部位没有出现炎症，那患者大概得的不是贝赫切特综合征。

口腔和生殖器的溃疡合并眼炎，是常见的贝赫切特综合征症状，其他症状还有关节炎、静脉炎（血栓性静脉炎）、皮肤病变、肠道症状及神经症状，这些症状时有时无，不一定会一起出现。外阴的溃疡愈合以后皮肤会有变化及结疤。贝赫切特综合征是血管炎性疾病，也就是由血管炎引起的，但什么原因引起炎症至今仍不清楚。

通常需要活检。外阴溃疡可用可的松治疗，盐酸利多卡因可以镇痛。严重时，需要使用全身性的可的松或其他药物，可请风湿科医生治疗外阴以外的其他症状。

哇！我们终于谈完外阴突起和皮肤变色的问题了，其中有很多都是罕见、怪异的疾病。但最重要的是，你应该定期进行外阴自我检查，并将此视为日常生活中的一部分。认识你的阴部，当任何小小的变化都逃不过你的眼睛时，这些疾病就无法偷偷地侵犯你了。

第17章

阴部疼痛
阴部疼痛综合征——外阴疼痛的新观点

对一个像我一样的专科医生而言,这一章是本书中最令人兴奋的章节之一。我希望本章能让许多饱受阴部疼痛之苦的女性"啊!"的一声,恍然大悟,或者至少可以提供阴部疼痛的原因。终于有人开始学习这个长期被忽略、被神秘化的阴部症状。慢性的针刺感、刺激、疼痛、刺痛、烧灼感和性交疼痛,一直困扰着许多女性和医生。自古埃及的莎草纸手稿及犹太法典《塔木德经》中率先出现性交疼痛的文字记录后,直到1800年,医学教科书才有关于阴部疼痛的精确的描述。

直到1983年,大部分阴部疼痛症状才有了正式名称:外阴疼痛。接下来,又用了将近20年,这种疾病才逐渐被大众所熟知。电视剧《欲望都市》里,凯莉的朋友夏绿蒂说出"外阴疼痛",这是这个病名第一次出现在电视上。当时,即使在美国,对很多医生而言,诊治外阴疼痛都还是非常新的医疗领域。美国国立卫生研究院赞助的相关研究从2000年8月才开始。我目前也在波士顿布列根和妇女医院(BWH)与伯尼·哈洛医生进行国立卫生研究院赞助的研究,我将会进一步去探索这种困扰许多女性的疾病。

仍然有许多名词重复、混淆不清，依据 1999 年国际外阴阴道疾病研究会的分类定义，我做了简单的摘要，可以让你有清楚的概念。

▼ **外阴疼痛**：外阴部位自发性的一般疼痛，可能伴随性交疼痛，但并非绝对。你可能听过以外阴疼痛来指代下面其他几种阴部疼痛。

▼ **阴道前庭疼痛**：可能也称外阴前庭炎或前庭炎，是阴道前庭接触性的疼痛，通常会伴有性交疼痛，是一种以阴道前庭疼痛为主要表现的阴部疼痛综合征。

▼ **阴蒂疼痛**：另外一种发生在阴蒂及其周围的局部外阴疼痛。

许多年来，医疗界只用阴道痉挛来描述性交疼痛，而且诊断仍然不准确。阴道痉挛指阴道附近的肌肉紧缩，就好像砖墙一样，这可能是阴道前庭疼痛引起的典型症状。不断的接触疼痛和性交疼痛可能导致肌肉痉挛。不是每个阴道前庭疼痛的患者都会有阴道痉挛，阴道痉挛也可能是性创伤或性侵害引起的，不一定与外阴疼痛有关，第 18 章中会有更多的介绍。

外阴疼痛一直没有被确认为一种特定的综合征，我怀疑外阴疼痛对女性的影响程度远超过医生的想象。根据一项调查，在美国至少有 20 万女性有明显的外阴不适，这降低了她们的生活质量。实际上，有外阴疼痛的人数应该更多且逐渐增加。在美国俄勒冈州开设私人诊所的妇科医生马莎·高希区指出，15% 的门诊患者符合阴道前庭疼痛的诊断标准。来我的诊所就诊的新患者中，一周有 10 位（占 2/3）被诊断出有阴道前庭疼痛，一个月有超过 100 位被诊断出有外阴疼痛。

专业医疗人员认为，阴道前庭疼痛和外阴疼痛等慢性疼痛虽然原因尚未确定，但一项主要的致病机制理论认为，外阴疼痛是因为中枢神经疼痛感觉回路异常，末梢神经出了问题。所有的信息都混在一起，因此患者出现不明原因的接触疼痛和烧灼感。下面介绍女性外阴疼痛的理论。

疼痛理论

外阴疼痛没有实际的生理体征，因此很难诊断。女性主诉有严重疼痛或一碰就疼，但是当医生检查时，患者除了有时会出现一点皮肤发红外，根本没有什么异常。为何会在什么都没有的情况下，却有如此严重的疼痛呢？

多年来医生拼了命想了解，因此许多灵光乍现的想法出现了。神经内科医生用一些专有名词解释女性的外阴疼痛。触摸痛（异常疼痛）是指原本经由触碰可以体验到快感，现在却会产生疼痛；痛觉过敏则是指原本只会引起轻微的疼痛，现在却引起强烈的疼痛。触摸痛和痛觉过敏都是外阴疼痛及阴道前庭疼痛的一部分，医生了解患者外阴有强烈的烧灼感，却找不到任何生理证据的情况，就好像截肢患者在手术后依然会感到不存在的肢体在隐隐作痛。被截肢的腿早就已经不见了，但痛感仍然存在，这就是痛觉过敏。即使只是将床单盖到义肢上也会觉得痛，这就是触摸痛，就好像穿内裤会引起外阴疼痛。

由于其他医学领域的经验，产生了另一种理论。外阴疼痛和阴道前庭疼痛都是由中枢神经疼痛感觉回路异常引起的。外阴疼痛和阴道前庭疼痛可能是两种不同的疼痛问题：外阴疼痛可能是由脊髓受伤造成的，阴道前庭疼痛则可能是由神经疼痛引起的。

我相信阴道前庭疼痛是一种炎症性的疾病，神经系统虽没有受伤，但不断地被炎症困扰，导致脊髓发生神经信号改变，使得痛感一直持续下去。

炎症疼痛理论的机制如何？外阴，尤其是阴道前庭部位布满了特殊的末梢神经（称为C神经纤维），它们负责将痛感或是任何不舒服的感觉带到脊髓。然后信息会被传到大脑，再传回到外阴。外阴有负责传导轻微碰触感的A神经纤维。

> **阴部之音**
>
> "我认为那里是不应该会痛的。"
>
> ——唐娜，28岁，我指着阴道前庭和疼痛的地方给她看

慢性刺激会激发C神经纤维，所有会令阴部不适的因素都是可能的刺激来源，包括真菌感染、接触性皮肤炎、过敏反应、长期润滑剂分泌不足造成的不适、不愉快的性交、关节动作过大拉扯神经导致的疲乏、治疗人乳头瘤病毒或

疣的化学药物、尿液中的天然化学物质草酸等。这个理论对医生来说可信度相当高,主要是因为独立而多样的导火线有助于解释为何各种不同病史的女性会有一样的疼痛。稍后会详细地介绍这些原因。

刺激会使身体释放不同的炎性物质,包括前列腺素、组胺等,从而影响 C 神经纤维。如果刺激持续存在,神经纤维持续有炎症的结果会改变脊髓的神经中枢。神经中枢会混淆来自 A 神经纤维的信号,使原本是舒服的信号,变成疼痛的信号。性交疼痛和轻触疼痛是阴道前庭疼痛的典型症状。

如果刺激持续存在,最后会形成一个新的、自发性的信号,这个信号从脊髓一路到外阴,制造烧灼的疼痛感,即使不碰也会痛。

外阴疼痛是种神秘的疾病,这个理论是第一个合理的解释,从此我们可以把阴道前庭疼痛视为对外阴长期刺激导致正常神经反应混乱的现象。

科学证据也开始累积。有研究从阴道前庭疼痛患者身上的组织切片发现,负责传导痛感和刺激的 C 神经纤维变粗、变厚,这提示有长期刺激的存在。经检验,发现样本中两种炎性物质的浓度都上升,前庭大腺里有特别的神经纤维,这些神经纤维会产生强效炎性物质——P 物质。

最近的研究发现基因的改变或许可以控制炎症的范围。阴道前庭疼痛患者携带白细胞介素 1 受体拮抗剂(IL–1RA)2/2 型基因,这种基因会延长炎症存在的时间并加重炎症的严重程度。这个发现显示,拥有这种基因的女性较可能产生长期的炎症反应,从而导致疼痛理论中的神经回路无法正常运作。

另一方面,神经损伤(神经病变)时也会出现外阴疼痛。即使损伤已经修复,神经仍持续传送疼痛信号。神经性疼痛常见于靠近脊髓的神经或神经根受伤、被拉扯或被挤压,由于原始的损伤可能非常的轻微或不明显,神经性疼痛相当难缠。负责外阴部位的会阴神经由几条腰椎的神经根汇合而成,可能因为椎间盘突出或关节炎产生的骨刺受到挤压。会阴神经从腰椎一路往下延伸到骨盆,再到外阴,穿越多条韧带和肌肉。在关节旋转及错位时,会阴神经很容易就被牵拉或压迫。我们将在后面讨论外阴疼痛。

对疼痛理论有了概念以后,让我们来看看两种不同的阴部疼痛,阴道前庭疼痛和外阴疼痛。

阴道前庭疼痛

不同的阴部疼痛中，阴道前庭疼痛是最常见的，我看5位阴道前庭疼痛患者，才会看到1位外阴疼痛患者。阴道前庭疼痛患者的阴道前庭（就是位于外阴和小阴唇间的部位）会出现刺激感、疼痛及不适。患者会觉得阴道前庭有持续性的不适，刺激感会让她们和医生觉得是因为真菌或细菌感染反复发作，标准治疗没有效果。然而阴道前庭疼痛的主要症状为只要碰触阴道前庭都会引起疼痛。放进卫生棉条时会痛，因此患者都说她们从来不能很舒服地用卫生棉条，必须一直使用卫生巾。同样，用阴道扩张器检查阴道时她们也会痛。对这些女性来说，进行性生活时从来没有舒服过，甚至那是个噩梦。性交时插入的动作会让这些女性痛得不得不中场叫停，只做某些其他性行为或直接拒绝性生活。穿不合身的衣服、沐浴清洗，甚至上完厕所后的擦拭，都会引起疼痛。一些运动或活动，如骑单车，更是让她们苦不堪言。

▼ 问自己阴道前庭疼痛的线索

你曾说过下列的话吗？以下的问题可以帮你的医生诊断阴道前庭疼痛。

"我从来没用过卫生棉条，会痛。"
"医生要用最小号的阴道扩张器。"
"性交时会痛，医生告诉我应该更放松一点。"
"我一直都有真菌感染，擦了软膏也没用。"
"我几个月前生了小宝宝，但会阴切开术的缝合处还是会痛。"
"我下面非常小，太紧了。"
"停经后开始，性生活就是件痛苦的事，即使使用了雌激素软膏，我还是觉得不舒服。"

虽然阴道前庭疼痛患者会有些自发性的烧灼感，但主要的疼痛都出现在性交时。伴随着性交出现的疼痛被称为阴道性交疼痛或表层性交疼痛，在盆腔部位的深层性交疼痛通常则与子宫内膜异位症或慢性盆腔炎症有关，下一章中会再说明。性交产生的不适依情况的严重程度分级：第一级，疼痛，但不会妨碍性交；第二级，有时性交疼痛，会妨碍性交；第三级，痛到完全无法性交。

阴道前庭疼痛有两种形式：原发性阴道前庭疼痛，主要是指女性在第一次性交或试用卫生棉条时，碰触引起的疼痛；次发性阴道前庭疼痛，是指在问题发生前，已有数月或数年的碰触、性交和使用卫生棉条体验。

> **阴部之音**
>
> "我已经厌倦再谈这个问题了，医生从来不听我说；我也听烦了医生一直说这是我自己想出来的，我需要放松。我不想再去看医生了，除非他们能找到一点儿头绪。"
> ——海伦，25岁，长期阴道前庭疼痛患者

疼痛理论解释了阴道前庭疼痛，却没交代这一切是怎样引起的。有原发性阴道前庭疼痛的女性在第一次尝试用卫生棉条或性交时就会出现疼痛，且否认曾有创伤、刺激的病史可能导致异常的疼痛循环。然而这些女性也倾向于存在其他的疼痛问题，例如肠易激综合征造成的腹泻、便秘、腹痛，间质性膀胱炎引起的尿频、膀胱疼痛，及慢性疲劳综合征、偏头痛、肌纤维疼痛综合征和颞下颌关节紊乱综合征等。医生怀疑，原因可能是这些女性缺乏帮助制造内啡肽的化学物质，内啡肽可以帮助我们处理疼痛问题。但真正引起原发性阴道前庭疼痛的原因到现在仍不清楚。

次发性阴道前庭疼痛则通常在一段时间的不适性行为后发生。就像我前面所指的，有些因素可以诱发炎症性疼痛。下面我将一一分析，原因可能是以下这些吗？

▼ **持续性的感染和炎症**：细菌感染不太可能造成疼痛，到目前为止没有证据显示存在外阴组织感染时阴道却是正常的。但是阴道前庭疼痛的患者明显有炎症，许多患者的组织发红。医生试着让患者用可的松，不论是注射液、口服药或是软膏，一些女性症状得到改善，但疼痛并没有得到显著缓解。也试过抗组胺药，似乎也不太有效。最近的研究指出，肥大细胞增加，会释放出引起炎症反应的组胺。将抗组胺类的色甘酸钠软膏抹在阴道

前庭部位可阻止组胺释放，但与安慰剂比较起来效果并不突出。色甘酸是一种肥大细胞稳定剂，但不能抑制像阴道前庭部位肌肉组织中的肥大细胞释放组胺。相当被看好的一项研究显示，用治疗间质性膀胱炎、膀胱疼痛的药物戊聚糖多硫酸钠治疗，可以减轻因肥大细胞释放组胺引起的疼痛，这一结果经由膀胱切片得到证实。在阴道前庭疼痛患者的切片中也能找到肥大细胞，我也开始使用戊聚糖多硫酸钠治疗阴道前庭疼痛，但效果未知。

▼人乳头瘤病毒：1980年，人乳头瘤病毒可能引起阴道前庭疼痛的说法引起过相当大的关注。这种病毒会造成外阴部的尖锐湿疣、宫颈癌，因此医生怀疑它是否也可能引起阴道前庭附近疼痛。虽然一些研究认为阴道前庭疼痛与感染人乳头瘤病毒有关，但是也有研究出现相反的结果。我认为人乳头瘤病毒终究只是皮肤病毒，不像疱疹是神经性病毒，不太可能引起阴道前庭疼痛。

▼疱疹：从带状疱疹患者的描述中，我们获得了许多与疱疹病毒有关的神经性疼痛信息。的确，疱疹被认为与外阴疼痛脱不了关系，抑制疱疹病毒在治疗这类疼痛上也相当重要。但是并没有证据显示曾在阴道前庭部位发现疱疹病毒。

▼真菌感染：长久以来，很多人认为反复的真菌感染可能是造成阴道前庭疼痛的原因之一，但是我已经强调很多次，在美国，真菌感染的诊断质量不佳，没有人敢保证有症状的女性得的就是真菌感染。事实上阴道前庭疼痛的患者曾经用抗真菌软膏治疗多次，却不见起色。我相信，对一些女性来说，真菌感染是整个炎症性疼痛的导火线，但控制了真菌的问题后，疼痛的问题依然没有解决。许多医生曾怀疑，抗真菌软膏的化学成分才是引起阴道前庭疼痛的元凶，因为这些软膏被大量地涂在阴道前庭附近，其浓度比进到阴道里的药物高出许多。在回答这个问题前，我们需要更精确的真菌感染诊断。如果我认为真菌与阴道前庭疼痛脱不了关系，会要求患者每周持续服用一次氟康唑，直到真菌消失。

▼化学成分或其他科技的影响：所有治疗人乳头瘤病毒相关疾病的药物和

疗法，包括冷冻疗法、鬼臼毒素和激光，都可能引起阴道前庭疼痛。氟尿嘧啶是一种用来治疗阴道前庭疼痛的药物，会引起脱皮，也被认为可能是引起疼痛的原因之一。医生也怀疑，是否有其他的刺激物质，例如女性卫生用品里的成分也与疼痛有关。但这样的推论似乎难以成立，因为众多使用女性卫生用品的女性没有阴道前庭疼痛的问题。我曾见过许多接受过密集的激光及化学治疗的人乳头瘤病毒相关患者，我相信这些疗法可能会诱发炎症性疼痛。

▼ 激素：常有女性问阴道前庭疼痛与体内激素浓度的关系，可是我现在还没有这方面的数据。只有一项研究发现早期使用口服避孕药与外阴疼痛有显著的关联，显示激素在引起疼痛上也插了一脚。许多女性的疼痛发生在月经快要来之前，也就是雌激素浓度相当低的时刻。阴道前庭疼痛的常见症状为阴道口附近皮肤裂开般的疼痛，阴道口后方更为明显。雌激素可使皮肤增厚，组织胶原蛋白堆积，皮肤的弹性增加，因此曾有成功以局部雌激素加上睾酮治疗的报告，但却没有大型的研究证实。现在局部雌激素治疗是阴道前庭疼痛治疗方法中的一环，可以使阴道前庭上皮组织平滑、增厚，神经功能健全。雌激素可以与中性的基质调和。避免使用一般软膏的刺激成分，患者每晚可在阴道前庭部位涂抹适量的雌激素。

▼ 草酸：草酸是食物中常见的一种化学成分，很难完全从饮食中杜绝。女性的尿液中都含有草酸，含量有个别差异，主要由12小时前吃了什么而定。1991年，生化学家克莱佛·所罗门和妇科医生赫左·梅尔德开启了探讨草酸与外阴疼痛的研究风潮。他们报告的一个案例，在排出大量含有草酸的尿液后随即发生外阴疼痛。医生认为，尿液中的草酸在显微镜下如利刃的结晶边缘，可能刺激阴道前庭的表面，造成疼痛。以低草酸饮食治疗，且口服柠檬酸钙以结合草酸，抵消其刺激性后，患者症状成功地得到缓解。许多外阴疼痛的女性尝试低草酸饮食，但治疗成效不一。另外一个有关草酸的研究则发现，正常女性与外阴疼痛患者尿液中的草酸含量并没有差别，实际上正常女性24小时内的尿液草酸浓度还显著较

高，且服用柠檬酸钙改善症状的效果也不比吃安慰剂来得好。美国康奈尔大学的研究小组发现，女性讨厌低草酸饮食，且体重减轻对改善外阴疼痛没有帮助。许多女性在2~3个月后停止治疗，成功率为14.3%，没有比使用安慰剂高。到现在为止，草酸理论依然有许多争议，虽然我认为草酸含量高的食物可能使阴道前庭疼痛恶化，建议患者避免食用，但我还是怀疑草酸是否真为诱发因素。

▼ 心理因素：很多找不到原因的问题都被归咎为心理因素，"都是你想出来的"。教育这个世界其他的人，让他们知道这种疼痛是确实存在的，是外阴疼痛患者和负责照护的医疗专业人员面临的最大挑战之一。

曾有报告指出，曾经因阴道前庭疼痛接受手术治疗的女性与健康的女性在婚姻的满意度、心理减压及心理问题上没有什么不同。唯一有个非常合理的例外，就是因慢性疼痛影响性功能的女性会沮丧和抑郁。

一些学者认为外阴疼痛与性虐待有关，但也有学者不这么认为。其他学者则专注于研究压力诱发的化学物质是否可能引起炎症现象。

换言之，所有外阴疼痛的原因都需要更多的研究证实，只有在其他因素被排除的情况下，才能以精神医学为基础做出诊断，不过我个人从没有做过这样的诊断。

阴部之音

"我有真菌感染，已经8个月了。"
——艾希莉，22岁，阴道前庭疼痛患者（这是典型的自我诊断错误案例，如果真是真菌感染，用抗真菌软膏和氟康唑就可以治好，不会拖这么久）

阴道前庭疼痛的诊断

既然有许多疾病可能有阴道前庭疼痛的症状，那么在确诊阴道前庭疼痛前必须先排除这些问题，请参考"最先该排除的事"。外阴切片检查并非例行检查,但有助于诊断皮肤病。

当其他可能的问题被排除后,需要依照以下诊断标准确诊阴道前庭疼痛:①碰触阴道前庭或尝试将异物放入阴道时出现严重疼痛;②以棉棒轻压阴道前庭,有疼痛的感觉;③阴道前庭有不同程度的泛红(红斑),但其他疾病的征兆并没有。症状必须持续 6 个月以上,疼痛程度从中度到重度。

阴道前庭疼痛患者的阴道前庭外观没有明显变化,顶多有些红点,但它们通常藏在处女膜的小皱褶下,除非很小心地拉开小阴唇将处女膜悬垂组织推出来,否则很难被看见。泛红的皮肤通常呈浅红到炎症般的红色,表面有单一的红点或整片的红斑,但在诊断上皮肤泛红的症状不如疼痛的症状重要。

▼ 最先该排除的事——刺激、疼痛和性交疼痛的原因

当所有可能引起类似症状的疾病,包括感染、皮肤病和其他的疾病都被排除时,才能确定是阴道前庭疼痛或外阴疼痛。下列因素也可能引起外阴症状或性交疼痛,大部分都在本书中仔细介绍过。

» 感染:前庭大腺阻塞、真菌感染、疱疹、人乳头瘤病毒感染、阴道毛滴虫感染、传染性软疣。
» 创伤:性侵或其他生理伤害。
» 全身性疾病:贝赫切特综合征、克罗恩病、干燥综合征、系统性红斑狼疮。
» 癌前病变或癌症:外阴癌前病变、外阴癌。
» 刺激:肥皂、喷雾、杀虫剂、栓剂、软膏、人乳头瘤病毒治疗药物、激光治疗。
» 皮肤病:过敏性或接触性皮炎、湿疹、扁平苔藓、硬化性苔藓、银屑病、化脓性汗腺炎、类天疱疮和天疱疮,后两者是非常少见的皮肤病,可能会造成裂伤。

▼ 阴道前庭棉签测试

诊断阴道前庭疼痛最好的测试之一。将阴道前庭想象成一个时钟,数字 12 就在尿道口上方,6 在阴道前庭底部。用棉签顺时针轻触每个数字,如果有一处以上出现疼痛(通常最痛的是在数字 6 的部位),就是阴道前庭疼痛。如果医生没有做这项测试,直接将阴道扩张器放到患者阴道里,就会错过许多有用的信息。

阴道前庭疼痛的治疗

阴道前庭疼痛的原因仍不确定，但疗法有很多，虽然不一定都有效，但有些值得一试，即使是安慰剂也会有些用处。停用肥皂、软膏、灌洗剂、香水等，即停止任何可能让化学物质接触外阴的行为。少穿太紧的衣服，少做激烈会动到阴部的活动如骑单车等，也非常重要。传统的照护方式，例如泡澡、浸泡缓和镇静的药水及局部用可的松、性激素、抗生素、抗真菌制剂、维生素A对大多数患者来说无效。将局部麻醉剂如2%的利多卡因使用在疼痛的部位或许有帮助，但麻醉剂需要用中性且不具刺激性的基质如植物油调和。这类基质同时具有平滑和滋润皮肤的效果。

阴部之音

"11年前，我去做妇科检查，那真是可怕的经历。医生粗鲁，不为患者着想，充满了责怪及欺负人的感觉。我没有做巴氏涂片，在医生置入阴道扩张器前，我就觉得自己已经被撕成两半了，于是我头也不回地走了，再也没回去。

"结婚后，只要尝试性交就会痛，有压迫感和被撕裂的感觉。新的妇科医生非常有耐心，善解人意并支持我，但在做盆腔检查时我还是觉得痛。

"我从没有过成功的性交，有太多复杂的感情议题横在中间，为了他着想，也为了我自己，我们想继续维持生理上的关系。有人建议我们去做咨询，但是我不确定他是否认为有必要。在和我丈夫一起接受咨询前，我觉得我必须自己解决很多牵扯不清的问题。

"有时在我心中，成功的性交竟是那么遥不可及。"

——莎拉，28岁，阴道前庭疼痛患者

性交时该怎么办？外阴黄金定律为：不应引起任何疼痛。如果会痛，就不要做。痛是造物者设计的一种警示系统，告诉你有些事情不太对劲，这时最好能暂停一下，让治疗发挥作用。我会在第18章中告诉你疼痛时如何维持你的性感与性关系。以下是一些现今常用治疗方法的介绍。

少摄入草酸

有些理论认为草酸是引起阴道前庭疼痛的原因之一，因此减少尿液中的草

> **高草酸食物**
>
> 啤酒、茶、可可粉、调和饮料冲泡粉、花生、花生酱、核桃、豆腐、莓果、莓果果汁、康科德葡萄、柑橘皮、大黄、橘子、巧克力、蔬菜汤、水果蛋糕、小麦胚芽、黑胡椒、燕麦、豆类、甜菜、芹菜、羽衣甘蓝、蒲公英叶、茄子、阔叶莴苣、韭菜、芥末叶、秋葵、香芹、青椒、甜马铃薯、菠菜、南瓜、大头菜、西洋菜。

酸是相当受重视的治疗方式。但低草酸饮食很难做到，还可能导致营养失调，有时我的患者想借着无草酸饮食减重，结果引起严重的便秘。排便给予大肠的压力可能会进一步影响骨盆肌肉，反而令人更痛。支持草酸理论的研究相当有限，因此禁食草酸含量高的食物（见"高草酸食物"），服用药房买得到的柠檬酸钙是比较合理的饮食调整方式。理论上，食疗可以避免因草酸钙结晶而导致的疼痛加剧。有时需服用柠檬酸钙达6个月才能看得到成效。

三环类抗抑郁药

无论有没有情绪沮丧的问题，抗抑郁药都可以帮助控制疼痛。治疗抑郁的药物如何缓解生殖器官的疼痛呢？医生到现在还不清楚。三环类抗抑郁药借着增加脑内特定的化学物质，改善抑郁的症状，提高这些化学物质的浓度是这些药物可以缓解疼痛的原理之一，而治疗疼痛的剂量远低于治疗抑郁症的剂量。

一项研究以抗抑郁剂阿米替林治疗20位长期外阴或生殖器不适的女性，这些女性年龄43~85岁，她们在治疗后症状都得到了改善。其他三环类抗抑郁药的治疗也都收效显著。另外一种抗抑郁药——选择性5-羟色胺再摄取抑制剂的治疗效果就没那么明显，但有报道指出，氟西汀、帕罗西汀等药物对少数外阴疼痛个案有效。

不是所有的医生都认为药物有效，但我认为对有次发性阴道前庭疼痛的女性而言，药物是有用的。药物试验已经进行多年，所以对于其安全性及不良反应医学界有一定程度的了解，但不幸的是，这些药物在治疗阴道前庭疼痛方面还没有进行标准的医学研究——也就是随机双盲对照试验。我们之所以在没有完整的试验数据前就使用这些药物，是因为这些药物相当安全，而且我们还没找到最好的治疗方案。

> **阴部之音**
>
> "我有个忧郁的阴道。"
> ——电视剧《欲望都市》中的夏洛特，在被诊断出外阴疼痛后

三环类抗抑郁药阿米替林是最早拿来治疗外阴疼痛的药物，其研究也较为透彻，与它结构类似的药物也同样有效。如果三环类抗抑郁药效果不显著，其他类似药物的效果大概也好不到哪里去。我较常使用的是地昔帕明和去甲替林，因为它们不良反应较小，请见"三环类抗抑郁药的不良反应"。

三环类抗抑郁药的不良反应

通用名	口干、便秘和皮肤泛红的倾向	镇静效果	血压降低的倾向	心跳略微加快的倾向
地昔帕明	轻	轻	轻	轻
去甲替林	轻	轻	轻	轻
阿莫沙平	中	轻	中	中
马普替林	中	中	中	轻
曲唑酮	轻	中	中	中
丙米嗪	中	中	中	中
多塞平	中	强	中	中
阿米替林	强	强	中	强

三环类抗抑郁药如果按需要服用，效果往往不佳，最好能够每天规律服用。大概几周后才能看得出效果，而且改善的程度差异很大，有状况很好的时候，也有很差的时候。一开始我通常会给患者开非常少的剂量（5~10毫克），然后慢慢调整为每5~7天增量1次，直到剂量为50毫克为止，这样可以让身体慢慢接受药物。如果服用50毫克还没有效果，在没有不良反应的状况下，可以将剂量持续增加到150毫克。

疼痛被控制后，持续服药 2~3 个月再逐渐减药，直至停药，但有一些患者必须持续服用较长的时间。在未征询医生的意见前，请勿自行停药。突然停药可能引起反弹性的疼痛，也会引起恶心和疲倦。逐渐减药是绝对必要的，停药后药效可以持续 3~7 天。

三环类抗抑郁药要在医生监控下使用，长期使用不会有成瘾或药物依赖的问题。若你正服用其他药物、有其他慢性疾病、正在怀孕或正准备怀孕、正在母乳喂养、有药物过敏等情况，在服用三环类抗抑郁药前，必须告知医生。虽然并没有研究发现三环类抗抑郁药会伤到胎儿，但没有任何女性在怀孕时期想要服药。酒精和其他中枢神经系统药物如巴比妥类的安眠药可能改变药物的效果或引起严重的不良反应，因此在使用前请咨询医生。

药物过量非常危险，请将药物收藏在小孩碰不到的地方。

由于网络发达，患者往往会上网查资料了解自己服用的药物，有些资料会将发生药物不良反应的个案列举出来，但别人有不良反应，你不见得会有。就好像你吃一个三明治后开始长红疹，你一定会觉得这是三明治的缘故，但事实上可能跟它一点儿关系都没有，所以发生在别人身上的药物不良反应不一定会发生在你身上。

三环类抗抑郁药的不良反应相当轻微，以下是一些常见的不良反应。

▼镇静：三环类抗抑郁药因为有镇静的效果，多在睡前服用，服用后你会一夜好眠。如果你早上起床时觉得很累，可以将它提前到晚餐时服用。服用后会出现短暂的晕晕欲睡的症状，但是它很快就会消失。你要给自己一点适应的时间，不要马上因为有镇静效果就说"不"。

服用三环类抗抑郁药时，你会发现药房里的感冒药或咳嗽药会有加强镇静效果的作用，因为许多复方药里含有麻黄碱，它可能与抗抑郁药产生交互作用，导致心跳加快。买感冒药时请阅读包装成分说明。

▼便秘和口干：三环类抗抑郁药会抑制掌控分泌液体和许多器官的神经系统的功能，所以你会觉得口干舌燥，鼻子、眼睛干涩，便秘，汗多，视物模糊，有时还会觉得心跳略微加快，但并没有伤害。多喝水，吃硬糖、

口香糖促进唾液分泌，点人工泪液，多吃富含膳食纤维的食物，服用软便剂，可以解决这些不良反应（请见"别让不良反应吓坏你"）。

▼其他不良反应：头晕、头痛，大概几天就会消失；喜吃甜食，体重增加，紧张，颤抖或焦躁，不易入睡，排尿困难等。如果你有意识不清、平衡感丧失、皮肤泛红、发痒、舌头肿胀、吞咽困难或抽搐等比较少见的不良反应，请与医生联系。

▼别让不良反应吓坏你

服用三环类抗抑郁药最大的困扰就是便秘。不只是便秘本身让人相当难受，用力排便还会加剧外阴疼痛。艾伦是阴道前庭疼痛患者，我跟她一起奋斗了18个月。阿米替林对她有效，让她重拾性爱，但是她有严重便秘的不良反应，无法再服用阿米替林。于是我们想改变饮食，解决便秘的问题。我问她吃不吃早餐，她会在早上喝一些果汁，晚一点会吃酥皮西点。

"那其他时间呢？你不吃水果和蔬菜吗？"我接着问。

"喔，吃啊，我吃蔬菜和水果啊。"

"你一天有吃4~7份的蔬菜和水果吗？"

"我喝很多果汁，每天午饭吃沙拉。"

问题在于果汁不含膳食纤维，一份球状莴苣色拉也几乎没有膳食纤维。我建议她，如果饮食里很难增加膳食纤维的话，何不吃一点含膳食纤维的缓泻剂，如美达施？她说，美达施没有效。"你每天规律服用吗？"她说，她宁愿喝一杯锯木屑，也不愿意每天喝美达施。

我非常不情愿地帮她停掉这么有效的药物，让她试另外一种，但效果却比不上阿米替林。她还是重新服用阿米替林，也认真地调整饮食习惯。她每天早上都会吃一点水果和一碗葡萄干麸片，发现她自己其实很爱吃早餐。她自己带午餐，每天无论如何至少吃一个苹果，有时吃两个。她先生也很喜欢包着黑豆及玉米的墨西哥卷。她也寻找其他的膳食纤维缓泻剂，还发现了一种她比较喜欢的产品。上周她回诊时说，她已经准备停药了，也尝试怀孕。

抗癫痫药物

另外一类可选择的药物为抗癫痫药物，包括卡马西平和苯妥英钠。过去两年，医生也开出一种新的抗痉挛药物——加巴喷丁来治疗神经受损引起的疼痛，我就常用加巴喷丁治疗。许多患者来找我时，都正在吃三环类抗抑郁药。很自然地，加巴喷丁就是下一选择，且它的不良反应比卡马西平和苯妥英钠的要少，患者的药物浓度也不需要监控。早期的研究发现虽然加巴喷丁不是对所有的患者都有效，且有一些不良反应，但它相当安全，镇痛效果极佳。研究人员不太确定加巴喷丁如何产生缓解疼痛的作用，但相信它可以阻挡神经传送痛感的钠离子通道，也可以使神经传导路径更为顺畅。

> **阴部之音**
>
> "我已经有性交疼痛6年了，现在服用加巴喷丁，真的好多了，可以再进行性生活了。有时一切都很好，有时则不怎么好，但还可以进行。不过使用局部麻醉剂利多卡因时就差很多。"
>
> ——黛安娜，32岁，阴道前庭疼痛患者

一说到要服用治疗癫痫的药，患者往往会被吓到，但是神经受损引起的疼痛和癫痫相似。疼痛时受损的神经纤维规律性地不自主放电；癫痫发作时，神经也是不自主地放电，但癫痫不定时发作。抗痉挛药物可以镇静神经纤维、控制疼痛或抑制癫痫发作。

治疗癫痫时，加巴喷丁的剂量是一天900~1800毫克；治疗疼痛时，剂量的可选择范围很大，最好是逐渐增加，每隔5~7天增加100毫克，通常在400毫克或更高的剂量时，治疗效果最好。与其他的药物比起来，加巴喷丁比较容易掌控。加巴喷丁的不良反应中最常见的是嗜睡，通常在1~2天内会消失，其他不良反应还有头晕，身体动作不协调，走起路来觉得怪怪的，不自主的眼球运动等。较少见的不良反应为脸肿、头痛、血压略微上升、食欲不振、关节疼痛、白细胞数量增加等。

物理治疗和生物反馈

当我建议患者做盆底肌的物理治疗来对抗外阴疼痛时，她们都觉得难以置信，但物理治疗已经快速成为医疗照护的主流，可让女性免于手术。但她们会问："为什么？如果疼痛，还需要锻炼肌肉吗？"

阴道前庭疼痛时，附近的盆底肌在对抗疼痛时紧缩，会变得紧张，最后发生痉挛，信号到脊髓再回到外阴时，疼痛更持久不退。所以，当肌肉痉挛时，即使原来引发疼痛的原因消失，疼痛仍然可以维持一段时间。因此，除了神经纤维失去控制外，对阴道前庭疼痛患者而言，现在连肌肉都不受控制了。

与外阴疼痛有关的是一大束的肌肉纤维，主要是耻骨尾骨肌，从耻骨前端往后延伸到背部，与脊髓底部的尾骨连结。耻骨尾骨肌纤维组成尿道、直肠的括约肌及阴道的肌肉，高潮时耻骨尾骨肌收缩，这是女性身上非常重要的肌肉！

如果你做过耻骨尾骨肌的肌电图，会发现正常休息状态的耻骨尾骨肌只有 $1\sim2\,\mu V$ 的电流活动；但外阴疼痛的女性肌肉不只长期紧张，而且痉挛，会有较高的电流活动（$2\sim5\,\mu V$）。外阴疼痛的女性无法有效地收缩耻骨尾骨肌，她们只能缩紧几秒钟，耻骨尾骨肌健康的女性可以缩紧达 10 秒。

紧张或痉挛的肌肉会引起疼痛。当肌肉长期维持这样的状态而产生疲劳时，乳酸会堆积，疼痛也会产生。这种生化反应与平时运动过度相同，例如跑马拉松后出现疼痛。

豪尔·葛兰兹是一位对外阴疼痛与肌肉功能有兴趣的心理学家，他发明了物理治疗方法，女性可以利用简单的运动练习，重新锻炼肌肉，这有点儿像训练膀胱能力的凯格尔运动。女性还可以利用生物反馈熟悉耻骨尾骨肌。患者将一个小如卫生棉条的装置，就是肌电图传感器放到阴道里，传感器连着一条电线接到计算机上。患者可以在计算机屏幕上看到耻骨尾骨肌的电流活动。

持续缩紧肌肉，维持 10 秒，然后放松 10 秒，连续做 60 次。若肌肉强度增加，会打破长期的紧张，肌肉就放松了。

许多女性认为她们平时就在缩紧盆腔的肌肉，其实这样做没有什么效果。生物反馈屏幕会告诉她们到底有没有缩紧肌肉，比起用言语指导，在紧缩盆底肌增加肌肉强度上，生物反馈要有效得多。

也许要花 $2\sim3$ 个月，才能使肌肉在放松的情况下，只有 $0.5\sim1.0\,\mu V$ 的电流活动。有时女性会在第一周或第二周时症状变得更糟。当肌肉电流活动降到理想指数时，患者开始觉得比较舒服，也许还要再用 $2\sim3$ 个月做盆底肌训练，直到疼痛完全消失。

其他物理治疗

受伤、手术瘢痕、儿童时期的创伤或肌肉骨骼的错位，都可能限制行动力，导致疼痛。例如，滑冰时跌倒可能导致骨骼错位，引起盆底肌紧绷和外阴热热的感觉。

这种慢性外阴疼痛的症状可能在全身显现，外阴疼痛患者常常以错误的姿势站、坐及睡觉，以减轻外阴压力。坐姿不正确可能会造成臀部、下背部及肩膀的肌肉骨骼疼痛。走路的姿势不正确会影响体内器官，如肠道就会失去正常功能。每件事情都会被毫不手软的疼痛控制，甚至击倒。除了对付原有的疼痛外，物理治疗师可以确认并治疗其他的肌肉、骨骼异常造成的慢性疼痛。

除了葛兰兹运动计划外，物理治疗师可以选定合适的治疗方法处理身体的不平衡，重建活动力，包括在问题点施加压力的激痛点疗法，按摩放松活化软组织的筋膜松弛法，颅骶疗法，调整腹部器官、骨盆肌腱肌肉的内脏整复法，姿势和走路训练，整骨法，运用皮肤神经刺激器施以干扰波电疗的方法，外阴超音波和冰敷。阴道内治疗方法包括治疗性运动、活化软组织、生物反馈及电疗等。

不只有物理治疗师可以进行这些治疗，你可以找一位了解阴道前庭疼痛和骨盆底结构的人，问问他是否熟悉阴道前庭疼痛，是否可以很熟练地使用葛兰兹计划的物理治疗和生物反馈。

物理治疗师通常也教患者如何使用阴道扩张器。肌肉放松时，就可以学着如何放置阴道扩张器，其尺寸慢慢由小变大。但对阴道前庭疼痛的患者来说，使用阴道扩张器不是因为阴道太小，而是因为经由阴道扩张器，女性可以控制阴道里发生的任何状况。我们可以称这种装置为阴道进入感觉控制系统。当所有的事情都在掌握之中时，借着学习从阴道进入并且不会造成疼痛开始，你会变得有信心。使用阴道扩张器需要时间和努力，但若下功夫就会有收获。

干扰素

当人们认为人乳头瘤病毒是阴道前庭疼痛的原因之一时，开始有医生在阴道前庭注射干扰素以抵抗病毒。即使现在病毒理论已渐渐式微，医生还是相信干扰素可以激发免疫系统，帮助身体抵抗任何可能的入侵者。虽然第一批采用干扰素疗法的研究人员曾指出，干扰素治愈了 80 位患者，但大型的调查结果却不尽理想。一项研究发现手术比干扰素更有用。我密集开具干扰素处方长达 5 年，尽管效果不尽理想，还有一些不良反应，但因为其他的选择很少，所以我会继续提供给患者这项选择。

心理治疗

阴道前庭疼痛会造成性行为困难，若引起抑郁、沮丧，心理医生的咨询或许有很大的价值。不再为疼痛所烦恼是我治疗中优先考虑的。

手术

试过所有的医疗策略都无效后，再采取手术治疗，手术有助于改善症状。为何手术是最后的治疗手段？患者都想知道可不可以简单地"切掉一些东西"，也就是切断神经，然后就永远不会痛。但将神经从进到脊髓或脑部的地方截断，可能还是会让你觉得痛。你会继续从一样的部位接收到疼痛的信号，因为对于神经的一部分或整条神经传来的信号，脑部的解读都一样，这也解释了为何切除神经末梢没有办法消除疼痛，这也是为什么截肢者在没有肢体的状况下还是会有幻肢痛，因为神经依然想着它是负责整条腿的感觉的。如果切除导致外阴疼痛的神经，你会大小便失禁，因为治疗慢性盆腔疼痛的手术要移除所有盆腔神经。也就是说，骶骨前神经切断术并不能治疗外阴疼痛，甚至使情况变得更糟。

神经阻断没有效果，患者问我："难道不能注射些什么东西，让整个部位麻痹吗？"问题又来了，如果你阻断了感觉，也会阻断运动功能，膀胱和大肠的功能会受影响，同时阴蒂反应带来的快感也会被阻断，而且神经可能会因为传导一再被阻断而出现过度敏感的情况。

手术是阴道前庭疼痛最好的治疗方法之一，且相当有效，但不是阻断神经，而是切除一部分的阴道前庭，我们称之为阴道前庭切除术。这是美国约翰霍普金斯大学的妇科医生唐诺·伍卓夫在 1981 年提倡的手术，18 位患者在阴道前庭

阴道前庭切除术的常见问题

问：什么是阴道前庭切除术？

答：阴道前庭切除术是一种消除或改善因阴道前庭疼痛引起性交疼痛的手术，切除阴道前庭位于小阴唇间的细长形组织。一般这些切除的组织中，充满了过度敏感而导致阴道前庭疼痛的末梢神经。切除组织以外，还要缝合，阴道口里充满弹性的厚组织会被拉出来，性交时可以有缓冲的效果。

问：什么人适合做阴道前庭切除术？

答：只有阴道前庭疼痛的女性可做阴道前庭切除术，其他部位的疼痛或未碰触的情况下出现自发性疼痛的患者都不适合做这项手术。对于疼痛合并泌尿系统症状，阴道前庭切除术不见得能有改善效果。我并不鼓励女性在尝试其他治疗方式前，直接要求做手术。

问：阴道前庭切除术的成功率是多少？

答：成功与否要视医生的经验，患者是否为合适的受术者而定。接受手术的患者必须确定是阴道前庭疼痛，没有其他的问题。手术时必须移除疼痛的部位，且切除的比例要恰到好处。适合接受手术的患者，加上一个经验丰富的医生，最初的成功率为60%~90%。

问：阴道前庭切除术会影响性爱的快感吗？

答：手术不会切除任何与性爱感觉有关的部位。

问：阴道前庭切除术会改变阴部的外观吗？

答：手术会使阴道前庭变窄，但只有经验丰富的妇产科医生看得出来患者曾接受过手术。

问：前庭切除术会影响生育吗？

答：目前尚未发现阴道前庭疼痛与生育能力有任何关系，阴道前庭切除术也不会妨碍自然生产。有时我会建议一些复杂的个案，如患有硬化性苔藓同时切除了阴道前庭的产妇做剖宫产。

问：手术时间要多久？

答：手术必须在具有急救设施的医疗院所进行，手术本身约需1小时，患者可以选择全身麻醉或局部麻醉，术后几小时内就可以回家休养。

问：多久才能复原？

答：视情况而定。多数患者需请假2~4周在家休养。手术的部位非常痛，坐着和走动的时候更痛。任何激烈活动都必须暂停至少2周，手术后能做的动作只有看电视和阅读，5天以后可以走动，使用圆形中空的橡皮椅垫可以让你坐得舒服一点儿。会缝很多针，但一般都会用可吸收的缝线，不需要拆线，因此限制活动，静养复原非常重要。会觉得缝合处有异物感，但数周后切口就会被吸收，变得平滑。切口在术后24~48小时内会有渗出物，需要冰敷24小时，接下来的 7~10 天，每天将伤口浸泡在浴缸里 2~3 次。每次浸泡后，可以涂抹少量的麻醉凝胶（利多卡因），在坐浴时，将温水淋到外阴部位，排尿时会感觉比较舒服。一般会以布洛芬取代麻醉剂镇痛。镇痛药可能引起便秘，患者可服用软便剂预防，医生也会给患者开氟康唑，以避免真菌感染。

问：如果手术没有治好疼痛怎么办？

答：60% 的成功率表示，10 位患者中有 6 位在术后可以恢复正常的性行为，不会有任何的不适，但这并不表示手术结果是完美无缺的，只是其性行为感受变得比以前愉快得多。但有 10%~40% 接受手术的患者表示，术前、术后看不出来有什么不同，有些甚至出现外阴前庭炎，反而使病情恶化了。不过，截至目前，没有证据显示，手术会使病情恶化。一些女性在术后 6~8 周会感到症状有所改善，其他则 6 个月之内都没有什么反应。时间够久的话，过度敏感的神经又掌控了全局，因此需要长一点的时间才能评判手术是否成功。

切除术后，性交疼痛的问题完全消失了。最近一项追踪研究发现，20 年后，646 位患者中，89% 的患者在接受手术后症状明显减轻；512 位患者中，72% 的患者性交疼痛消失，11% 则对手术没有反应。

没有人知道阴道前庭疼痛的原因，也不清楚手术为何成功或失败，这种不确定性引发相当大的争议。医生了解这样的手术只对阴道前庭疼痛的患者有效，对外阴疼痛患者无效。当其他治疗都失败时，我会建议完全无法性交的患者动手术。我承认用手术治疗神经疼痛的争议性，但如果患者无法有性行为，我很难不想些办法帮她，尤其这项手术有 60% 以上的成功率。

手术无效可能是因为手术前患者有持续性的外阴疼痛及性交疼痛，这提示患者可能同时患有阴道前庭疼痛及外阴疼痛。有泌尿方面的症状，但实际并没有尿路感染的患者，对手术的反应也不好。这些不能成为不做手术的理由，但是手术的优劣都要仔细考虑。患者如果一直都有性交不适或长期忍受性交疼痛，不可能在手术后瞬间就有令她们满意的性体验。她们需要医生提供非常周详的协助，包括教导术后放松技巧和性咨询，才能有愉快的性体验。

手术时如果只切除阴道口后方的一小部分，可能无助于缓解症状。另一个常见的问题是，移除尿道口附近或上方的阴道前庭组织，往往会导致手术失败，

▼ 阴道前庭疼痛治疗成功案例

艾蜜拉，25岁，受痒、烧灼感及性交疼痛之苦长达数年。她有复发性真菌感染，但是在病情控制后，还是持续出现疼痛，最后被诊断出阴道前庭疼痛，且需进行阴道前庭切除术。但是手术并没有完全治好她，所以她到大型教学医院求助，医生诊断她有硬化性苔藓，并给她做了修正手术，再切除一些会出现疼痛的区域。用可的松软膏控制硬化性苔藓，同时给予局部雌激素，保养润泽组织，最后艾蜜拉的病获得控制。

一年后，她搬到波士顿，疼痛好像又回来了，于是她来看我的门诊。她有真菌感染，以前的循环又开始了。即使控制了真菌感染，她还是觉得痛，再加上婚期已近，解决疼痛的问题可说是迫在眉睫。后来发现，其实她只要在术后吃一些药物就可以避免症状复发。我给她开了三环类抗抑郁药和加巴喷丁以控制疼痛，我也让她做一些物理治疗。结果她的新婚生活甜蜜，蜜月旅行也没出问题。一年后她停药了。她还运动健身，并使用可的松软膏和局部雌激素，再加上每周口服抗真菌药，赶走了真菌感染。虽然不适还没有百分之百排除，但起码已经不会令她不舒服，对她来说，性交变得舒服多了，还会带来快感。

患者反而在手术后会在该部位出现局部疼痛的现象。

术后留下敏感的瘢痕也可能会引起性交疼痛，解决的方法是从阴道组织拉出一个皮瓣到会阴部位，盖住手术的切口，在阴道口外缝合，这样瘢痕就会在阴道口的外面，可以避免性交时压迫伤口引起的疼痛。

术后也可能因为前庭大腺囊肿出现疼痛。手术时，前庭大腺导管会被切断，但腺体会自动形成一个新的开口，将分泌物排入阴道里。在一些病例身上发现，管道可能被塞住，随后形成前庭大腺囊肿，通常患者会主诉在性兴奋时，觉得大阴唇底部和阴道口附近胀胀的，也有人会出现阴唇肿胀的现象。症状轻微的话只需要观察，严重的话会出现大的囊肿，造成明显不适，甚至感染，这时就需要引流。有一位医生认为前庭大腺可能也与阴道前庭疼痛的炎症过程有关，建议手术时应该摘除所有的前庭大腺，但这不是个简单的手术，可能会有失血过多、术后结痂、疼痛等并发症，因此大多数的医生现在并不采用这种手术。

另一个手术后仍有性交疼痛的原因为阴道痉挛，或是阴道肌肉不自主紧缩。在任何外物进入阴道时，阴道肌肉会自动紧缩，因此女性就很容易在阴茎插入时感到疼痛。

如果有持续性的疼痛，通常药物治疗都能有效果。曾有一个支持团体，用吉拉索芦荟软膏和雌二醇软膏治疗，效果不错。如果是小区域的疼痛，采取表面激光治疗或局部麻醉的简单摘除术，就可以消除疼痛。术后干扰素治疗也有帮助。如果手术部位是尿道的敏感区域，可以再次进行手术，达到最好的治疗效果。最后，经过药物治疗及手术疼痛都不见好转的患者，可转诊到疼痛专科，接受进一步的治疗。

阴道前庭疼痛治疗摘要

如果你有阴道前庭疼痛，建议采取下列步骤。

▼阅读相关书籍及卫教数据，学习有用的信息。
▼控制真菌感染、硬化性苔藓及其他炎症，以减少可能激发症状的因素。
▼避免阴道接触刺激性物质，采取健康卫生及舒适的皮肤保健策略。
▼每天使用局部雌激素软膏，均匀涂抹于阴道前庭部位。
▼尝试结合生物反馈的盆底物理治疗。
▼服用三环类抗抑郁药或加巴喷丁。
▼如果用其他治疗方式3~6个月后都不见效果，考虑使用干扰素或手术治疗。

外阴疼痛

现在要谈的外阴疼痛与阴道前庭疼痛大相径庭。阴道前庭疼痛患者平时好好的，碰到阴道前庭时才会痛；但外阴疼痛的患者则是大多数时间都会有烧灼般的不适感。阴道前庭疼痛患者只有阴道前庭部位不舒服；外阴疼痛患者可能是到处都痛，从耻骨到肛门，甚至往下到大腿都会痛。典型的患者多是停经后且没有接受激素替代疗法的女性，但我也见过年轻一些的女性有这样的问题。

会阴神经分布的区域都会有症状出现，疼痛可能出现在外阴单侧或两侧，可能是不对称的疼痛；疼痛范围可能很广，也可能局限在一点。由于外阴疼痛只牵涉到单一的神经，也被称为会阴神经痛。

患者常常觉得不知如何跟我说明症状。她们只说有像针刺或热热痒痒的感觉，甚至不能指出不适的确切位置，性交时痛起来像绳子摩擦的烧灼感，但有些人性交时一点儿问题都没有；有些人说轻触外阴会痛，甚至动到阴毛时都会有烧灼般的疼痛。有些患者会有短暂、尖锐或放射般的疼痛，这被称为感觉异常；有些患者则是阴道口出现烧灼感，有些则是像坐骨神经痛，烧灼感会从臀部到腿。有时候令人困惑的是，疼痛会持续几天，甚至几个星期。

患者也会主诉阴道分泌物或外阴分泌物增加的症状，这时我就很难看出患者到底发生了什么问题。一位急性期的患者进入我的诊间，她觉得糟透了，有疼痛、烧灼及针刺感，而且外阴腺体分泌厚而黏的白色皮脂，有时阴道分泌物

阴部之音

外阴疼痛是什么感觉

"好像一直有一把刀在那里。比较好的时候像是削皮刀在刺我，糟的时候就像有屠刀在割我的肉。"

——萝娜，75 岁

"我实在很不好意思说，但我的阴毛好像被夹住了，而且一直有东西在扯。"

——芭比，23 岁

"一堆人在我家聚会，我却躲在厕所里哭。后来有朋友给了我一些冰，让我冰敷。"

——海黛莎，44 岁

"感觉外阴和阴道肿肿的、干涩和痛，像坐在仙人掌上。非常敏感，轻碰或轻压也会痛，性交时非常疼痛，尤其在我有阴道湿润的困难后，疼痛加剧。"

——珍娜，41 岁

"感觉红、热、痛，就像火在烧一样！"

——凯特，27 岁

增加。我认为阴道分泌物增加是因为错乱的神经纤维无法控制腺体正常运作。我的经验是用来控制疼痛的药物可以减少分泌物，但需要花上几个月才能见效。

通过生理检查看不出什么端倪，顶多只能看到一些轻微的泛红和肿胀，而盆腔检查则可能诱发疼痛不适。医生往往找不到感染的证据，患者阴道涂片结果也正常，阴道 pH 也没有改变。患者会出现泌尿方面的症状，如尿频、排尿烧灼感，但做尿液分析和培养后，结果都呈阴性。

缺少检验结果上的发现是外阴疼痛难以确诊的主要原因。许多医生经过完整的训练，可以侦测出细微的生理变化，但这样明显的疼痛却没有任何肉眼可见的证据，简直令人难以置信。神经内科医生看过许多患者除有严重的神经疼痛外，就没有其他的症状了。

> **阴部之音**
>
> "我这几年来有严重的阴道感染，一开始是真菌作祟，然后细菌又来捣乱。用药物没有办法根治，我现在总是觉得阴部粗糙、有烧灼感，即使擦抗真菌软膏，也会出现烧灼般的疼痛。"
>
> ——林赛，32 岁，外阴疼痛患者，往往被误诊为真菌感染或细菌性阴道病患者

外阴疼痛的原因

会阴神经损伤可能是最根本的原因。造成会阴神经损伤的因素很多，外阴的神经都是从会阴神经分叉而来的，它的分支控制的范围从耻骨到阴唇，穿越会阴到肛门。

前面我曾提到，所有阴部神经都从脊髓而来，脊椎的椎间盘突出或是脊椎因骨质增生等可能压迫到这个区域的神经。脊髓空间不大，任何超出范围的结构都可能挤压到神经。

其他可能导致神经损伤的原因包括：

▼ **手术创伤**：任何靠近会阴神经的盆腔手术，或手术后的并发症如盆腔的大血块，都可能损伤神经。曾有修补阴道突出、脱垂等手术后出现神经

损伤的案例报告。阴道被固定在靠近脊髓底部的骶棘韧带上，会阴神经和坐棘神经从韧带的外下方通过。

▼ **骨骼受伤**：断裂的椎间盘可能引起外阴不适，跌倒时背部或尾骨着地时有可能导致外阴疼痛。骨盆的许多肌肉都会传递痛的信号到外阴。梨状肌从骶骨前方到股骨，使股骨向外张开。耻骨尾骨肌从耻骨后方到尾骨，是盆底肌的一部分，支撑着骨盆器官。另外一组肌肉是闭孔肌，从耻骨到股骨，帮助臀部向外转。任何闭孔肌与骶髂关节的损伤，一般都会让人觉得是会阴、阴道和直肠部位在痛。运动伤害、车祸意外，或是任何肌肉、关节的错位，都可能导致外阴疼痛。不难发现，外阴疼痛的女性有因滑冰或跑步等运动造成的股关节不平衡、长短脚和骶髂关节不平衡等问题。脊柱侧凸也可能是造成股关节和骶髂关节错位的潜在因素，可能导致会阴神经损伤。

▼ **运动创伤**：可能是与骑马、骑自行车或使用运动器材有关的运动伤害。

▼ **分娩**：在分娩时，会阴神经被拉长一段时间。有些女性因为生理结构或生产时的创伤容易出现外阴疼痛，但我们没有相关的资料、研究及个案。

▼ **疱疹病毒**：曾得过带状疱疹的人都知道疱疹可能诱发疼痛。最可能引发外阴疼痛的是单纯疱疹病毒，其次为带状疱疹病毒。皮肤上会有伴有疼痛的水疱出现，如果病灶出现在外阴附近，可能引起外阴疼痛。这两种病毒都会损害神经，如果让它们潜伏在会阴神经的分支里，外阴疼痛就是代价。

▼ **其他原因**：外阴疼痛与一种无害的神经纤维过度生长也就是神经纤维瘤引起的疼痛有关。多发性硬化症、代谢性疾病（如糖尿病）或结缔组织病（如干燥综合征）等，有时也会影响神经，因此这些患者也会出现外阴疼痛的症状。

第 18 章

性疗愈
克服性交疼痛

性交时从来都不应该会痛，并且应该是非常愉悦的。造物者将人类生命延续都托付在美好而重要的性爱上。

不幸的是，事情并不照着安排进行。我真想和造物者谈一谈，每周我要看数十位性交疼痛的患者，有些时痛时不痛，有些一直都痛，痛到必须放弃阴道性交。实在很难比较哪个更让人痛苦：是生理上的疼痛更让人难受，还是身为女性却不能过性生活更不好过。这不是个简单的问题。我们会双管齐下，希望患者会跟我说："周六戴维和我过性生活了，虽然不是很完美，但很好！"

性问题有许多层面，要小心应对。除了性交疼痛以外，其他女性还有一些性障碍，包括性欲缺乏，性兴奋困难、延迟，或高潮困难等。事实上，1/3~2/3的女性一生中，或多或少曾经有过程度不同、形态不同的性问题，许多都属于性治疗师和心理学家的研究范围。我则是从生理角度来看这些性问题，像高潮的问题可以是生理的，但女性很少因为高潮困难来就诊。性交疼痛则是我一直在帮患者处理的问题。

性交时出现的疼痛被称为性交疼痛，外阴、阴道前庭或阴道的性交疼痛被称为表层性交疼痛，另外一种深层性交疼痛则是指性交时盆腔或是下腹出现疼痛，多半是影响盆腔器官的疾病，例如长期慢性感染引发的盆腔炎、子宫内膜异位症或子宫肌瘤造成的。你的妇科医生可以帮你解决深层性交疼痛，但是表层性交疼痛——阴部的问题，却是我擅长解决的。

性交疼痛的原因

让我们重温许多可能性。真菌感染绝对会干扰性爱的快感，特别是当真菌已经占据你的阴部，俨然成为阴道管家的时候更是如此。但请切记本书的重要信息之一，在怪罪复发性真菌感染坏了你的好事之前，一定要找医生通过显微镜或真菌培养，确认真菌真是罪魁祸首。另外阴道毛滴虫感染和阴道炎都可能是元凶，即将在第 19 章提到的尿路感染也可能是原因之一。

有时是因性爱技巧引发疼痛，我在第 6 章提到过，直接的阴蒂刺激或太密集的触摸对某些女性来说反而会引起疼痛。与性伴侣开诚布公沟通，可以解决这方面的问题。在女性阴道还没有完全润滑，性伴侣就想将阴茎插入时，也会出现疼痛。这也好解决，只要说还没准备好或阴道不够湿润即可，使用润滑剂也有帮助。

我一再遇到的错误认知就是，性交疼痛是因为女性阴道"太小"或男性阴茎"太大"。请记住，孩子不能顺利从产道出来的原因都是骨盆的问题，而不是阴道太小，所以疼痛绝对不是阴道太小导致的。许多较少接触性问题的妇科医生认为，可能有男性阴茎太大插不进阴道的情况。绝对不可能！要是男性能够

> **阴部之音**
>
> "女性像水果，要用双手摩擦，才会显出最甜美的一面。像罗勒（一种植物），如果没有用手指搓热，就不会散发出芳香。要把玩琥珀，只有体温才能将藏在树脂细孔里的香气释放出来。女性也一样，如果不挑逗她，不用混合吻、轻咬和抚摸，就不能从她身上得到你想要的东西；躺在她身边，你感受不到快乐，也无法唤醒在她心中对你的喜欢、感动与爱，她的美好特质仍然藏在她的内心深处，无人能知。"
>
> ——谢赫·奈夫瓦齐，《芳香花园》

正确地挑起女性的性欲，让她准备好，"太大"就会成为过去式。

请注意！有些女性认为自己阴道太小，所以才会觉得痛，其实问题的症结在阴道前庭。若告诉这些阴道前庭疼痛的女性，只要性兴奋就不会痛了，那你又错到极点。她们需要的是正确的诊断及治疗，性创伤、性侵害可能引起阴道痉挛、肌肉痉挛，使阴道口像砖墙般硬，从而导致阴道前庭疼痛。如果阴道前庭疼痛是性交疼痛的主因，必须好好治疗。解决了创伤或性虐待的问题，或阴道前庭疼痛缓解后，再以温和的治疗方法处理肌肉痉挛的问题。

哺乳、更年期、停经造成的激素变化，都可能引起阴道干涩。每个女性雌激素分泌的量都不同，你不一定会因此产生问题。但没有雌激素的阴道就像没有水的鱼，就像水对鱼的重要性一样，只有雌激素可以使阴道壁变厚、具有弹性，可以让女性舒服地享受性爱的快感。我曾说过，没有特效药可以解决这种问题，可以尝试直接涂抹少量的雌激素软膏在阴道上，也可以置入药片或阴道环。到现在还没有发现使用适量的局部雌激素有健康上的顾虑。

年长的女性常抱怨停经使她们出现性交疼痛，其实它可能是外阴疼痛等其他问题引起的。中年时期有许多阴部皮肤病也会引起阴道疼痛，如扁平苔藓、硬化性苔藓会引起皮肤龟裂、粗糙，会使阴道口及阴道前庭的皮肤紧缩，这自然就容易导致疼痛。扁平苔藓患者阴部甚至可能有炎症，并在阴道留下瘢痕。

最后，最重要的不是性交本身引起性交疼痛。如果你把性交不适归于下列问题的头上，最好继续找下去，直到发现原因为止。细菌性阴道病会引起分泌物异常和异味，但不会引起性交疼痛。皮肤上出现的人乳头瘤病毒感染不会引起性交疼痛。

阴部笔记

性行为和外阴检查有什么关系

例行检查包括一般的妇科检查，可以帮你早期发现潜在的问题，免得日后坏了你的闺房大事。

越陷越深的疼痛漩涡

许多性交疼痛的原因可快速解决。治愈或控制阴道炎，用一点雌激素让阴道恢复生机，调整性爱技巧，你马上就可以重拾美好性爱。所有性交疼痛的病因中，外阴和阴道前庭持续性疼痛，无论是否为皮肤病引起，最易削弱女性性方面的信心。

如果性交时会痛，女性毫无性欲可言，获得高潮的能力也付诸流水。第一次性交时就痛的女性会说："别跟我谈高潮。"我的患者苏西就说："如果这样的性交算有趣，那我宁愿做牙齿根管治疗。"有这么多伴随性行为而来的疼痛，女性必须经历许多考验，才能面对疼痛，重新掌握性快感。

首先，你必须了解有什么事情不对劲时才会出现性交疼痛。性交时一点儿也不舒服，随着时间进展愈来愈痛，你得想办法告诉你的性伴侣，并试着自己解决，例如用润滑剂、改变姿势等。结果无效，你只好等，希望自己会好。疼痛没有消失，所以你试着禁欲几周，但重新尝试性交时，还是一样会痛。

如果你是性爱新手，会先找原因将疼痛合理化："第一次总是不舒服的，不是吗？""我可能只是比其他人需要更多的时间。"你也会怪东怪西："哼，用卫生棉条时也会痛，我只是阴道太小而已。"

接着你会寻求协助，接受家人和朋友各种如何让自己火辣性感的建议后，信心满满，但情况并没有改善。不过，很多女性跟我说，她们不想和姐妹及妈妈谈性交疼痛的问题，如果真的谈了，她们发现妈妈和姐妹从来不知道有这样的问题，基于一片好意，妈妈和姐妹会暗示这是压力的问题，她们需要辅导。于是你翻阅了许多书和杂志，但上面也建议找心理医生或使用更多的润滑剂，而你的性伴侣跟这事一点儿关系都没有。

阴部之音

"你无法相信有多糟。啊！别碰这里。不！离那里远一点儿。住手！会痛。喔！我想现在你最好别做。"

——玛蒂，46岁，阴道前庭疼痛患者，描述与丈夫行房的过程寻求专业协助也是一段相当令人沮丧的过程。看了很多次门诊，接受了很多次治疗，就算医生都在尽力帮你解决问题，但因如何解决外阴疼痛和性爱问题的可靠信息实在少得可怜，帮助有限。我常听患者说，她如何提起勇气，抱着心不甘情不愿又觉得难为情的心情去找妇产科医生，结果医生却只跟她说再放松一点儿，或去精神科。

"我找对医生了吗？""难道问题都是我自己幻想出来的吗？""我是不是应该理智一点儿往前看？""我可能有会传染给性伴侣的疾病吗？""是他传染什么东西给我了吗？""我一辈子都找不到伴了吗？""性爱行不通，我如何留住对方呢？""我会不会不能生孩子？"你被这些问题炮轰，困扰不已。

你忽然恍然大悟，了解你性功能的缺陷让你不能像以前一样了，或知道实际与听到的及心里想的不同，你必须面对问题的本质并在性行为上有所转变。你觉得自己不是个完整的女性，更是一个有缺陷的性伴侣。性行为令你如此苦不堪言，内心深处一方面想着再也不要有性爱了，但另一方面却渴望性兴奋的快感和满足感。"为什么性不能无痛？""为什么不能实现我梦想中的美好性爱？""为什么不能从疼痛中解脱，回到我过去的生活？"

你的性行为开始转变，欲望跌到谷底，如落日般永不回头。许多女性不再觉得是痛导致这些性障碍，只急急忙忙地做激素检查和找万艾可（用于治疗勃起功能障碍以及早泄的药）帮忙。我的临床护士黛安娜打了个比方，如果一个木匠每次上工时，其大拇指都会被榔头敲伤，那么这个人就再也不会想要做木匠了。这些女性每次进行性接触时，就要受一次感情上的冲击。尽全力解决问题，但往往还是疼痛不已。你的性伴侣试着了解，但每个人都会沮丧，结局是最后剩你一个人以泪洗面。每件事都这么令人不快，何必继续呢？

痛到某一程度后，你和性伴侣间会形成一道无形的墙，你会感到生理上的疼痛，你和你的性伴侣都会感到情绪上的痛苦。另外一个改变进而发生，你开始变成阻挡疼痛的守门人，性交时，你像眼镜蛇一样卷起来，一有超越界限的不适感，马上就跳起来准备攻击。这意味着你会丧失所有愉悦感，变成身体外的旁观者，观察和等待疼痛的来临。性快感已经不在了。自然而然的，享乐、快感对一个长期性交疼痛的患者来说，已经是不想花脑筋去体验的感受了。

> **阴部之音**
>
> "性是动感的激情。"
>
> ——梅蕙丝

性伴侣的痛

若出现外阴疼痛，不是只有女性受苦，其性伴侣也不好过，因为这也是性伴侣的问题。没有一个人想要伤害他爱的人，所以他也会有一堆相同的疑问："这到底是什么？""是她幻想出来的吗？""她有什么可怕的病吗？"如果性伴侣是个男的，他会想："好吧，男性毕竟有男性的需求，我该怎么办？""我的需求该如何处理？"对许多人来说，如果不是阴道性交，那就不算是性行为。

多数男性很难了解女性承受的疼痛，我们的社会灌输了太多性相关疼痛是精神问题的错误信息，男性的勃起障碍过去也被认为是心理问题，但自从万艾可问世后，一切都改变了。无论如何，男性应该了解的是：神经系统异常引起女性阴道前庭疼痛绝对是真的，且让人痛苦万分。女性习惯付出一切，但是这个部位的疼痛却让她们难以承受。

愤怒会让问题更糟。你会生气：医生为什么不能诊断出问题，反而告诉你一切都会不见；他们只针对你却不对你的性伴侣开刀；那些完全不进入状况的朋友、家人和老板，根本不了解一个长期有着不为人知疾病者的苦楚。

性关系的双方都受外阴疼痛的影响，丧失许多东西，此外，还受到孤独的伤害。因为当性这件事常被视为零或全部时，患者会开始觉得："如果我不能进行阴道性交就算了，其他的我都不要。""别碰我，别抱我，别亲我。""放下帘子，关掉灯，睡吧。"

对男性性伴侣而言，也会有一些功能上的改变。为了努力不弄痛对方，他开始监控自己的生理反应，避免触发疼痛的诱发因子，因此他的感官专注力开始消失，接着可能会有勃起功能障碍。或者他会想：如果阴道性交不可行，其他的性刺激都无关紧要了,"何必只让一方兴奋呢"?于是开始避免任何可能挑起性欲的行为,即使是触摸和拥抱这样的小动作。男性和女性处理问题的方式也不同:女性会说男性躲起来,什么都不做也不说,但那不代表他不关心。不幸的是在女性迫切想要做些什么,好让两人不是只有熄灯睡觉时,男性却往往不能一起努力。

多数女性都知道男性的需求,会试着继续表现出性感的一面,但事实上,这是女性在忍受明显、严重疼痛的同时继续扮演女性应扮演的角色,以满足性伴侣需求的典型行为。这是女性为他人自我牺牲的特质。

性不是义务,没有应达到的某种想象标准,没有人天生就得为性而性、单方面为性付出。人有性行为是因为双方彼此欣赏,想要借由身体的活动表达这种喜悦,这是一种爱的极致表现。性是彼此个人的选择,但不是每个人的选择。许多男性相信性是他们与生俱来的能力,女性却因为对方的压力、心理的罪恶感,甚至觉得性是种义务,即使再痛她也要继续。

最重要的是,在所有的迷思中,无论男性还是女性,永远都可以选择是否要有性行为。单身或处于一段感情中的人都可以做这样的决定,这个决定可以是暂时的,也可以是永远的,就算你没有外阴疼痛,也可以做这样的决定。决定停止性行为对你来说或许是个好主意,但若有固定的性关系,这个决定会影响你和你的性伴侣未来如何走下去,双方必须一起决定。这样的决定需要接受专业咨询,也必须被性伴侣接受,而且得说出来,以成熟的态度达成共识,而不是沉默应对,大家心照不宣。

应对计划

当然大多数的女性不会选择戒除性行为这条路,所以你和你的性伴侣到底该怎么做,才能在即使有外阴疼痛的困扰情况下也有性行为呢?

在可以进行性行为前,你得先对付疼痛。你必须找一个经验老到的医生,帮你诊断和利用前章列举的所有可能的治疗解决你的疼痛症状。你不必放弃性生活，但你必须先从治本下手。

接着你必须决定是否接受咨询，虽然咨询师不能帮你镇痛，但有时他们可以消除性关系中其他可能诱发性交疼痛的因素。咨询可以和疼痛治疗同时进行，不过不少情侣不需要咨询。

双方都想放弃性爱，缩回自己的壳里，是非常自然的反应，你不用这么做，也请不要这么做。我们一生中经常会选择接受替代品，像这样拒绝所有可能性的情况实在很难理解。例如，如果餐厅里没有炸薯条，我们就会改点薯泥，但不会不吃晚饭；如果没有红洋装或领带，我们就会选其他颜色的衣服，不会不穿衣服就出门；如果这家旅馆满房了，我们就会预定另一家旅馆，不会放弃整趟旅行。性交疼痛的确可能带来失望和沮丧，但换个角度想，这是一个让你们尝试新东西的大好机会，为什么不把握这个难得的机会，做些大胆又具有实验性的尝试呢？我们常在一些不同的方法中找到快乐。性爱菜单琳琅满目，还有好多菜色可挑，所以如果你手上拿着柠檬，就把它变成柠檬水吧。

> **阴部之音**
>
> "大脑是最重要的性器官。"
>
> ——安

怀孕和外阴疼痛

若你只是因为有外阴疼痛症状，准备放弃正常的性生活，那不代表你不能生孩子。许多患者问我："我如何怀孕？""怀孕时或生产后，外阴疼痛会不会恶化？"我们没有确切的相关统计数字，但光从一般观点来看，外阴症状影响怀孕的可能性有很大差异，这也很符合我的经验。许多患者认为症状不好不坏，有些在怀孕后症状有所改善。虽然外阴疼痛会导致性交疼痛，但是怀孕和外阴疼痛，至目前为止还没有已知的关联性。外阴疼痛也不会影响肚子里宝宝的生长和孕期的健康。

对一些女性来说，怀孕或对付阴道疼痛及阴道前庭疼痛都是相当困难的决定，因为她们都在和生理时钟赛跑。女性到 30 岁时，排卵功能开始减退，40 岁时更是急剧下滑，这虽与外阴疼痛无关，但是你必须选择是用全部时间解决阴道前庭疼痛或外阴疼痛，还是怀孕。治疗需要一段时间，也不可能因为怀孕就能缩短疗程，否则会出现反弹性的疼痛。没有人愿意在尝试怀孕的时候服用药物。换句话，如果时间愈来愈少，你又想组建一个家庭，不能一直拖下去。如果性交时太痛，就做人工授精，你可以生了孩子以后再处理疼痛的问题。

外阴疼痛患者不常有性行为，怀孕是项挑战，知道自己何时排卵非常重要。现今在美国最受欢迎的排卵检测法就是排卵试纸检测，试纸可以在药房买到。也可以用基础体温法。你必须在准备怀孕的前 1 个月，配合月经周期做整个月的体温记录，才能看得出来何时排卵。如果你月经周期规律，排卵的时间每个月基本都差不多。为了增加受孕的机会，你必须在温度上升的前一天进行性行为，但说不定你得花好几个月的时间才能算出最佳时间点。如果月经周期不规律，利用检测试纸会比较好。同时也可以在进行性行为前使用局部麻醉剂、不具有杀精作用的润滑剂等，使性交容易点儿。K-Y 凝胶含有氯己定，会杀死精子，也可能刺激外阴。用一些平时随手可得的植物油就行了。

如果阴茎不能插入阴道，那你可以以手或口交方式刺激你的性伴侣，让他在阴道口射精，这或许可行。你可以平躺、抬起膝盖，帮精子往上游到阴道，找到靠近子宫颈的阴道分泌物。或者男性可以射精在子宫帽里，你再把子宫帽放到子宫颈附近。不然你可以把精液放到干净的新吸管里（实验用的玻璃吸管，一头有胶帽，一捏就可以产生吸力），这种吸管比阴茎要细得多，插入阴道时，可以将不适降到最低，也可以控制精液进入的情况，缩短性交的时间。在不孕诊所里，医生会将精子放到子宫颈，然后用一些不同的装置例如帽状的器械或海绵将精液固定在子宫颈；或把精液中的精子冲洗出来，用非常细的导管将精子直接置入子宫里。

很多外阴疼痛患者服用三环类抗抑郁药或加巴喷丁，一般情况下，医生都会建议停药后再怀孕，这只是一种预防措施，目前没有证据显示这些药物可能影响胎儿生长。大多数的药物都不曾做过与怀孕相关的研究，但为了以防万一，在怀孕初期的12周内，不要服用任何药物。但有些外阴疼痛严重的女性，会选择在怀孕3个月后，继续服用三环类抗抑郁药，至目前为止还没有发现药物不良反应。虽然选择性5-羟色胺再摄取抑制剂，如舍曲林和帕罗西汀等药物，效果没有三环类抗抑郁药好，但是一般认为在怀孕期间服用，前者比较安全。麻醉镇痛药相当安全，但若长期高剂量使用，患者可能会在婴儿出生后出现戒断症状。局部使用或在外阴注射可的松，使用雌激素或麻醉剂利多卡因软膏对怀孕女性来说相当安全。

分娩时，在检查子宫颈开口的情况后，你可以选择硬膜外麻醉，也就是无痛分娩。如果你做过阴道前庭切除术，也不一定就只能选择剖宫产，还是可以根据实际情况做决定的。有些医生怀疑自然生产可能导致阴道前庭疼痛，但这还只是一种猜测。你可以选择不做会阴切开术，因为日后瘢痕可能会使外阴疼痛加剧。但若生产不顺利，医生要做会阴切开术好让宝宝安全诞生时，请听从医生的建议。

▼外阴疼痛与性的常见问题

问：如何找到避免疼痛，却又令人满意的性方式？

答：性感受是一种整体的感觉，涉及人类的特质，有生理的、心理的、情感的、文化的、社会的及心灵上的特质，这些特质让人之所以成为人。人可以由这些特质展现性感的一面，不必一定要经过生殖器官。没有阴道性交不代表一个女性或男性性无能，这是非常重要的观念。

问：如何积累更令人满足的性经验？

答：嗯，首先和你的性伴侣谈谈。诉说你的感觉，失落、沮丧和失望。你要让对方知道这些感觉是如何产生的，而且要努力了解对方的想法。你应反复表达你的爱及承诺，也应该表达探索新的性爱大道及尝试新事物的意愿。

问：试些新玩法吧，肛交如何？

答：如果你们两人都同意，当然没问题，但大多数的女性都拒绝。拿会令人疼痛的事交换令人不快的事，不是什么好主意。如果真的要肛交，记得要轻柔，且要准备足够的润滑剂。粗鲁的肛交可能损害括约肌。如果出现痛感，不要继续做下去，也绝对不要在肛交后马上进行阴道性交。

问：什么是"性的新思维"？

答：性功能研究者对性行为有两个主要的观点。最常见的是目标导向的观点，也就是跟爬楼梯一样，第一阶是亲吻，第二阶是爱抚，再往上是阴道和阴茎的接触，即性交，最后一阶则是高潮。双方都持有相同的目标——就是达到高潮。如果一路走来最后没有达到目标，目标导向的人就会觉得失落，前面经历过的都无法让他们觉得满足。当女性有外阴疼痛时，达到目标是个不可能完成的任务，从而往往会导致不满意和失望。

另一种观点是追求享乐导向的性爱，性的每一种表达形式都自成一个圆，这种表达方式包括亲吻、爱抚、拥抱和口交。每一种行为都是独立完整的，都可以令双方感到满足，也不需要用来引出其他的行为。

当你们沟通以后，同意改变每次性接触都要阴道性交的目标，就可以开发出一些享乐导向的性爱。你需要着手建立情感的连结。

你们不要做任何生理或是性相关的动作，只要做些令人感到心情愉快的事，包括壁炉边谈心、河边散步、床上共进早餐或烛光晚餐，任何让你们更亲密的事物都可以。

一旦建立情感的连结，下一步就是经得起时间考验、不用言语且神奇的性爱表达技巧，那就是触摸和爱抚。心中摒除性爱目标的想法，专注在感官及情感上。用乳液擦背，在你性伴侣油亮的肌肉上画曲线；洗个鸳鸯浴，享受皮肤上满是泡沫的感觉；躺下来在对方的手臂、腿、背和肩膀上用手指划圈；欣赏对方全裸的体态。你可以不用言语，借着生理动作就可以表达你的感觉。例如肌肤相亲，无论是牵手、拥抱或爱抚生殖器官都能使身体释放出重要的化学物质，使双方更亲密，情绪也跟着高涨起来。当你不说话时，触摸为你说明了一切，使你有神奇、顺利且正向的经验，而不用一路到底。

如果不能进行阴道性交，那必须找出其他可以让你们觉得满足的性爱方式。很重要的是，女性出现疼痛时，需要时间将注意力从性移开。

男性也可以导引性冲动向非生理的方向宣泄。没有性爱并不会有危险或任何不良反应，人不会因为没有性生活就生病或发疯。

最后，出现外阴疼痛的女性应保持积极的态度。

> **阴部之音**
>
> "物理治疗师介绍我认识冻冻先生。将冷冻豆子装在安全套里,尾端打结扎紧。将它舒服地放入阴唇之间,可以有效减轻刺痛感。有时我改用冰敷包和事先冰过的芦荟胶。"
>
> ——佛比,24岁,性交后疼痛患者

性交疼痛和单身女子

如果外阴疼痛第一次发作时,没有与人交往,你自然会担心不知如何与未来的性伴侣沟通,有疱疹的人一直都在与这个问题纠缠。你不必把这件事告诉每个约会对象,在我们的社会中,约会只是为了确定要不要与对方建立长期交往的关系,或是为了与对方分享心灵深处的事情,你不必在第一次约会时就告诉对方这个问题。

当关系开始发展,互信增加时,你可以告诉对方你的问题,简单而直接是最好的策略。当你觉得外阴疼痛将会影响你们关系的进展时,就是开口说的最好时机。最好不要在你们第一次进行性生活时才说,当你开始考虑两人可以有性爱关系,或怀疑对方有这样的念头时,你就应该尝试谈这个问题。

谈一次外阴疼痛可能不够。第一次大概只能讲你可以做什么,不可以做什么。如果你可以进行性生活,但之后会有严重酸痛和烧灼感,需要告诉对方,必须降低频率。第一次之后,你可以提供更多细节和病史。一旦你坦诚相告,就必须面对对方的回应,你可以根据回应决定你是否要继续这段关系。

每个外阴疼痛的患者内心都会恐惧:找到了白马王子,她也鼓起勇气说明一切,结果对方却因这个疾病而拒绝她。一位男性因为女性有外阴疼痛、性功能不全而逃跑,这代表一个信息:他太在意生理上的性,忽略了其他的东西,这样的人或许不是白马王子。全世界任何角落都有外阴疼痛的女性,有人在继续谈恋爱,也有人被求婚,更有人步上红毯,蜜月旅行时一样有美妙的性爱。

阴道痉挛

阴道痉挛是另外一种性交障碍,是一种异物尝试进入阴道时,阴道周围的肌肉产生不自主痉挛的现象。有些女性只要想到有东西要进到阴道里,无论是阴茎、阴道扩张器还是卫生棉条，阴道肌肉就会痉挛，肌肉收缩的强度足以抵抗任何要进入的东西。性伴侣试着进入女性痉挛的阴道时，觉得好像撞到一堵硬墙。这些女性不只性交困难或不能性交，连做妇科内诊都很难，甚至做不到，导致双方感情和生理痛苦。

医生总是认为阴道痉挛是心因性的疾病，是一种女性因害怕受伤、对性感到罪恶或性关系不满而产生的自我防御机制。例如，大家都能接受，曾受伤或被虐待的女性可能出现阴道痉挛的说法。虽然心理因素在阴道痉挛上扮演关键角色，但生理因素也是可能的诱因。其他如子宫内膜异位症、阴道感染、尿路感染也都可能导致阴道痉挛。

强烈的阴道前庭疼痛也可能导致阴道痉挛，但这两者是两回事，虽然有医生常常搞混。看看亚莉山卓的案例。她在第一次性交时就觉得疼痛，感觉奇怪，也不觉得美好，于是她认为可能是年轻、没经验的关系。但同样的疼痛又发生在第二次和第三次性交上。她在书上看到有关阴道痉挛的问题，觉得她可能也是一样的情况，于是找了不错的性治疗师，试着扩张她的阴道。经过一番努力，她终于可以放入中型阴道扩张器，开始用卫生棉条，也很高兴可以忍受做巴氏涂片时的不适了。她的母亲听说了我的诊所，在她放假回家时，一起到诊所来检查。检查后发现，亚莉山卓根本不是阴道痉挛患者，她患的是阴道前庭疼痛，只有阴道前庭会疼痛。自从接受性治疗后，她一直很疑惑，到底是什么事件导致她的阴道痉挛，在确诊阴道前庭疼痛后，她非常高兴自己没有"精神上"的问题。

阴道痉挛是个真正的生理问题，同时应该跟阴道前庭疼痛分开来看。阴道痉挛可能导致性交疼痛，性交疼痛也可能引发阴道痉挛，因此我们必须先解决这种"鸡生蛋，蛋生鸡"的问题，不过这并不容易。仔细问诊、了解患者病史非常重要。如果患者可以进行盆腔检查，当医生轻轻地伸一根手指到阴道口附近时，就可以观察患者肌肉是否痉挛，这样很快就可以找到答案。但如果检查会使女性忆起被虐待的情景，身心的痛苦使检查根本做不下去，医生就只能靠问诊了。

比较下面的三个案例：玛丽幼年时曾受到叔叔的性侵害，大学期间又在约会时遭到强暴。当我遇到她时，她的婚姻已经亮起红灯，并且她在接受频繁的性咨询。第一次就诊时，她不觉得她可以接受检查，所以我们只是聊天。我解释，检查可以帮助确诊她得的是阴道前庭疼痛还是阴道痉挛，还是两种都有。如果她觉得无法承受，可以随时喊停。几周后，她回来了，她姐姐握着她的手支持她，我们同意不用阴道扩张器，只先观察和做用来判定阴道疼痛并可以确诊阴道前庭疼痛的棉签试验。测试结果呈阳性，她的阴道前庭疼痛强烈。另外，仅棉棒触碰就可以导致她盆底的肌肉痉挛。她也有阴道痉挛，且因阴道前庭疼痛而更严重。对症下药后玛丽的病情明显改善，且她已经准备好开始性生活了。

苏珊有着与玛丽相似的故事，棉签试验的结果为阴性，她没有阴道前庭疼痛，但盆底的肌肉有明显痉挛的情况，她只要专心解决性创伤和阴道痉挛就可以了。

瑞妮幼年时遭受过严重性侵害，完全不能做检查，她可能有阴道前庭疼痛，但我无法确诊。不过，这些不是重点，让她继续接受心理治疗，解决她心理上的问题后，我们就可以找出她是否有阴道前庭疼痛。

治疗阴道痉挛时，得先解决患者所有生理上的疼痛问题，例如阴道前庭疼痛，然后进行咨询，教患者放松及引导冥想的技巧，也可以用阴道扩张器撑开患者的肌肉。使用阴道扩张器绝不是因为阴道太小，而是将其作为降低敏感度的工具。治疗阴道痉挛需要很长的一段时间。

西地那非（万艾可）与它的朋友们

万艾可对男性来说意味着立即勃起，是解决性爱困扰的灵丹妙药之一。但这种对蓝色小药丸作用的认知扭曲导致女性，尤其是有外阴疼痛困扰的女性产生一些疑问："也给我一颗类似的小药丸，如何？""万艾可也可以解决我'性'趣缺乏的问题吗？"

有许多药物可以用来治疗性方面的问题，但效果往往差异很大。目前效果比较稳定的是促进一氧化氮和环磷酸鸟苷释放的药物。万艾可就是其中之一，它能够抑制环磷酸鸟苷的分解，在一氧化氮充足的情况下，海绵体内环磷酸鸟苷的含量就会增加，从而在性兴奋时，让阴蒂、阴唇和阴道血管放松、充血。其他还有精氨酸，它是一氧化氮的前驱物；前列腺素 E1，肌肉松弛剂酚妥拉明和阿扑吗啡等，它们也都是与性兴奋和性欲有关的药物。

女性可以吃万艾可吗？有效还是无效？谣言满天飞。凭良心来说，有点儿效果，但现阶段仍不建议使用。照理说，女性生殖器官的血管充血，再配合其他女性需要的元素，应该会挑起让她们觉得不可思议的快感。但目前我们还不清楚：服药后女性充血的程度是怎样的？与正常情况比，又是如何？可以持续多久？每个报告都清楚指出，万艾可可以帮助服用抗抑郁药物导致性功能障碍的女性，这是非常好的消息，因为抗抑郁药物影响数千位女性的性欲。研究虽然向前进展了一大步，但毕竟仍不成熟。不论你有没有性功能障碍的问题，吞几颗性伴侣的万艾可不见得你就会得到相同的效果，说不定还可能有危险，吃别人的药永远是不明智的行为。女性使用万艾可可能只是一时冲动，建议带着这股气势去找医生寻求适当的协助。毕竟，像万艾可这样的药是没有办法治疗女性因幼年遭受性侵害产生的心理及人际关系问题的。

即使未来女性可以吃万艾可，但是想用小小一颗蓝色药丸就解决外阴疼痛的问题仍是个天真的想法，你得先消除疼痛，才能着手解决性欲的问题。

在科学界极力想要找出药物以改善女性性功能的问题时，生意人可就没有这么自制了。美国营养补充品的制造商会在相关商品中添加草药和其他成分，目的就是要为你的性爱生活添加点儿香料。请注意，对于这些产品标示与内容物是否符合、药效和内容物的安全性，美国政府都没有相关法令可以规范。即使是一些标注严谨、清楚的营养补充品，我们也要持保留态度，因为关于野燕麦、达米阿那（透纳树叶）、人参、银杏、秘鲁人参（玛卡）、巴西榥榥木或锌等提升性欲或性功能的科学研究都很少。倒是有些证据显示，精氨酸和育亨宾对男性的性欲有帮助，但女性使用的相关数据缺乏。

女性需要的不只是万艾可。关于社会、生理和心理过程如何影响性爱，我们需要更准确的数据。性别和人际关系研究已经明确指出，男性和女性，避孕或曾堕胎的女性，在性功能及反应上都有所不同。

阴部之音

"有时我觉得这种病让我和我先生更亲密，这不只是因为我们要一起忍受痛苦，更是因为有很多次我们只能拥抱，这反而带给对方一种安全感。但有时还是很难忘却自己是个坏妻子和爱人的感觉。与病友分享时，我告诉她们，性无法成就婚姻，但它却是婚姻生活中重要且有趣的一部分。我认为当你有这样的遭遇，并考验夫妻间的爱时，你就会了解你的婚姻状况好到什么程度。我相信，外阴疼痛对其他女性来说也一样痛苦，但我更坚信，只有我们克服心中的羞愧，让每个人都知道这种病需要更多的研究时，才会找到真正治愈的良方。如果我们可以提升大众的认知水平，那么像过去的女性一样默默受苦的人才会愈来愈少。"

——作者不详，美国外阴疼痛协会报道

第19章

膀胱疼痛
尿路感染或间质性膀胱炎引起的灼痛

为什么我要把尿路感染和间质性膀胱炎的问题拿到一本关于阴部的书中讨论呢？这些病根本不被视为阴部问题或是妇科问题，但是膀胱问题的症状会和许多阴部的异常重叠，许多患者因为阴部的症状来找我，结果源头却是泌尿系统的问题。有些患者一开始怀疑是膀胱问题，看过泌尿科医生，做了许多侵入性的检查后却没有结果，非常沮丧。外阴疼痛善于伪装，常常看起来就像尿路感染，而间质性膀胱炎常和外阴疼痛一起发生。真菌感染、阴道毛滴虫感染、疱疹和皮肤病都有可能导致尿道口的组织出现炎症，患者排尿时会有烧灼感。淋病、衣原体感染和疱疹也会使尿道口出现炎症，从而导致尿道炎，出现烧灼感和刺激性不适。

你除了感觉"下面那里"有点儿不对劲以外，很难找出问题的根源。下列的解释有助于分清哪些是泌尿问题，哪些不是。

如果膀胱出了问题，别担心，你不会孤单的，尿路感染是女性就医最常见的原因，在美国大约每年有700万人因尿路感染而就诊，每5个女性中就有1人一生中曾经有过尿路感染。

什么是尿路感染

尿道是将尿液从膀胱引出排到体外的一条管道，而输尿管则是将尿液从肾脏送到膀胱的管道，如果有很多细菌在尿道、膀胱、输尿管，甚至是肾脏里滋生，那就是尿路感染。通常尿道感染与膀胱感染合并发生，虽然下尿路感染令人又痛又烦，但用抗生素治疗，几天就能见效。

尿路感染的症状包括排尿困难、尿频，突然、持续的尿意。膀胱感染的患者还会有尿中带血（也就是血尿）、膀胱疼痛和侧腹或背部不适。尿中的白细胞和细菌增加，使尿看起来混浊。尿中带血的话，也会使尿看起来偏红。

> **阴部笔记**
>
> **尿液颜色**
>
> 正常的尿液颜色虽有差异，但普遍介于透明到深黄色间，颜色的深浅与是否感染无关。

你可能会有尿路感染的症状，实际上却一点儿感染都没有。像喝太多茶或咖啡会导致尿频；更年期综合征、食物过敏、化学物质或泡泡浴及肥皂的刺激或阴道灌洗产品都可能引起类似尿路感染的症状；阴道炎也会引起泌尿系统的症状，包括阴道前庭、尿道口附近瘙痒、有炎症，排尿时觉得不舒服；真菌和阴道毛滴虫感染都可能刺激尿道及膀胱。

尿路感染在没有接受治疗的情况下也可能自行痊愈。如果你的健康状况良好，没有泌尿方面的病史，那你可以大量喝水，观察症状是否有所改善，正常人每天应该喝约1800毫升的水，每天多喝750~1500毫升水可以帮助膀胱将细菌排出。除了多喝水外，多喝300毫升的蔓越莓汁，有助于控制细菌繁殖（请见"蔓越莓汁的效果如何"）。如果症状持续24小时以上，或有畏寒、发热、呕吐或肾脏附近背痛等肾脏感染的症状，必须赶紧去看医生。

谁会得尿路感染

女性天生就容易得尿路感染，因为尿道口靠近常见的细菌来源——肛门；性行为集中在尿道附近，也很容易将细菌带进尿道里。女性的尿道又短，肛门到尿道口约只有 2.5 厘米，男性差不多有 15.2 厘米之遥，所以进到尿道里的细菌不用走太远就能到女性的膀胱。

> **阴部笔记**
>
> **好主意**
>
> 生殖器的清洁程度和排尿后擦拭的方向与尿路感染无关。避孕药、卫生棉条或卫生巾，也都跟尿路感染一点儿关系都没有。虽然研究指出，使用卫生棉条的女大学生容易得尿路感染，但是对于这一点，用性行为频繁也可以解释得通。

尿路感染高危女性多半还是跟生理构造脱不了关系，但如果你属于其中一类，不代表你就会有尿路感染，只是感染比较容易发生在这些女性的身上。相反，就算你没有已知的危险因子，也不代表你不会有尿路感染。

▼**性行为频繁的女性。**性行为频繁的女性如果得了尿路感染，大都和性交有关。怀疑得了尿路感染的女性症状多半在性交后非常短的时间内出现，通常只要几小时或 1~2 天。前戏和性交被认为是将阴道和外阴部位的细菌带入尿道及膀胱的元凶，尿路中的细菌会因性行为在短时间内增加 10 倍以上。

▼**使用子宫帽的女性。**子宫帽使用者罹患尿路感染的风险为一般女性的 2 倍。子宫帽会压迫尿道，使膀胱里的尿液不容易完全排干净，于是创造了一个尿液中细菌滋生的好环境。置入子宫帽的举动会促进阴道内大肠杆菌聚集，前戏和性交时持续进出阴道的动作会使细菌容易移动到膀胱里。子宫帽里的杀精剂具有轻微的刺激性，更容易引起感染，杀精剂也可能减少阴道里的乳杆菌，尤其是具有抑制大肠杆菌功能的过氧乳杆菌。

▼ 有尿路感染病史的女性。泌尿系统、生殖器官的细菌平衡被破坏后，更有利于有害细菌的生长。近期进行过抗生素治疗的人风险更高。

▼ 怀孕女性。胎儿压迫膀胱，使得膀胱不易排空尿液。存在膀胱里的尿液等于发一张邀请细菌进来坐的卡片。对准妈妈来说，及时治疗格外重要，以预防进一步的肾脏感染。

▼ 停经女性。子宫和膀胱脱垂掉到阴道附近，也会影响膀胱的排空功能，导致尿潴留。再加上雌激素缺乏，阴道内的细菌生态产生戏剧性的变化，包括乳杆菌减少、大肠杆菌增加。这样看起来，激素疗法可以预防停经后的尿路感染，维持阴道酸性环境，使变薄的阴道、尿道和膀胱内膜恢复原状，乳杆菌会逐渐增加。一项研究显示，有尿路感染病史的女性以阴道雌激素软膏治疗后，感染的情况显著减少。但另外一项研究指出，口服雌激素可能不足以增加停经女性尿道的厚度以预防感染。最近的研究则发现，利用阴道雌激素环释放低剂量的雌激素可使大部分停经女性免于尿路感染之苦。

▼ 泌尿系统结构异常的女性。可能是结构上的问题使得女性泌尿系统形态出现异常，更容易感染。

阴部笔记

记得多喝水

性交前喝杯水，结束时就比较容易将膀胱中的尿液排空，这是个好方法，有助于冲掉那些到处乱跑、跑到不该去的地方的细菌。医生到现在还不确定性交结束后排尿是否真能预防尿路感染，但起码没什么伤害。

90%的尿路感染都是由大肠杆菌和葡萄球菌两种细菌造成的，大肠杆菌占其中80%。大肠杆菌从肠道而来，在阴道口和尿道口附近停留，很容易从这些地方进入膀胱导致感染。与没有感染的女性比，有尿路感染的女性的这些部位会有更多大肠杆菌的菌落，膀胱内存在细菌黏附情况的地方也较多。身体自身免疫功能会对抗细菌的黏着作用，泌尿系统产生的局部的抗体和尿液会打败细菌，但一切可能都由遗传决定。

复发性尿路感染

许多尿路感染的女性症状会在某些时候复发，复发通常是因为患者感染了不同的细菌（也被称为再感染），而不是因为重复感染没有被杀光的相同细菌。复发持续6~12个月，会有几个不同的高峰期，且在尿路感染的高风险人群中最常见，包括性行为频繁、停经、使用含杀精剂子宫帽的女性。

持续受同一种细菌感染，症状再度出现的则比较少见。两次感染间隔10~14天，有可能是因为肾脏或是输尿管上的感染病灶持续将细菌往下送到膀胱。当同一种细菌引起膀胱一再感染时，必须检查是否有其他的泌尿系统异常，包括泌尿系统狭窄、结石等。结石可能发生在泌尿系统的任何部位——肾、输尿管、膀胱，结石会引起剧烈的疼痛，但也可能安静地愈来愈大，像一块磁铁，把细菌都吸过来聚集在结石附近，造成感染。结石可以经由超声波或泌尿系统X线检查出来。

知道再感染与相同细菌的重复感染间的不同非常重要。一般尿路再感染的女性，不会有潜在且需要长期医疗照护的泌尿系统异常问题，她们不需要再去看泌尿科医生做进一步的检查，只需要遵医嘱用抗生素治疗。但一再感染相同细菌，就必须要找出并手术去除异常的部位，例如狭窄的输尿管或结石。

若放任不管，则尿路感染可能会进展为肾脏感染，也就是肾盂肾炎，但大多数尿路感染的女性不会出现这么严重的并发症，这取决于感染的细菌毒性有多强，以及它们在表面的黏附力好不好。泌尿系统异常、免疫系统虚弱、做过心导管手术等都是危险因素。

诊断尿路感染

没有发热及疼痛的话，可以先等24小时，看看不适是否会自行消失。如果没有，你应该就医。你的医生会先排除其他可能引起这些症状的因素，例如阴

它又回来了！到底是哪一种尿路感染呢

你的尿路感染的致病菌是新的种类还是原来的种类？由同一种细菌引起的感染和新的不同细菌引起的感染间存在差异，两种感染接受治疗都相当有效。

同一细菌引起的感染（重复感染）	新细菌引起的感染（再感染）
感染的是原来的细菌。通常在接受治疗后14天内复发	感染不同种类或不同株的细菌。通常在治疗后2周以上，甚至更久的时间才会出现
如果长期服用抗生素，通常服用2~6周，没有改善，需至泌尿科会诊做进一步检查	一般状况下不需要至泌尿科会诊，如果患者使用子宫帽和杀精剂，医生会建议其改用其他的避孕方法
与性交无关	与性交有关
每周服用2~3次抗生素以预防复发	可在性交后服用抗生素以预防感染，或在症状出现后，立即服用抗生素

阴部笔记

尿液样本

提供一份干净的尿液样本，最好的方法是先清理尿道口，在美国通常医生会提供消毒过的棉片。清洁后开始排尿，不要马上接尿，等尿到一半时，接中段尿液。

道炎。诊断时需要一些用洁净排泄法采集的尿液样本。

正常的尿液是无菌的，不含红细胞、白细胞。尿液检验分为实验室检验和试纸检验，后者快且经济，可以用来快速确认尿液里有没有红细胞、白细胞。通过试纸检验还可以测出白细胞酯酶，这是一种化学标记物，显示白细胞的存在；也可测出细菌在尿液中释放的亚硝酸盐。进行常规的尿液分析时，会先用离心机将尿液中的固体物质分离出去，再将其放在显微镜下观察。红细胞、白细胞及细菌都可以计数。脓尿是指存在白细胞的尿液，在显微镜视野里可以观察到10个或更多的白细胞提示脓尿，大多数的尿路感染女性患者都有脓尿的现象。

> **阴部笔记**
>
> ## 你到度假胜地是去看海，而不是看妇科医生
>
> 细菌感染或真菌感染是搞砸你蜜月旅行或美好假期的两大元凶。我会开药给我的新娘患者，好让她们可以控制细菌或真菌感染。如果你曾有这些问题，或这是你的第一次性经验，或你换了个新的性伴侣，在你出发前，以防万一，务必请医生开点儿药。

尿液细菌培养则是看尿液中的细菌是否能在实验室的特殊培养物质中长出来。1 毫升的尿液培养出 100 个或更多的菌落时，表示有感染存在。怀疑有感染时，不一定要做尿液的细菌培养，试纸检验测到的白细胞酯酶通常准确到让很多医生觉得没必要把尿液送到实验室里培养。但如果尿液里没有白细胞酯酶，就必须靠培养来确认。

多年来，医学界一直认为需要有足够的细菌数才能确诊尿路感染，每毫升的尿液中起码要有 10 万个以上的微生物才行。虽然一半以上的女性患者都符合这个标准，但是 1/3 患者有尿路感染的症状，细菌数却远不及此，这些女性也可能得了尿路感染。如果细菌培养结果为阴性，患者出现急性症状及脓尿，那她可能得的是因衣原体感染引起的尿道炎，这时就必须做子宫颈衣原体的相关检查，并以对抗衣原体效果最好的四环素类抗菌药进行治疗。

如果你反复出现尿路感染，需要用培养出来的细菌做个药敏试验，找出哪一种抗生素最有效。找出对抗培养出来的细菌最有效的抗生素后，就拿其作为治疗的药物。

必须特别注意，如果你反复出现尿路感染，则需要做进一步检查，包括特殊的肾脏 X 线检查，也就是静脉肾盂造影，以及膀胱镜检查。很多女性花许多钱做了一些让人吃尽苦头的检查，结果发现只是因为性行为造成的再感染。对于一般健康的女性来说，这种再感染往往很少因为肾脏或输尿管方面出问题，她们并不需要做这些不舒服的检查。在检查前，若除了尿路感染外，没有其他的健康问题，试试预防性使用抗生素，下一章就会进行详细讨论。

进一步的泌尿系统检查应是针对受到相同细菌反复感染的患者，目的是找出是否有其他问题，如结石。没有尿路感染，却有尿痛、尿频和尿急（必须立刻上厕所或是半夜得起床上厕所两次以上）的女性，也应该做进一步检查。

如果要做尿道扩张检查，最好寻求第二意见。过去尿道狭窄被普遍认为是反复尿路感染的原因之一，所以医生常会让这类患者做尿道扩张检查以打开尿道。但现在的医生认为，尿道狭窄不见得是反复感染的主因，没有必要的尿道扩张检查也被质疑，年轻一代的泌尿专科医生已经很少用这种检查了。

尿路感染的疗程

情况	药品名称	使用方法	服药时间	持续天数（天）
健康女性单纯感染	复方磺胺甲噁唑	口服	每12小时	3
	甲氧苄啶		每12小时	
	呋喃妥因		每6小时	
复杂性感染：症状持续7天以上，年龄超过65岁，有糖尿病，最近曾感染过，使用子宫帽	复方磺胺甲噁唑	口服	每12小时	7
	氟喹诺酮		每12小时	
怀孕，哺乳	阿莫西林	口服	每8小时	7
	头孢氨苄		每6小时	
	呋喃妥因		每6小时	
	复方磺胺甲噁唑		每12小时	

治疗尿路感染

近年来有许多研究试图找出治疗单纯性尿路感染的有效方法。所谓单纯性尿路感染，是指健康非怀孕的女性在没有其他泌尿系统疾病的情况下，发生偶发、非复发性的尿路感染。多数的尿路感染症状对抗生素治疗的反应相当快，而口服抗生素是最有效同时又可以维持阴道及肠道细菌生态平衡的治疗方式，常用的有复方磺胺甲噁唑、呋喃妥因、头孢氨苄、氟喹诺酮等。阿莫西林现在已经很少用，主要是因为尿路感染的主要感染源——大肠杆菌，大多对阿莫西林有抗药性。单剂量治疗效果最好的是复方磺胺甲噁唑。其他大多数的抗生素以3天疗程的效果最好，它与7天疗程的治愈率差不多，但是红疹、真菌感染的不良反应较少，费用也较低。青霉素类药物也可以单剂量用于治疗，但是成功率较低，感染较容易复发，尤其是阿莫西林等很快就被身体代谢清除的药物，效果最差。氟喹诺酮类药物例如环丙沙星价格相对高，且患者怀孕时不能使用，因此只有在细菌对其他药物产生抗药性，或是患者对其他药物的耐受性低时才用。研究显示，甲氧苄啶和氟喹诺酮类抗生素在阴道分泌物里的浓度很高，足以杀光大肠杆菌，但对阴道其他细菌的改变很小。

帮助复发性尿路感染女性的方法为预防性给予抗生素治疗，这可以大大降低复发感染概率。女性每天服用低剂量的抗生素，通常是在睡前服用，持续6~12个月。但问题是，在停药后效果只能持续短暂时间，无法持久，这大概是因为危险因素，包括尿道较短、遗传因素使得膀胱细胞容易黏着细菌等，没有完全消除。所以，这些女性必须长期服用低剂量抗生素，但还是有其他的选择。

另一个方法是在性交后马上吃抗生素，包括呋喃妥因、头孢胺苄或复方磺胺甲噁唑，可以帮助降低尿路感染的可能性。不幸的是许多医生并不开这样的处方，也有女性害怕服用抗生素，其实单剂量的抗生素不太容易引起真菌感染。

第三个选择，若不想吃6个月的预防性抗生素或性交后服药，那就必须在尿路感染症状一开始时加以控制。女性必须依据症状确定感染，并在症状开始时就服用单剂量的复方磺胺甲噁唑。

对于反复再感染的患者，治疗时要用抗生素。

> **阴部笔记**
>
> **快速区分复发性尿路感染**
>
> 反复再发的尿路感染可分为两种,一种是治愈后出现的另一种跟上次感染毫不相关的细菌感染,另一种则是先前造成感染的细菌又回来了的重复感染,其实细菌根本没有被赶跑。

预防尿路感染

以下建议可以帮助你降低尿路感染的概率。

▼每天喝足够的水,每2~3小时喝一杯水是很好的习惯。这不只帮你将细菌冲出膀胱,也是健康的生活方式。

▼均衡饮食,适当地休息和运动,保持良好的抵抗力。

▼如果你以蔓越莓作为预防尿路感染的方法,记得每天至少喝约300毫升蔓越莓综合果汁。

▼干净的性爱。性交时确保你和性伴侣双手和身体清洁,以减少带入细菌的机会。避免细菌在手指或阴茎没洗干净的情况下就从肛门跑到阴道。确保阴部足够的润滑,因为尿道的小裂痕就是细菌进入的门户,性交后排尿也有助于冲出细菌。

▼如果你经常有尿路感染,可以考虑使用单剂量的预防性抗生素,特别是在你换了新的性伴侣后。蜜月旅行或度假时,可能会有多次性行为,这时最

> **▼蔓越莓汁的效果如何**
>
> 许多女性有喝蔓越莓汁的习惯,相信它可以预防尿路感染,这是有一些根据的。我们知道蔓越莓汁的效果体现在降低细菌黏附在泌尿系统细胞上的能力,不是一般人所想的——增加尿液的酸性。如果你要依靠蔓越莓汁预防,必须先了解。证明蔓越莓汁有效的研究发现,通常要持续喝4~8周,尿液里的细菌才会开始减少。而且这是一个预防措施,如果你已经有尿路感染,喝蔓越莓汁不能治好你。你也应该知道,在研究里,受试者每天喝约300毫升的蔓越莓汁。因此,同时要注意热量,也可以选择添加人工甘味剂的产品。

好带上抗生素。

▼ 如果你使用子宫帽而且常有尿路感染，考虑使用小一点的子宫帽或采取其他的避孕方法。

▼ 如果你已停经且经常发生尿路感染，可以考虑使用雌激素。可以使用阴道环，它可以固定在阴道里，不会跑到身体其他地方。雌激素软膏进到血液中的剂量很低，相当安全。

▼ 小心使用草药。有人靠喝用白毛茛、杨梅、熊果叶、马尾草、玉米须、猪殃殃、紫锥花、香蜂草泡成的茶，来治疗或预防尿路感染，但是这些草药的功效还没有经医学研究证实。

▼ 泌尿系统的症状出现时伴随背痛及发热，那可能是肾脏感染，它比尿路感染严重，请你马上就医。

阴部笔记

预防尿路感染的策略

涉及阻止细菌黏附在膀胱上的化学物质，及维持人类阴道正常的乳杆菌。现在已着手研发疫苗了。

什么是间质性膀胱炎

间质性膀胱炎值得深度讨论，因为它是一种容易混淆且不易诊断的疾病。间质性膀胱炎是慢性非细菌性膀胱炎症，会有尿频、尿急和膀胱疼痛等症状。膀胱炎一般都由尿路感染引起，但间质性膀胱炎的炎症穿过内膜到膀胱壁，名称源自病灶的所在——膀胱壁，也就是所谓的间质。据估计，有45万的美国人罹患间质性膀胱炎，大多是白人。

间质性膀胱炎的原因到现在仍不是很清楚。它不是感染，也不是自身免疫病。一个相当著名的理论认为，由蛋白质等组织构成的膀胱内膜出了问题，出现损坏和渗漏，尿液中的刺激性物质跑出来持续刺激膀胱壁，导致炎症出现。

另一个主流理论则认为，有一些不明的破坏和刺激扰乱了膀胱壁的神经纤维，激发了一连串的炎症反应，释放出来的炎性化学物质活化肥大细胞，释放出更多的炎性物质，造成细胞和组织损伤，膀胱壁有些地方纤维化，进而使得膀胱的容量变小。

膀胱炎症及膀胱壁纤维化引起的症状很像尿路感染引起的症状，但尿液细菌培养结果是阴性的。间质性膀胱炎患者一天上16次厕所是很常见的，还有人一天跑40次厕所。间质性膀胱炎患者的特征还包括晚上会起床上厕所3次以上，不过不见得每个人都是这样。排尿疼痛及腹部、膀胱疼痛也很常见，合并阴道疼痛也有可能。膀胱胀满时疼痛加剧，排空后疼痛得到缓解。尿失禁和血尿则比较少见。

间质性膀胱炎的病程开始进展缓慢，然后加速到一个症状严重的高峰，再慢慢缓和下来。病灶扩大的情况与身体健康状况有关，涉及饮食、疾病、压力和月经周期。月经周期后半期、更年期或停经后的雌激素减少也可能引发间质性膀胱炎。

间质性膀胱炎很容易与复发性的尿路感染、膀胱过度活动症和子宫内膜异位症等疾病混淆，膀胱癌的症状也可能很像间质性膀胱炎的症状。

诊断间质性膀胱炎

间质性膀胱炎病程进展缓慢，症状可能轻微也可能严重，再加上它易被误诊为其他疾病，导致间质性膀胱炎很难诊断，患者通常看诊几年以后才被诊断出来。对于间质性膀胱炎，医生也了解得不够透彻，再加上症状多不特定，又与其他的疾病症状重叠，同时也没有一个简单的确诊检查，因此诊断十分困难。

但现在诊断起来容易得多了，以前除非医生看到一些典型的膀胱变化，例如经由膀胱镜观察到膀胱容量变小，否则是不会诊断为间质性膀胱炎的。为了看膀胱的变化，都会先灌入超过平时容量的液体，把膀胱胀满。大量液体产生的压力会让膀胱痛到难以忍受的地步，现在大部分患者都是在全身麻醉的情况下做的检查。

其他的检查还包括膀胱容量大小和功能测量（称为膀胱标准测量），这通常是检查的最后一步。如果女性没有膀胱容量太小的问题，通常医生就认为她没有间质性膀胱炎。但现在一些医生认为膀胱容量在诊断上不是很有帮助，有些人在患病初期，因为膀胱还没有严重的炎症，所以还没有膀胱容量变小的改变。不幸的是，一些医生在做膀胱标准测量和门诊膀胱镜检查时仍然坚持这个诊断原则。在膀胱未完全胀大的情况下，不一定能从间质性膀胱炎患者的身上看到膀胱容量变小。

膀胱镜检查是相当有用且重要的检查，可以用来确定膀胱有没有其他的问题。患者可在麻醉下进行膀胱镜检查。但医生只靠问诊及几项简单的门诊检验就下诊断的情况愈来愈多。问诊涉及泌尿症状、排尿形态、疼痛描述、时间规律等，有些医生会要求患者写排尿日记。医生会问妇科或其他可能引起膀胱症状疾病的相关问题。可以经由盆腔检查发现膀胱底和尿道疼痛，其帮助虽然不大，但可以排除如子宫内膜异位症、盆腔积液、阴道炎或尿道疾病。间质性膀胱炎患者也常合并有外阴前庭炎和外阴疼痛。

结合问诊、排尿日记排除可能与间质性膀胱炎混淆的疾病，同时又在检查时发现膀胱颈疼痛，就可以高度怀疑患者得的是间质性膀胱炎。但为了确诊，还是要做尿液分析、尿液培养和利用细胞诊断评估尿液中是否有癌前细胞。另外，还要做尿道和子宫颈细菌培养，确定不是淋病、衣原体感染和真菌感染，同时还必须做阴道涂片以排除阴道炎。

可靠的新检验

钾敏感度测试是一种新的间质性膀胱炎诊断性试验，于1998年问世。借助这种检验可以发现患者是否有间质性膀胱炎的主要成因之一——膀胱内膜渗漏。将盐水和钾溶液灌入膀胱里，让患者给自己想去上厕所的欲望打分数（0~5分，5分代表非常急且痛）。出现比2更高的分数时，视为阳性反应，代表钾离子已经从膀胱壁中渗出，造成疼痛。发明这项检验的医生发现，有2/3以上的间质性膀胱炎患者呈阳性反应；而只有4%的阳性反应的人没有间质性膀胱炎。这种检验，在进一步研究确认其可靠性后，说不定可以变成诊断间质性膀胱炎的新方法。

间质性膀胱炎的治疗

间质性膀胱炎发病原因不明，因此治疗时需要边试边调整方案，涉及不同的治疗方法。以下是主要的治疗方法。

自我帮助、教育和行为调整

当患者全面了解问题所在，同时清楚自己可以做什么来自我帮助时，任何治疗都可以达到更好的效果。因此，治疗间质性膀胱炎引起的慢性疼痛时，患者教育和自我帮助是相当重要的。

当患者的主要问题为尿频时，行为治疗如排尿训练，对病情改善相当有帮

间质性膀胱炎患者应避免的食物	
巧克力	含酒精的饮料
酱油	辛辣食物
水果，特别是柑橘类水果	咖啡、茶等含咖啡因的饮料
柠檬酸	酪梨干酪，特别是经长期发酵制成的干酪，美式咸牛肉
人工甘味剂	蛋黄酱
啤酒酵母	大量洋葱
蚕豆	含天门冬氨酸盐的维生素
青豆	含麦角固醇和骨化醇的维生素（合成维生素D）
腌鲱鱼	自来水
酸奶、酸奶油	发霉食物
富含动物蛋白的肉类	含糖或蜂蜜的食物
醋或相关制品	烟熏或烧烤食物
豆芽	油炸食物
有化学添加物的食物	氢化油脂，包括乳玛琳和起酥油
含酵母的食品（面包或添加营养酵母的食品）	

助。减压技术、放松技巧、按摩和针灸结合其他治疗方式，多管齐下时，也有不错的效果。

调整饮食

虽然缺乏有力的科学证据，但调整饮食效果十分显著。咖啡因、酒精、酸性食物和碳酸饮料会使间质性膀胱炎恶化，少吃这些食物有助于减轻症状。

药物治疗

用膀胱灌注的方法治疗间质性膀胱炎已经行之多年。二甲亚砜、肝素、氢化可的松、硝酸银等都曾被用来治疗间质性膀胱炎。用二甲亚砜治疗间质性膀胱炎有较完整的相关研究，有 1/2 以上，甚至几乎全部的受试者治疗后有所改善。1/3 ~ 1/2 的患者虽然对治疗有反应，但会在 1~2 个月后复发，重复以相同药物治疗，1/2 的复发患者仍然有效。合并不同药物的鸡尾酒疗法效果也不错，常用的配方为二甲亚砜、肝素、氢化可的松、局部麻醉剂和碳酸氢钠，每周 1 次，持续 6 周。

研究发现，膀胱训练加滴注奥昔布宁，再结合局部麻醉剂的抗痉挛药物效果相当好。口服奥昔布宁用来治疗膀胱过度活动症已有一段时间。

抗组胺剂也是治疗间质性膀胱炎的首选药物之一，如果你有长期过敏的病史，治疗效果会相当不错。一项研究发现，接受抗组胺剂治疗后，有 40% 的患者症状有所改善，肥大细胞的活性下降。患者不喜欢服用这类抗组胺药物，服药后会觉得累，但这种疲倦感会在服药几周后消失。

三环类抗抑郁药阿米替林可以防止膀胱的神经系统被过度刺激，阻断肥大细胞激烈活动释放组胺。去甲替林和地昔帕明等其他三环类抗抑郁药也都可以作为一线治疗药物。

戊聚糖多硫酸钠可用来治疗间质性膀胱炎，这是一种与膀胱内层表面的结构分子相似的物质。医生一开始认为其可以修补膀胱内膜的缺损，建立一层屏障，避免尿液中的刺激物质直接接触膀胱壁。但最新的研究发现，戊聚糖多硫酸钠是非常强的抗组胺剂，可以阻断引起疼痛和炎症的组胺的分泌。目前，对20%～50%接受治疗的患者有效，不良反应非常少。戊聚糖多硫酸钠要花一段时间修补渗漏的膀胱内膜，并不是快速缓解症状的治疗药物，通常要持续使用3~6个月才能看到效果。

其他疗法

膀胱水扩张术是在麻醉下用液体将患者膀胱撑开，来治疗间质性膀胱炎的一种方法，持续10分钟才会有效。膀胱水扩张术可能通过破坏牵张感受器，减少疼痛和尿频，治疗效果可以持续最多6个月。

当间质性膀胱炎治疗无效时，医生会用长效镇痛剂和经皮肤神经刺激器缓解患者的不适。也有不到5%的重症患者需要手术治疗，包括膀胱切除术或将尿液分流到皮肤或肠道等其他部位的手术。

间质性膀胱炎的底线

我要再次强调，诊断间质性膀胱炎的标准正在改变，医生不能只根据病史、问诊，再加上一些简单的检验就做出诊断。如果你怀疑自己有间质性膀胱炎，应向专家寻求帮助，他们都受过这方面的良好训练。试着调整饮食和利用医院泌尿科提供的宣教知识进行自我照护，与医生合作，尝试各种不同的治疗方法，直到找到最适合自己的治疗方法为止。请切记，结合所有你能做的，包括药物治疗、膀胱水扩张术、膀胱灌注法和物理治疗如针灸、按摩等，才能让病情有所转变，收到最佳的改善成效。

第20章

伴你一生的病毒
与生殖器疱疹和平相处

最不能忍受、最让人惊慌狼狈的外阴症状就是单纯疱疹病毒引起的生殖器疱疹。一旦感染，病毒会在靠近外阴附近的神经末梢定居，所以只要你被诊断出生殖器疱疹，有足够的时间发现这个疾病的所有症状。你没听错，虽然症状的个体差异很大，但它永远不会消失，有时疱疹会引起疼痛，有时症状又会减轻。好消息是，的确有些治疗方法可以让它很久不再发作及有效控制，即使是在怀孕期间。

越了解这种病，你可能会越感到不悦。当你知道得了疱疹时，你的忧虑和伤感远比得其他疾病时还要严重得多。"为什么发生在我身上？""我要如何看待它对我人生的影响？""怀孕时要注意是什么意思？"常有患者问我这些问题。

1960—1970年，开始出现通过性接触传播的疱疹，这种疾病因为病毒的特性比其他任何性传播疾病引起更多的恐慌，也变成家喻户晓的疾病。但在艾滋病出现后，相较之下，疱疹反而是良性且容易控制的小问题了。虽然生殖器疱疹不像过去一样会引起轩然大波，但患者的数量正在增加，这一现象仍应引起重视。1991年，有4500万美国人曾感染生殖器疱疹，10年以后，人数增加到

5000万。许多人对这种病根本没有清楚的认知，出生就感染疱疹的新生儿人数，在过去20年也创下纪录。

我们在这里谈的是非常常见的问题，你认为自己非常自律，应该不会被影响，但疱疹与其他性传播疾病不同，不一定是性伴侣复杂的人才会被传染。疱疹具有高度传染性，与自己都不知道感染的人接触一次，就可能被传染。

疱疹病毒如何致病

单纯疱疹病毒无所不在，不像其他引起感冒的病毒，因国家和季节而产生变化，单纯疱疹病毒都一样，人类是唯一会被攻击的宿主。单纯疱疹病毒有两型——1型单纯疱疹病毒与2型单纯疱疹病毒，大多数的生殖器疱疹都是由2型单纯疱疹病毒引起的。1型单纯疱疹病毒多半会在口腔和嘴唇引起面疱疹（即唇疱疹），但也有可能经由口交从口腔传播到生殖器，引起生殖器疱疹。同样，唇疱疹也可能由2型单纯疱疹病毒引起，因为病毒也会从生殖器传播到口腔。口中有1型单纯疱疹病毒的女性，也可能经由手将病毒从口腔传播到生殖器。借助病毒分离培养可以找出你感染了哪一型的单纯疱疹病毒。

> **阴部笔记**
>
> ### 疱疹病毒的分型
>
> 1型单纯疱疹病毒多在口腔引起唇疱疹，2型单纯疱疹病毒引起生殖器疱疹，但这两种病毒都可能在口腔及生殖器出现。

病毒直接从皮肤上层进入细胞，生殖器疱疹则可能是在性交或用嘴接触生殖器时感染。发生感染时，病毒占据细胞，并在利用细胞制造病毒微粒后杀死细胞。病毒持续地破坏皮肤细胞，液体流入组织，皮肤内形成小水疱，形成了疱疹的典型症状之一。

小水疱出现24小时之后，病毒开始沿着感觉神经纤维，感染脊柱旁的神经节。神经节的感染使疱疹进入潜伏期，潜伏期持续的时间不确定。病毒会从神经节跑出来，在皮肤上形成典型的水疱，疱疹复发，这个过程被称为再活化，任何时间都可能发生，可能是几天之后、几个月之后，甚至是数年之后。复发通常不可预期，但可能与性交、压力或是月经来潮有关。2型单纯疱疹病毒感染复发率非常高，达60%~80%，比1型单纯疱疹病毒感染14%~25%的复发率要高。

患者的疑问

疱疹患者第一个会问的问题可能是"从哪里得的？"或"谁传染给我的？"，有时答案非常清楚。性伴侣有疱疹时，你也会得。问问你的性伴侣，他可能会承认他有疱疹，却从未告诉你，或不告诉你实话。但许多患者不清楚自己是如何感染的。例如，你已经维持多年的单一性伴侣关系，忽然发现自己得了疱疹；你的性伴侣发誓说从来没有疱疹症状；你寡居，自从性伴侣过世后再也没有发生任何性关系。在这些情形下，疱疹都可能发生。怎么回事呢？

医学界目前还没有任何的经验足以回答这些问题，但让我们试着找出可能的答案。首先，你需要更了解疱疹，先学一点免疫学。

我们的免疫系统有两种对抗疾病的方法。

第一种是制造抗体。一些抗体参与实际战斗，有时可以摧毁入侵人体的外来物；其他一些抗体不打仗，只是在入侵人体的外来物例如疱疹病毒身上做记号，抗体可以用许多种方法侦测出入侵的疱疹病毒。抗体的存在也不代表有任何的复发正在发展中，但抗体因随着血流循环移动可有些保护效果。1型单纯疱疹病毒抗体可以减轻2型单纯疱疹病毒首次感染时的严重程度，甚至可以完全避免2型单纯疱疹病毒的感染。一旦被感染，抗体永远存在，但大部分的检验无法分辨它是1型单纯疱疹病毒的抗体还是2型单纯疱疹病毒的抗体。因此，感染了1型单纯疱疹病毒，有唇疱疹的女性即使从未感染过2型单纯疱疹病毒，检验结果也是阳性。新型高特定性的检验已经问世，但直到我们可以确定其可信度及准确度时，还不能在临床普遍应用。

> **阴部笔记**
>
> ### 感染生殖器疱疹的危险因素
>
> 感染生殖器疱疹的危险因素包括：性行为开始得较早，同时有多位性伴侣，一生中性行为活跃时期较长，性传播疾病病史，非洲裔或西班牙裔美国人，社会地位及受教育程度低，单身或离婚。

第二种对抗疾病的方法是身体会制造出特殊的免疫细胞去抵抗入侵者，这个过程被称为细胞免疫。免疫系统的杀手细胞在避免发生及减轻生殖器疱疹症状方面似乎占有重要地位，但目前我们还不是很了解细胞免疫的角色。没有人知道为什么有些人暴露在疱疹病毒下却不会发病，有些人却比其他人容易复发。

这些免疫系统的原理给了我们找出究竟是谁传染给谁的线索了吗？准确的检查尚未出现。许多美国人有 1 型单纯疱疹病毒引起的唇疱疹，因此有 1 型单纯疱疹病毒的抗体。但就像前面提到的，抗体的战斗力足以减轻感染 2 型单纯疱疹病毒后初次发病时的严重度，所以一个人可能在散播疱疹病毒却不自知。这个人被称为无症状散播者。

大部分传播单纯疱疹病毒给性伴侣的人回想起来在进行性行为的时候，并没有出现典型生殖器疱疹的症状——这是另一种无症状散播者。当事人知道自己过去曾经有过疱疹，但是在进行性行为的时候没有出现任何的小水疱或症状。例如，有研究调查发现，在与 66 位刚得疱疹的患者接触的人当中，有 1/3 的人有生殖器疱疹的典型症状；有 1/3 的人有生殖器的症状，却非生殖器疱疹的典型症状；另外 1/3 的人则发现血液中有 2 型单纯疱疹病毒的抗体，但之前完全没有症状。

这就解释了为什么生殖器疱疹最常见的感染源是不知道自己有疱疹的人或曾得过疱疹但在性交时没有症状的人。

感染生殖器疱疹后，没有症状的情形比有症状的情形常见。大概 1% 曾感染 2 型单纯疱疹病毒的人，体内会随时出现再活化的病毒，且没有症状，这些人中有80%从来没有感染的临床证据。因此，有非常多的无症状散播者在散播单纯疱疹病毒，这也解释了为什么疱疹患者逐年增加却不容易察觉。我们不得不感到惊讶，一种危险的病毒竟可以如此无声无息地造成伤害。

你自己也可能在第一次疱疹发病时毫无察觉，现在却因为免疫功能的改变而出现症状。你的性伴侣可能是个无症状散播者，把你一起拖下水了。症状极可能出现在病毒第一次入侵的许多年后，因此可能在性关系建立一段时间，甚至老了以后才出现。

另外一个常见的情况是经由口交被有唇疱疹的人感染1型单纯疱疹病毒。许多人不了解口交可能致病，唇疱疹小水疱含有活性病毒。如果你的性伴侣没有生殖器疱疹而有唇疱疹，你也可能会感染生殖器疱疹。

有哪些症状

第一次发作和复发时，症状差异很大。请往下看，不要被复杂的病名吓跑了。

原发性初发生殖器疱疹

1/3体内没有1型单纯疱疹病毒抗体或2型单纯疱疹病毒抗体的女性在首次感染时出现严重典型症状。生殖器疱疹第一次发作的潜伏期为2~10天，病灶出现后的2~10天阴部会有烧灼感和瘙痒症状。病灶先发红，然后变成小而充满液体的水疱，最后水疱会破掉，形成小、浅的溃疡，患部会疼痛。疱疹在女性身上常出现在大小阴唇中间、阴蒂、会阴和肛门周围。阴唇肿大是常见的症状，疼痛会导致检查不易进行。80%的第一次发病者也会在子宫颈发现症状。小便疼痛也是常见的症状之一，这是由尿液碰到了外阴的小水疱和尿道口周围开放性的溃疡伤口造成的。有时痛到必须先坐在充满水的浴缸里才能尿出来。疱疹发作初期，腹股沟的淋巴结会疼痛、肿大，这通常也是最后消失的症状。女性通常也会有像感冒一样的症状，头痛、发热、浑身不舒服。

生殖器疱疹的症状在7~10天后恶化至最严重的状态，然后逐渐消失。此后

> **阴部笔记**
>
> ### 感染之前，人人平等
>
> 疱疹在男女身上都很常见，女性比较容易有明显及严重的症状。

溃疡开始结痂，在接着的 14~21 天内痊愈。有些患者会持续出现小水疱，需要更多的时间才能恢复。真菌也可能入侵形成二次感染，制造更多的麻烦。细菌感染也可能使疱疹的感染更为复杂，但比较少见。

第一次发病不见得都这么戏剧化，有些女性根本不知道自己被感染，但有些女性则会出现极端症状，情况更糟。疱疹不见得都发生在生殖器官上，病毒会进入血流，引起一般性的感染——就跟感冒一样，发热、呕吐、肌肉酸痛和喉咙痛，出现在生殖器的小水疱也可能出现在咽喉。有些女性除了有一般性的感染症状外，还会有外生殖器官的症状，但有些患者第一次发作时就严重到要住院。第一次发病者中 1/3 会有病毒性脑膜炎，需要静脉注射抗病毒药物治疗。

> **阴部之音**
>
> "二十世纪六七十年代，无知却性经验丰富的人——我也是其中之一，刚开始以为只是严重的真菌感染而已。1 年以后，疱疹又发作时，我正好约了妇科医生做检查，医生看了一眼，对我的腹股沟淋巴结进行触诊，她看看我抓狂的样子，告诉我结果。
>
> "这件事发生时，正好是艾滋病的威胁愈来愈明显之时，这有助于我以比较乐观的态度看待自己的病，毕竟，我有可能患上更糟的病。当时我愧于将此事告诉任何可能受我影响的性伴侣，我不知道谁染给我，也不知何时得病，不过即使如此，我还是会尽应尽的告知义务。
>
> "有时症状不像教科书上写得那么糟，这也是问题的一部分。阿昔洛韦有效，你也可以获得正常的生活，如果想浏览网络聊天室，先准备一杯随手可得的烈酒。"
>
> ——弗朗西斯，54 岁，疱疹患者

非原发性初发生殖器疱疹

半数生殖器疱疹第一次发作的患者体内都会有病毒抗体。记住,有些患者的症状非常轻微,一开始几乎无法辨认,下次发作时才被看出来。第一次生殖器疱疹发作的非典型症状,其实多半是由 2 型单纯疱疹病毒引起的,而体内却是 1 型单纯疱疹病毒抗体。这些患者较少有全身性的症状,疼痛时间较短,水疱较少,与出现典型症状的患者相比,痊愈需要的时间也较短。

复发性生殖器疱疹

1/4 或更少因感染 1 型单纯疱疹病毒而出现生殖器疱疹的患者会在第一次发作后复发,然而 70%~80% 因感染 2 型单纯疱疹病毒而出现生殖器疱疹的患者会复发。跟第 19 章讨论的尿路感染不同,复发表示由相同的病毒引起,无论是 1 型单纯疱疹病毒还是 2 型单纯疱疹病毒。初次感染和第一次复发,平均间隔的时间为 120 天。继发的复发间隔时间更短,两次复发的间隔约为 42 天。引起复发的因素包括情绪压力、卫生问题和性交,但半数以上的复发没有确切的原因。

> **阴部笔记**
>
> **疱疹病毒的亲戚**
>
> 引起生殖器疱疹的病毒与引起天花、带状疱疹、唇疱疹和单核细胞增多症的病毒属同一家族。

令人感到欣慰的是,生殖器疱疹复发的症状都比第一次的轻微。半数患者在发作前都会有一些先兆症状,而且这些症状会持续数小时到 3 天。症状轻重因个人而异,从轻微的瘙痒到严重的刺痛,少数患者会有一些固定的症状,包括头痛和肌肉酸痛,但都很轻微。水疱会只集中在一边,且范围比较小。12% 的患者子宫颈上也会有水疱,水疱通常会在刚开始的 3 天变大,4~8 天以后稳

疱疹患者的故事

希尔达有生殖器疱疹，她自己也已经知道好多年了。在我为希尔达第一次看诊的3年前，她从仅有的一次性行为过程中感染了生殖器疱疹。希尔达告诉我，当听到诊断结果时，她几乎瘫倒在地，从此不再与男性出游。可是，有个很棒的男性出现了，当希尔达来我这里做年度例行检查时，两人已经同居1年，希尔达却没有告诉对方她有疱疹的事情。她认为这是她最深处、最黑暗也最悲惨的秘密。虽然已经答应嫁给对方，但还是无法主动说出这个秘密。她正在服用阿昔洛韦抑制病毒，并坚持使用安全套。

于是我们进行了一番长谈：她隐藏这个秘密，意味着她背负了一个令人无法想象的负担；她的未婚夫佛瑞迪可能已经发现她的阿昔洛韦，或甚至他也得疱疹并发作了。我们还谈到希尔达怀孕时，她要如何才能继续隐瞒这个秘密。我们也讨论如果她告诉佛瑞迪，她就可能有失去他的风险。相互关心的两人对黑暗而难堪的秘密能有多大的容忍力？我帮助她分析利弊得失，但她才是做决定的人。

过了1个星期，我收到一盆植物，我想，结果应该不错。卡片上写着，在我们长谈以后的那个晚上，她不小心说漏了嘴。佛瑞迪说，真希望她能早点儿说出来，想到她吃了那么多苦，他很难受。几个月后，我收到了两人的结婚喜帖。

定，然后很快地消失。淋巴结疼痛、排尿疼痛和阴道分泌物异常都会比第一次发作时轻，并发症也相当少见。

疱疹的诊断

如果一个女性的外阴长出疼痛的小水疱，医生光靠目视检查就可以诊断出疱疹，靠特殊的疱疹培养则可以确诊。但许多女性就医时小水疱可能都已经消失，症状进展到溃疡或结痂了，这时没人可以光看就诊断出什么，医生必须排除其他性传播疾病和可能造成外阴溃疡的疾病。这种情况下，必须做疱疹与其他性传播疾病病原微生物的培养和血液检查，才能弄清楚是什么造成生殖器疱疹的。

疱疹病毒培养是诊断生殖器疱疹的黄金准则，培养结果不是阳性的话很难百分之百确认患者得的是疱疹，但是培养结果呈阴性也不见得能打包票说患者得的不是疱疹。能不能培养出病毒，视取样时病灶阶段而定。用不同阶段的病灶可以分离出病毒的概率如下：小水疱94%、脓87%、溃疡70%和结痂区域27%。这代表如果培养是在病灶出现几天以后进行的，病毒就长不出来了。

当医生怀疑疱疹，培养结果又是阴

性时,患者可以在下次发作时再回诊,这时可以确认自己是否得病。

也不见得能在新长出的单纯疱疹水疱中找到单纯疱疹病毒,抽血检验可以帮助诊断患者是否感染 2 型单纯疱疹病毒,但不幸的是,许多现在市面上的检测很难准确地区别 1 型单纯疱疹病毒感染和 2 型单纯疱疹病毒感染。抽血检验在过去造成很大的困扰,结果若是阴性,表示受试者没有感染过;但结果若是阳性,代表的可能是受试者有反复发作的唇疱疹,也可能是有生殖器疱疹,这又会造成无限的揣测:是谁?在哪里?又是如何感染的?准确的分型鉴别可用来确认本次临床的单纯疱疹病毒感染类型,以及前次的诊断或诊断过去不存在、未来可能出现的非典型症状。如果你想做疱疹检验,先询问医生目前可以做的血液测验种类、这些检验的特异性有多好。在做任何的检验前,先确定检验结果可以给你什么信息。

治疗第一次感染

抗病毒药物阿昔洛韦相当有效,通常是口服,第一次感染严重时则可以静脉注射。阿昔洛韦对第一次发作患者的疗效相当惊人,发热和一般的身体症状都会在用药 48 小时内得到改善,小水疱引起的症状也会减轻。药物可以缩短病程,任何生殖器单纯疱疹病毒感染患者在第一次发作时若有小水疱产生,都可以使用阿昔洛韦。怀疑患者有原发性的生殖器疱疹症状时,即使还未取得检验结果,就可以给予治疗,因为愈早治疗,效果愈好。若诊断结果不是生殖器疱疹,可马上停药。

阴部笔记

心灵治疗

照顾患者的心理层面,与治疗患者的生理症状同等重要。许多疱疹患者发现,如果能告诉其他人他们的病,尤其是身处支持团体里,可以减少孤单的感觉,也比较容易与疾病共处。

但阿昔洛韦不能改变复发的模式，以阿昔洛韦治疗第一次生殖器疱疹发作的患者还是会有复发性的感染。

治疗疱疹的标准疗程为一天服用阿昔洛韦 5 次，持续 10 天。每天吃这么多次药丸很烦人，改变剂量，一天 3 次的疗程也一样有效；但服用较高的剂量，一天 5 次的效果不见得比较好。新的口服药伐昔洛韦和泛昔洛韦只要一天 2 次，服药更方便。这些药物的效果和安全性都与阿昔洛韦相当，但需要更多的研究以提高可信度。

阿昔洛韦软膏使用也很普遍，但是这类局部用药不如口服药有效，口服再加上局部用药并不会增加药效，所以不建议在第一次发作或复发时使用局部用药。

数以百万的美国人选择口服药物，胃不舒服和头痛是其最常见的不良反应，有的人偶尔会有腹泻、嗜睡、食欲缺乏、疲倦、肿胀、皮肤红疹、腿痛、腹股沟淋巴结肿胀和口苦的不良反应。

第一次发作时的治疗有一些值得特别注意的地方。对于一般症状如发热、身体酸痛和头痛，服用对乙酰氨基酚（扑热息痛）也可以缓解；冷敷和泡温水可以缓解小水疱引起的不适，尽量让疮面透气也很重要。使用局部麻醉剂，如利多卡因凝胶也会有帮助。如果排尿疼痛，排尿时先在外阴冲些温水或坐在充满温水的浴缸里排尿。

抗生素不是用来对抗病毒的，一点儿效果也没有。由于可能同时感染疱疹和其他性传播疾病，医生应该检查患者是否有其他的性传播疾病，其他性传播疾病可能就得靠抗生素治疗。

治疗复发性感染

口服阿昔洛韦能帮助缩短复发的病程，可在 2 天内治愈疾病，一天内就可减少在体内扩散的病毒，但在缓解疼痛和瘙痒症状上的效果比控制病毒扩散和缩短病程要差。医生通常不想用治疗小水疱效果不佳的药物治疗复发，但是常复发的患者一年复发超过 6 次以上，在复发初期服用阿普洛韦对患者也有好处。用阿昔洛韦治疗复发时，根据剂量一天服用 2~3 次或 3~5 次。

如果女性每个月都发作，甚至发作的频率更高的话，需要长期服用阿昔洛韦，减少小水疱和破溃，切断可能传染给性伴侣的病毒传染途径。不幸的是，阿昔洛韦不能保证女性不会将病毒传染给性伴侣，但的确可以减少病毒散播的数量。病毒抑制与症状缓解不同。经过一年的治疗以后，依生殖器疱疹的复发频率和严重度，医生会鼓励患者停药 3~6 个月，如果发作的频率依然没变，患者可以继续治疗，需要与医生讨论治疗计划。局部用阿昔洛韦在治疗复发疱疹上没有价值。

最近的研究指出，临床上用阿昔洛韦治疗复发的效果比原先预期要好，它应该得到更多的注意。但阿昔洛韦不能阻止无症状患者的病毒传染，也就是说，没有明显症状出现的患者在服用阿昔洛韦时依然可能将病毒传染给他人。

长期使用阿昔洛韦的安全性已毋庸赘言。目前生殖器疱疹疫苗的研究结果并不乐观，但还有其他疫苗正在进行临床测试。

我的患者南西被丈夫传染疱疹，且经常性地复发。南西的丈夫反对她服用阿昔洛韦，他说这样一来，以后暴发危及生命的疱疹大流行时就没有药可以用了。他的顾虑完全没有根据，生殖器疱疹不会以这种形式进展。这次她因外阴疼痛来就诊，可能就是因为疱疹多次发作。这两种问题常合并出现，称为疱疹后神经痛，我用阿昔洛韦和阿米替林控制住了南西的病情。

相反，奥莉薇亚没有告知性伴侣她有疱疹，坚信如果对方知道就会离她而去，无论我如何劝她都没有用。最后，因为担心对方发现她的药，药吃完后就停了。

特殊状况：疱疹和怀孕

关于生殖器疱疹，有一点需要注意，生殖器疱疹会影响生育。幸好新生儿带有单纯疱疹病毒的情况相当罕见，但不同的研究认为，母子垂直感染的概率

> **阴部笔记**
>
> ## 不可小觑的病毒
>
> 病毒比细菌还小，小到用一般的显微镜看不见。

为 1/20 000~1/3000。令人忧心的是，过去几年感染疱疹的成人增加也反应在新生儿疱疹感染人数的增加上，新生儿疱疹可能变成严重的疾病。一般而言，感染发生在皮肤、眼睛，可能也会发生在口腔。虽然阿昔洛韦治疗效果很好，但疱疹仍可能引起脑炎，也可能引起多重器官感染。即使接受治疗，有一半婴儿还是无法存活，而存活下来的婴儿也因为脑部感染，一生都会受脑部功能损伤的影响。

为了避免新生儿感染疱疹，建议有明显生殖器小水疱，或有疱疹发作征兆的怀孕女性，在破水后的 4 小时内采取剖宫产。这样的建议却造成了许多不必要的剖宫产，其中有不少怀孕时没有症状的人选择剖宫产单纯只是因为有疱疹病史。但其实剖宫产无法百分之百预防新生儿疱疹，因为有女性根本不知道自己有疱疹，没有采取剖宫产；另外一些有疱疹的女性即使采取剖宫产，婴儿还是不幸地染上疱疹。病毒是通过血液循环或是经由子宫颈感染胎儿的，到现在原因仍不清楚。

不过，女性知道自己有疱疹却将病毒传给婴儿的比例相当低，约少于 2%。准妈妈在怀孕期前 3 个月或 3~6 个月间患有疱疹，会增加婴儿感染的概率。若准妈妈在怀孕后期因感染 2 型单纯疱疹病毒引起疱疹第一次发作，新生儿被传染疱疹的概率最高。如果发生在你身上，请咨询处理高危妊娠的产科专家或感染科医生。医生现在尝试让女性在怀孕期间使用阿昔洛韦，已有一些成功的案例出现。就像前面提到的，剖宫产可以降低新生儿感染疱疹的风险，但不会完全消除感染的可能性。

体内有疱疹病毒的女性在怀孕时复发是相当常见的现象。怀孕前有症状性生殖器疱疹复发病史的女性，84% 在怀孕时会复发。怀孕时更容易出现有症状

疱疹患者守则

虽然学习如何与疱疹和平相处不是件容易的事,但是你绝对可以做得到,数以百万计的患者正过着正常的生活。避免传给别人也是你的责任,以下是一些建议。

» 不必告诉别人你的病情,但你的性伴侣是唯一的例外,你必须让对方知道,疱疹有传染性。

» 安全的性爱。使用安全套,可以的话,发病期间停止性交。

» 发病时为缓解症状可以尝试温水浸浴,但生殖器用的毛巾必须跟其他部位的毛巾分开,避免疱疹感染到身体其他部位。彻底清洗毛巾并避免他人使用,与医生讨论居家的照护。

» 上厕所之后洗手,避免揉眼睛。

» 保持身体健康对疱疹患者来说特别重要,可以帮你抵抗感染。

» 对自己好一点,羞愧、尴尬和自责都于事无补。你还是你,只是得了一种传染病,必须学习和疾病相处的最佳方式。

» 不要因否定或害怕伴侣发现而放弃治疗。

» 与医生保持联系,讨论症状和病毒抑制治疗。治疗可以减少70%的病毒散播,但是否能预防感染还需要进一步证实。

的复发情况,随着孕期进展,有持续时间更久、症状更严重的倾向。体内有2型单纯疱疹病毒抗体的女性在怀孕后半期出现第一次有症状的复发,会让人无法分辨这是第一次感染,还是第一次有症状的复发但其实已经感染疱疹一段时间。在这种独特的状况下,需要特殊的检验找出这是第一次感染还是复发,因为就像我们前面提到的,孕妇初次感染时有较高的风险将疱疹传染给婴儿。

如果怀孕期间,初次发作和复发都是问题,该怎么办?答案就是使用阿昔洛韦。

阿昔洛韦只对单纯疱疹病毒感染有效。它的作用是破坏病毒复制生产线,终结整个复制过程,这也是阿昔洛韦具有独特抗病毒效果的原因,而且对细胞非常安全。传统意义上,医生不愿意开阿昔洛韦给怀孕女性服用,因为没人知道它对胎儿是否安全,而且他们也担心药物会掩盖疱疹发作,但却无法阻止无症状的病毒散播者经由分娩将疱疹传染给婴儿。然而最近，医生却认为阿昔洛韦对新生儿，即使是早产儿都是安全的，高剂量也一样。

最近的研究显示，怀孕女性在第一次生殖器疱疹发作时用阿昔洛韦治疗，可以预防疱疹暴发，应从怀孕最后一个月开始服药，直到分娩。与服用安慰剂者相比较，分娩前一个月服用阿昔洛韦的患者复发较少，也较少需要采取剖宫产。这项发现也验证了1990年的研究，两项研究都证实以阿昔洛韦治疗可以减少疱疹复发，并不会提高无症状感染的概率。试验规模虽小，但结果令人振奋，不过还是需要更多的研究佐证。

此外，追踪发现，出生前曾暴露在阿昔洛韦下的新生儿都没有明显的疾病。事实上，据统计，600多个出生前曾暴露在这种药物下的婴儿，不论暴露时间多久，都没有出现不良的反应。即使孕妇每天静脉注射阿昔洛韦，其足月生产的婴儿和早产儿对药物的耐受度也都非常好。

如果你有疱疹而且已经怀孕或计划怀孕，那就请求助医生，商讨分娩的计划及使用阿昔洛韦的可能性。

非疱疹患者守则

要避免感染疱疹，首先需要了解相关的知识，你不能像鸵鸟一样，把头埋在沙里逃避问题。以下是一些你可以做的事情。

» 单一性伴侣，实行安全性爱。
» 了解性伴侣的性史。
» 避免与有疱疹症状的人有性接触。当然，疱疹患者即使没有溃疡，也可能随时都在散播病毒。没有症状的人就不传染疾病是一种迷思。
» 一定要用安全套，虽然安全套不能完全遮盖生殖器，可起码比什么保护都没有来得好。若严格实行一夫一妻制或伴侣双方都有疱疹，就不必这样小心了。
» 将你知道的疱疹相关知识分享给朋友和亲人，最重要的观点是没有症状也可能传染疱疹，全世界都需要知道这个事实。

第 21 章

狡猾的病毒

人乳头瘤病毒造成的疣、异常涂片、宫颈癌

现在来谈谈病毒吧！你大概第一次听到人乳头瘤病毒与巴氏涂片异常有关，这种病毒造成的宫颈癌、子宫颈癌前病变可用巴氏涂片筛检。医生也许曾经跟你说过，你感染了人乳头瘤病毒，所以外阴上才长出突起，形成生殖器疣。还有，你可能有人乳头瘤病毒，却一点儿都不知道它的存在。这个病毒影响 1/10 性行为活跃的女性，但大多数人没有症状，因为它只是在你的身体里乱晃，你却什么事都没有。

人乳头瘤病毒影响的范围很广，不是吗？许多女性是在它备受瞩目以后，才感觉到它的存在。过去 15 年间，相关症状出现的比例增加 5 倍以上，它在青少年及年轻成人群体中蔓延得最快。造成流行的原因是这种狡猾的病毒具有高度传染性。令人沮丧的是，没有任何有效的方法可以找出具有传染性的人乳头瘤病毒携带者，但是人乳头瘤病毒不见得是多重性伴侣造成的疾病，有时你只是与不知自己为携带者的人进行一次性接触就被感染了。往好处想，如果你早点儿变成人乳头瘤病毒专家，就可以面对它。

若你是每年诊断出感染人乳头瘤病毒的 100 万名女性之一，绝对要了解，

生殖器疣或异常涂片结果显示你有子宫颈癌前病变，不代表你受到了宫颈癌的诅咒。事实上，大多数感染的女性体内的人乳头瘤病毒安静地待在皮肤里，3~6个月后自己消失了。到现在还没有理想的根治方法，但早已有治疗的方法。从好的方面来看，当女性前来就诊时，医生有大量筛检及治疗所有人乳头瘤病毒相关问题的经验。

会出现哪种情况，完全依据感染到上百种人乳头瘤病毒中的哪一种。种类依发现确认的先后顺序排列，1型人乳头瘤病毒就是最先发现的，16型就是第16个被发现确认的。将近30种人乳头瘤病毒会感染生殖器和肛门部位，有些非常凶猛，会很快地引发严重的疣。只有约12种与癌症明确相关，其他多是低阶、没有什么威胁性的恼人东西。

> **阴部笔记**
>
> **更精细的检查**
>
> 女性可以接受检查，以找出感染了上百种人乳头瘤病毒中的哪一种。大多数的人乳头瘤病毒无害，但医生发现，若宫颈癌由18型人乳头瘤病毒引起，致死率为其他病毒株的2倍。

人乳头瘤病毒引起的疣

这里的疣指的是生殖器疣，或称尖锐湿疣，俗称菜花，是一种外阴相当常见的突起。所有的疣都是由一种或多种人乳头瘤病毒引起的。就像大多数病毒一样，人乳头瘤病毒只感染皮肤及黏膜，例如阴道和口腔的黏膜。一些病毒株会在脚或手引起疣，其他的则比较喜欢潮湿的区域，会在外阴、阴道和子宫颈引起疣。

即使非常健康，你还是可能得生殖器疣，但糖尿病患者或因癌症、艾滋病、系统性红斑狼疮或怀孕而出现免疫抑制的患者较容易得病。年龄、慢性疾病、性伴侣、烟、酒精、使用抗生素、类固醇和其他性传播疾病也在致病过程中扮演一定的角色。

大多数有人乳头瘤病毒的女性不会长出疣，这种情况被称为潜伏性感染，病毒在组织里不会引起任何症状。人乳头瘤病毒感染表现如何与女性对治疗的反应如何，完全依个人的免疫系统作用而定。病毒可以在皮肤里"不动"持续很久的一段时间，当疾病或免疫系统的压力出现时，就会引起症状。若与新的性伴侣有性接触，他可能带着不同的人乳头瘤病毒，你就可能长出疣。潜伏性感染也会随着时间完全消失，当疣出现时，人乳头瘤病毒也更容易传播，但你也有可能被完全没有症状、毫不知情的人传染。

大多数的人乳头瘤病毒经由性接触传播，但你也可能经由其他非常罕见的方式（包括母子垂直传染）感染。分娩时，婴儿通过充满疣的阴道，出生数月到数年后，其声带会长出疣。另外，有些情况则是非生殖器疣传染到生殖器上。跟疱疹一样，大多数时候你不太确定自己是如何染上这个病的。疣生长的时间不同，也就是潜伏期不同，使得感染源难以追踪。男性身上的疣很小，不易被发现；或者男性身上长疣，并传染给了女性，但在女性发病之前，男性的疣就已经治好了；也有可能传染疣给你的是个不发病的携带者而已。

不幸的是，使用安全套对预防人乳头瘤病毒传染作用有限，因为安全套只套住阴茎，露在安全套外的阴囊皮肤也可能是病毒躲藏的温床。与新的性伴侣有性行为时，安全套只能降低35%的传染率，但35%比什么都没有的好。

感染时医生很少能肯定你是如何被传染的。详细了解感染后发病的危险因素更为重要（见"感染人乳头瘤病毒的危险因子"）。

阴部笔记

和女巫可没关系

疣这个字会让人脑海浮现巫婆的鹰钩鼻上出现的丑陋沟纹，但我们在这里谈的疣是由人乳头瘤病毒引起的，比眼睛还小。可以从小到像针头一样到像豆子般大小，大部分疣都非常小。

感染人乳头瘤病毒的危险因子

增加人乳头瘤病毒感染发生风险的危险因子	风险增加倍数
过去1~4年有5个以上的性伴侣	12
20~29岁	5
性伴侣有尖锐湿疣	3
一生中有5个以上的性伴侣	2.5
1周性交4次以上	2
吸烟	2

尖锐湿疣的诊断

感染数周后，才会长出尖锐湿疣。一开始是瘙痒和刺刺的感觉，然后长出红色的突起，外形会转变为不规则、尾端尖尖的石砾状。古代罗马人用尖形这个词形容要长出来的新疣，像手指在指东西一样的形状。尖锐湿疣形状、大小和外观也有不同的变化，刚长出来的疣比较白，有典型的尖形表面，且盖住整个表皮，皮肤看起来灰白。若疣变老，皮肤的色素会进到疣里，颜色变深，在黏膜表面的疣则因显出皮下血管的血流而呈现紫色。形状也会随着年龄的增大而改变，新疣的尖形表面会变得像肉茎或息肉。非常老的疣会扁化，分布区域变大。

尖锐湿疣会出现在外阴、阴道或子宫颈。最常出现的部位是在外阴，约占66%，包括阴道口、大阴唇、小阴唇；其次则是阴道，约占37%；有29%出现在会阴；23%出现在肛门。尖锐湿疣同时长在许多不同地方的情况相当常见，外阴和子宫颈常会一起出现病灶。

有时尖锐湿疣的形状很典型，辨识容易；但有时会和其他生殖器的病变，包括前庭乳头状瘤和真菌感染后皮脂腺的正常乳状突出物混淆。也会与其他的疾病如软疣、脂溢性角化病、扁平苔藓、软纤维瘤和痣混淆。你的医生需要取一点组织样本，在外阴及阴道进行化学或手术治疗前以切片确诊病变是否为尖锐湿疣非常重要。以前乳突常常被误认为是疣，导致了无谓及不必要的治疗，有些治疗可能会造成持续性的外阴疼痛和刺激不适。

50%外阴有尖锐湿疣的女性的子宫颈会有病毒。在外阴发现疣时，也要检查子宫颈，必须进行巴氏涂片和外阴、阴道、子宫颈的阴道镜检查等标准程序。

> **阴部笔记**
>
> ### 有害，但没有伤害
>
> 请切记，无论病灶范围有多大，尖锐湿疣都不会引起外阴疼痛。会痒，有轻微的刺激感，但大多数的时间你几乎感觉不到什么，当然也就不会有任何算得上痛的感觉。

尖锐湿疣通常伴随着阴道炎，使女性的不适加倍。尖锐湿疣是性传播疾病，所以患者还需要检查确认是否存在其他性传播疾病。阴道炎也必须经过适当的诊断和治疗。直到疣消失前，所有的性伴侣都要戴安全套，避免自己再次感染或将疣传染给他人。

尖锐湿疣的治疗

尖锐湿疣难以治疗，而且常常复发，没有百分之百有效的根治方法。曾经在皮肤里的病毒会停止活动一段时间，然后再次活跃。为了防止复发，可以尝试一下蒲公英模拟法。每个人大概都知道蒲公英这种开黄花的小草，即使是被照顾得很好的草坪，春天一到蒲公英就会出现在上面。当它们开花时，我们会用化学药品、断根法或用火焰枪除草，但几周后，会发现新的又长出

破坏或移除尖锐湿疣的疗法

名称	作用机制	使用频率	清除率	优点	缺点	其他建议
鬼臼树脂（Podophyllin resin）（国内未上市）	抑制细胞分裂，毒杀被病毒感染的细胞	每周1~2次，持续4周	32%~79%	便宜，不太疼	会有皮肤反应，治疗常无效，孕期不能使用。含有持续使用就可能致癌的成分。有潜在的全身性毒性危险，但可能性极低	医生给药
鬼臼毒素（Podofilox）（国内未上市）	同上	每天2次，每周3天，持续2~4周	液剂 44%~88%；凝胶 37%~68%	毒性低，刺激性小	昂贵，不能用在孕妇身上。患者必须看得见疣的所在，才能涂抹	患者给药
三氯醋酸/二氯醋酸	化学破坏	每周1~2次，持续4~8周	70%~81%	便宜，毒性低，孕期亦可使用	渗透的深度难以控制，可能造成溃疡。使用时会痛	医生给药
组织破坏疗法	物理移除或破坏	通常只需1次，但有必要的话可以多次	可一次切除，但复发率高达50%	除了冷冻疗法外，其他疗可以一次解决，孕期治疗也很安全	昂贵，门诊时间长，可能要在手术室完成。人员需经特殊训练，患者复原时间较长，通常需要数周以上	
干扰素	作用于免疫系统，可有抗病毒的功效，但实际机制尚不清楚	5 IU（国际单位）每周3次，持续3周，直接注射在疣上或肌内注射	19%~62%		非常昂贵。出现类似感冒的症状，可能有抑郁倾向。可能造成肝脏及白细胞变化。注射方式给药，治疗扩散型的病灶并不实际	
咪喹莫特	作用于免疫系统。促进具有抗病毒作用的化学物质、细胞因子的产生	每周3次，持续16周	33%~72%		昂贵，需要耐心。会有轻微到严重的皮肤反应	

来了，这一点儿也不令人奇怪，因为种子在地下蛰伏着，除非发芽，否则没人知道它的存在，我们能知道的只有这些直接的治疗方法而已。尖锐湿疣的治疗也是如此。

尖锐湿疣可以被破坏或切除，清除率为 30%~90%，治疗方法包括激光疗法、冷冻疗法或是切除术，但治疗后仍有一定比例的患者会复发。

如果尖锐湿疣在治疗后没有消失，那可能不是疣。如果在治疗前没有做切片检查，这时就应该做。

所有治疗必须依个人情况而定。有些尖锐湿疣患者只要在门诊或家里做局部化学治疗，再结合局部冷冻治疗，疗效通常相当不错。严重的疣需要进行局部切除术或激光治疗，对于一些对其他治疗没有反应的疣，局部切除术和激光治疗结合，加上干扰素，是目前最有效的治疗方式。

曾经很受欢迎的 5-氟尿嘧啶药膏可以破坏疣，但现在必须限制使用。使用这种药膏需要提高警觉，因为擦上去时非常疼，而且重复使用可能会在阴道形成严重的瘢痕。妇科医生相信密集使用这种药膏可能导致外阴疼痛，有些医生

▌生殖器疣治疗成功案例

泰莉的故事说明了治疗生殖器疣（也就是尖锐湿疣）的难度。患者因担心一辈子不会好而恐慌是多么容易发生的事。我遇到泰莉时，她 24 岁，用过了几乎所有局部治疗法，做过激光治疗两次，但疣还是散布在各处，阴阜上一个，大阴唇上两个，小阴唇上有好几个，有些分布在阴道口。泰莉与她认为是罪魁祸首的男朋友分手了，也很害怕再交新的男朋友。我为她做了第三次激光治疗，加上注射干扰素一个月，希望能增强她的免疫系统，以主动击退病毒。

术后检查显示，她已经好了，但是几个月之后，她又带着新的突起来找我。我的确看到一点，我想它确实是个疣，但其他部位没有复发。我给她开咪喹莫特。1 个月不到，她回诊说，药没有效果。我竭尽所能地寻找，没发现任何像疣的突起，她说自己一直有刺刺的感觉，就好像要发作一样。我同意她不再进行任何治疗，但我要求必须每个月检查一次她的皮肤状况。我常自愿做这些事，因为这可以给患者提供一些稳定、持续的治疗。泰莉的尖锐湿疣不再出现，她现在正展开新的感情。

认为如果可以清除病灶,这种药膏还是能够用来治疗阴道疣的,但必须限制使用次数。

人乳头瘤病毒和巴氏涂片

你已经知道人乳头瘤病毒和尖锐湿疣的关系,接下来你必须知道人乳头瘤病毒和宫颈癌的关系。好消息是,宫颈癌在美国的发生率逐年下降,但坏消息是,作为宫颈癌早期警告的癌前病变却有增加的趋势。

幸好,即使没有症状,还是可以经由检验筛查出这些早期变化的。这也就是为什么妇科医生不断苦口婆心地倡导巴氏涂片,这是筛检宫颈癌最好的检查。此外,还要定期做盆腔检查。

> **阴部之音**
>
> "我已经好多年没有做巴氏涂片了,怀孕时,当然去看了妇产科医生。孩子出生后,谁还有那个时间啊?此外,我觉得自己很健康。但当我知道巴氏涂片筛检出来的癌症发病过程极为缓慢时,我开始想,也许不应该这么固执,就像大家说的,安全总比遗憾好。"
>
> ——玛丽亚,62 岁

重点复习:你可以在第 9 章找到完整的巴氏涂片介绍。有些异常显示低级别或高级别的子宫颈癌前病变——被称为宫颈鳞状上皮内病变,是由人乳头瘤病毒引起的,本章要谈的是这些疾病的治疗。

在闻癌色变之前,了解癌症和癌前病变的不同非常重要。事实上,机体在各类致瘤因子的作用下,局部组织细胞异常增生所形成的新生物,被称为肿瘤,其中过度生长且超出应有范围,还具备细胞分化异常、易转移特性的,被称为恶性肿瘤。即使在原有刺激生长的因素消失后,肿瘤仍会持续生长。一般我们并不清楚刺激生长的因素是什么。我们在这里谈的是"背叛"的细胞,它们不再执行原来被安排在器官里的功能及任务,不再受控制,也不遵守规则。

> **阴部笔记**
>
> ### 人乳头瘤病毒也可通过手指传播
>
> 根据最新的标准,有性生活的女性要定期做巴氏涂片。人乳头瘤病毒可潜伏在手指上,所以可能借着手指与阴道的接触传播。

最后这些不听话的细胞接管了足够体积的器官后,就扼杀了功能正常的细胞,造成灾难。

癌症是恶性肿瘤的俗称,换言之,癌就是有杀戮潜力的野蛮赘生物。

宫颈癌几乎不会在定期检查的女性中突然发生,有一半的宫颈癌发生在没有定期行巴氏涂片的女性身上。宫颈癌还有非常长的警告期,可治疗的癌前病变因为阶段不同而出现不同的变化,会在癌症真正发生前好几年开始出现。癌症的前驱细胞仅限在组织的表层生长,所以这些前驱细胞被称为癌前病变,是不正常的细胞,但是还没有异常生长到可以攻破上皮。当发生在子宫颈时,称为宫颈鳞状上皮内病变,它还有另外一个你常听到的名称——细胞分化不良。

> **阴部笔记**
>
> ### 不同的部位,不同的癌症
>
> 宫颈癌与其他的生殖系统癌症不同,子宫内膜癌是指子宫内膜的疾病,就是子宫内膜的癌症。子宫内膜癌是相当常见的妇科癌症,但与宫颈癌完全不同。

人乳头瘤病毒和子宫颈癌前病变

子宫颈是子宫的"嘴",位于阴道的顶端,与子宫的其他部分构造迥异,甚至有些医生认为子宫颈是另一个器官。为了了解宫颈鳞状上皮内病变的情况并加以评估,你必须先知道子宫颈的构造。最上层就是子宫颈癌前病变生长的地方，此处的细胞被称为上皮细胞。在这里细胞有两种形式，一种是粗粗的鳞状上皮细胞，包住子宫颈外侧的表面；另外一种是更为细致、会产生黏液的细胞，平铺在子宫颈管，被称为柱状上皮细胞。两种细胞的交界处称为鳞－柱交接部。

鳞－柱交接部是非常重要的区域，在一定量的雌激素刺激下，柱状上皮细胞在这里持续变成鳞状上皮细胞。因为这种持续改变的状态，细胞容易遭到人乳头瘤病毒的侵袭，这个区域成为最常发生癌前病变和宫颈癌的地方。

跟永远不改变、为情侣提供日复一日相约见面的地标不同，鳞－柱交接部会因女性的年龄和雌激素水平而不断变动。年轻成年女性体内有适量的雌激素，柱状细胞会刚好在子宫颈开口的表面遇到鳞状细胞。孕期及刚生产过的女性雌激素含量高，这会使许多柱状细胞长到子宫颈开口表面，然后变成鳞状细胞，这时鳞－柱交接部会扩大到离子宫颈开口很远的地方，延伸至子宫颈之外。停经后，未服用雌激素的女性缺乏雌激素，柱状细胞退到开口里面，使得鳞－柱

引发宫颈鳞状上皮内病变的危险因素

» 多个性伴侣。
» 在年轻时就开始有性行为。
» 你曾与"高风险男性"，也就是与多名女性有性关系的男性有过性行为，或与有尖锐湿疣的男性有过性接触。
» 吸烟，烟草中的尼古丁可能有促进病毒生长的作用。

阴部之音

"我每年定期做巴氏涂片已经好几年了，什么事都没有，从来没有想过会出问题。结果显示细胞分化不良，医生通知我回诊时，我吓坏了，觉得自己得了癌症，快要死了，根本弄不清楚状况，一直以为自己得的是卵巢癌，是跟宫颈癌完全不同的癌症。到最后，我才发现它只是癌前病变而已，医生给我做了切片，一切都没问题。

"就因为我不了解自己的身体，有那么一瞬间，我完全不知所措。

"跟你赌，男性一定不会这样。"

——珊卓拉，42岁，高级别宫颈鳞状上皮内病变

交接部跑到子宫颈里。

当人乳头瘤病毒攻击脆弱的鳞-柱交接部的细胞时，它会抑制一些控制细胞分化的蛋白质活化，细胞在没有任何控制下快速生长，引发宫颈鳞状上皮内病变。

为了让整个过程可视化，方便了解，你可以试着观察西洋梨，把它想象成是子宫，连着梗子的部分就像是子宫颈。梨靠近梗子附近的表面，就像是粗粗的、盖着子宫颈的鳞状上皮细胞。把梗子拔掉，因为子宫颈不会有梗，留下来的凹洞代表子宫颈的内管，你可以想象管子往内通到梨的内部，当然，梨不像你的子宫颈可以通到子宫里，但你可以想一下气球，就能了解我的意思。梨皮与梗留下的凹洞交接处就好像鳞-柱交接部，很容易被观察到。

现在拿一个卷筒卫生纸里的纸筒，将它视为阴道，并将其一端放在梨的凹洞上。如果你透过纸筒看凹洞，就跟医生用阴道扩张器和阴道镜看你的子宫颈一样，可以看到子宫颈表面和开口。你同时也会发现，没有东西会掉在里面找不到。

人乳头瘤病毒和疱疹病毒不一样，疱疹病毒会在体内一辈子，但现在认为人乳头瘤病毒不会永远跟着你。大多数感染的女性没有确诊过，也没有症状，最后没有经过治疗人乳头瘤病毒就自行消失了。其他的情况是，虽然会有疾病的征兆，被诊断出低级别的宫颈鳞状上皮内病变，但最后它也会自己消失。只有少数的女性感染后出现永久性的宫颈鳞状上皮内病变。

我还是要再次强调，大多数早期的宫颈鳞状上皮内病变没有治疗也会自行消失。宫颈鳞状上皮内病变只代表可能进展为宫颈癌，它和细胞分化不良是一样的，就是子宫颈细胞生长异常，有发展成癌症的可能，也可能自己就不见了。巴氏涂片就是用来找出这些异常细胞的。

有两个不同等级的宫颈鳞状上皮内病变，如果异常细胞局限于上皮下 1/3 层，称为低级别宫颈鳞状上皮内病变；如果异常细胞扩展到上皮下 2/3 层甚至全层，称为高级别宫颈鳞状上皮内病变，为癌前病变。

宫颈鳞状上皮内病变有多少机会会进展成癌症呢？当然没有一个准确答案，

但一般来说，进展成侵犯性癌症的概率很低，得花上好几个月甚至好几年，且完全不会进展为癌症的概率很高。我们是从最近有关轻度和中度的子宫颈细胞分化不良研究中得到这些信息的，研究人员用巴氏涂片和切片检查追踪女性长达 20 年。62% 的受试者轻度细胞分化不良恢复正常，这是个好消息；16% 轻度细胞分化不良进展至更严重的细胞分化不良；22% 的受试者病情维持原状。中度细胞分化不良且持续 6 年以上者中，有超过一半的患者病情好转；不到 1/3 的患者出现更严重的细胞分化不良；16% 的受试者病情维持原状。高级别宫颈鳞状上皮内病变进展为癌症的可能性较高，但它也可能自行好转。

人乳头瘤病毒感染治疗成功案例

温迪是大学生，她在学生健康中心做例行检查时，巴氏涂片结果竟然显示异常。阴道镜检查后，医生发现她的子宫颈出现癌前病变。医生告诉她，这是一种经由性行为传染的病毒引起的，温迪一听到"癌"就吓呆了，她这一辈子只跟一个男性上过床，就得了癌症！

温迪打电话告诉父母这个消息时，几乎瘫倒在地上，父母赶紧搭飞机来看她。他们取了巴氏涂片和切片的样本，安排温迪到我这里来就诊。看起来像是中度细胞分化不良，可以治疗，但这还不足以交代清楚所有的事情，我坐下来解释有关人乳头瘤病毒和癌前病变的相关知识。局部麻醉后，她在门诊接受环形电切术（一种切除术）。切除的组织的确出现中度细胞分化不良，异常的部位也完全被切除干净。之后温迪回到大学上课，以平均成绩 90 分毕业，而且巴氏涂片结果显示正常了。

宫颈鳞状上皮内病变的治疗

治疗是为了破坏特定区域的异常细胞，同时保证可以再度生出健康的新细胞。有许多治疗方法，包括冷冻疗法、激光疗法、环形电切术、锥形切除术和子宫切除术。

冷冻疗法、激光疗法和环形电切术的成功率差不多，约在 90%，并发症也相当少。我一开始形容人乳头瘤病毒是"狡猾的病毒"，无论应用哪种治疗方法，大约有 10% 的癌前病变会复发，严重的细胞分化不良比轻度或中度的容易复发。无论你得的是哪一种，都需要固定每隔几个月做巴氏涂片，直到最近连续4次的涂片结果都正常。

宫颈鳞状上皮内病变的治疗不是一次疗程就能结束的，因为它有10%的复发率，接下来几年的追踪绝不可少。

在消除任何子宫颈的异常前，有一些必须经医生确认的事：

▼巴氏涂片、阴道镜检查及切片检查结果必须同时显示没有宫颈癌的证据。

▼异常区域在子宫颈外，且都可以看得见。

▼子宫颈管没有病变，并经由阴道镜及宫颈管采样确认。

冷冻疗法

冷冻疗法借着使细胞内的液体冻结成冰晶，破坏细胞，消除子宫颈表层的细胞分化不良。用一氧化氮或二氧化碳冷却一个2英寸的金属环，温度为 $-15\sim-10$℃。将这个非常冷的金属探针顶住子宫颈，直到医生可以看到探针的周围形成冰晶为止。

冷冻疗法已经在临床应用多年，非常安全，且很少有问题发生，在美国可以在门诊执行。医生会先给患者服用镇痛药布洛芬以缓解绞痛。患者最不能忍受的是，用冷冻疗法治疗后的2~4周会出现水状的分泌物。冷冻疗法也会改变子宫颈的外观，未来的评估会有点儿困难。

冷冻疗法有效，但治愈率依异常的严重程度而定，对低级别宫颈鳞状上皮内病变的治疗效果比对高级别宫颈鳞状上皮内病变好。病灶的大小也会影响治疗效果。

激光疗法

激光疗法利用光束摧毁异常组织，组织会汽化消失。医生可以借着阴道镜看到的情况，控制激光束的深度和宽度，邻近的健康组织不会受伤，组织会在10天内自行修复。

冷冻疗法的探针无法处理的大块细胞分化不良，特别适合用激光疗法。这些情况包括扁平的冷冻疗法不适用的不规则子宫颈、细胞分化不良遍布子宫颈和阴道，切片结果显示存在深入子宫腺体的病灶。

除了破坏异常组织，激光疗法可用来做精细的摘除，可以做组织采样以送实验室化验。当病灶扩散到内管无法目测时，激光疗法也可以用来做锥形切除术。激光锥形切除术可以用来切除子宫颈表面和延伸至内管的异常。

激光疗法的并发症很少，在局部麻醉下执行，疼痛非常轻微，出血量也很少。不幸的是，激光疗法并不适合所有的部位。

环形电切术

利用环形电切术，诊断和治疗可以毕其功于一役。可用环形电切术从子宫颈移除环状的组织，其中包括异常部位。切除后留下浅浅的环形坑，用烧灼止血。该手术可以在局部麻醉下在门诊进行，并发症发生率很低。环形电切术的复发率也相当低，只有2%~4%，这使它成为安全且有效的治疗方式。医生也相当喜欢这种治疗方式，可以采样做病理化验。

锥形切除术

子宫颈锥形切除术是指从子宫颈切下圆锥状的组织，借此可以同时进行诊断和治疗。在过去锥形切除术是巴氏涂片结果显示异常后的标准评估程序，但现在多半用于有高级别宫颈鳞状上皮内病变，且无法透过阴道镜完全看到病灶或不能看到鳞-柱交接部患者的诊断。通常不能看到鳞-柱交接部是因为病灶向上长进子宫颈内管里。如果巴氏涂片结果显示高级别宫颈鳞状上皮内病变，或通过切片无法确认涂片上出现的高级别病变，也可以做锥形切除术（图21-1）。

锥形切除术是在手术室里进行的，用手术刀切下圆锥状的子宫颈组织，风险包括术中或术后出血，或在术后5~14天发生的迟发性出血。此外，还可能有子宫颈被过度改变，造成子宫颈闭锁不全，不能支撑胎儿，导致流产或早产。并发症的发生风险与切除组织的大小有关。现在医学界开始尝试以激光或电热圈做锥形切除术，这样就可以在门诊治疗大多数的患者。

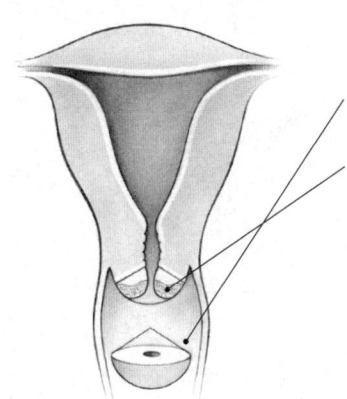

当异常的区域向上累及子宫颈管而不能被完全看到时,锥形切除一部分宫颈组织。

引自:A. L. Herbst, Intraepithelial neoplasm of the cervix, in *Comprehensive Gynecology*, A. L. Herbst, D. R.Mishell, M. S. Stenchever, W. Droegemueller,eds. (St. Louis: Mosby, 1992), 835.

图 21-1　子宫颈锥形切除术

子宫切除术

过去很多年最严重的宫颈鳞状上皮内病变通常用子宫切除术治疗,现在已经不这么做了。一些患有高级别宫颈鳞状上皮内病变且已经不想再生育的女性,在病情一再复发,或其他局部治疗不适合的情况下,可以考虑接受子宫切除术。

▼ **最后的提醒:当一个人乳头瘤病毒专家**

人乳头瘤病毒可能引起许多悲剧和憾事,感染后会引起尖锐湿疣,若巴氏涂片结果显示异常,医生要给予患者长期追踪,以及巴氏涂片、阴道镜检查、切片和环形电切术等医疗处置。它还可能导致宫颈癌。大多数的时候,它会自己消失,但你很难事先知道它在你体内会引起什么变化,因此最好的建议就是:与它保持距离,以策安全。

» 实行安全性爱,了解对方的性史,用安全套。
» 强化免疫系统,对抗病毒。戒烟、均衡饮食、适度运动、学习管理及纾解压力。
» 自我检查外阴是否有异常的突起,监测是否感染病毒,定期做巴氏涂片。
» 如果你的巴氏涂片结果显示异常,听从医生的建议,定期接受随访检查。

第 22 章

阴部癌症和癌前病变
确认罕见的疾病

听到外阴和癌一起出现，先别抓狂，我敢保证外阴癌这种癌症真的很罕见，在12年的阴部专科诊疗生涯中，我只见过两例个案，阴道癌则更少。所以，让我们多花一点儿心思在外阴癌前病变上。因为人乳头瘤病毒作祟，外阴癌前病变的案例日渐增加，我在第21章已有详述，但其实外阴癌病例并没有增加。不只是因为阴部癌前病变是非常明显的警示，经巴氏涂片发现的子宫颈改变也一样，阴部癌前病变的变化是非常容易察觉的早期征兆，出现癌前病变也不代表癌症不能避免。在适当的照护下，外阴癌前病变可以被安全、有效且几乎完全地解决。幸运的是，治疗比以前更简单。

有机会扼杀阴部癌前病变也是你必须每年定期到妇产科报到的好理由。症状出现前，医生往往会在例行检查或是随访其他妇科问题时注意到可疑的变化。当瘙痒或其他问题出现时你应该告诉医生，虽然这些症状很少跟癌症有关，但早期介入是治疗的关键。如果发现外阴有突起，那么你应该指给医生看，或许这不是阴部癌前病变，不过检查可以让你松口气。再说，不论是什么病，都应接受适当的治疗。

外阴癌前病变

外阴的皮肤细胞在转变成癌细胞前会发出信号。细胞快速生长，在皮肤上制造出些微的隆起与颜色改变。在显微镜下这些细胞看起来跟正常的细胞不一样，医生称之为非典型细胞。我们已经谈过子宫颈的类似症状，因此外阴部位的癌前病变被称为外阴鳞状上皮内病变或细胞分化不良。名字很长，就跟我们之前讨论的子宫颈癌前病变一样，精确的解释是：外阴指的是生长的部位，不是在阴道和子宫颈；上皮内指的是在皮肤最上层的中间；病变则是新生的非典型细胞。所以，我们会在外阴发现一片不应出现在皮肤上层的新生长细胞。这种组织的癌前病变还有另外一个名称——细胞分化不良。外阴鳞状上皮内病变视症状的范围分成以下几类：

▼ 低级别外阴鳞状上皮内病变：轻微细胞分化不良，异常细胞侵犯皮肤表层，也就是上皮 1/3 处。

▼ 高级别外阴鳞状上皮内病变：中、重度细胞分化不良 / 原位癌，异常细胞侵犯 2/3 及以上的上皮细胞。

▼ 分化型外阴上皮内瘤变：上皮细胞异型不明显，增生鳞状上皮中伴异常角质细胞、异型细胞及核分裂象主要位于基底细胞层。

如果异常细胞生长超出皮肤表层，入侵附近组织底下，癌前病变就会进展成癌症，也就是恶性肿瘤。

年轻人和年龄稍大的人的外阴鳞状上皮内病变

令人好奇的是，外阴鳞状上皮内病变分布在两个完全不同年龄群的女性身上。这两种女性一种是年纪轻的，另一种则都是年长的。年轻的人群平均年龄约 35 岁，出现由人乳头瘤病毒引起的外阴鳞状上皮内病变。她们会出现一些类似疣的病灶，里面含有病毒，约有一半的患者病灶出现在外阴的不同区域。这些女性也常有病毒引起的生殖器疣，吸烟者是最易受病毒攻击的。

人乳头瘤病毒有许多分型，外阴鳞状上皮内病变由一种低危险性的人乳头瘤病毒引起，它们可能自己消失，特别是轻微的低级别外阴鳞状上皮内病变。有一部分高级别外阴鳞状上皮内病变也会自己消失。但大概跟你想的差不多，另一部分外阴鳞状上皮内病变，尤其是高危险性人乳头瘤病毒引起的癌前病变，自己消失的可能性不高，而且发展成癌症的危险性大增。更具挑战性的是，可能在外阴同一区域发现低危险性和高危险性的狡猾病毒，而低级别和高级别外阴鳞状上皮内病变也可能同时出现在外阴。病毒可能出现在任何有性行为发生的区域，大概有30%的患者同时有外阴鳞状上皮内病变和宫颈鳞状上皮内病变；20%的患者肛门也受到影响，因为有一定比例的女性会有肛交的性行为。大概4%的患者同时有阴道的癌前病变，整个生殖系统都有癌前病变的情形非常少见。

另外一群受外阴鳞状上皮内病变之苦的女性年纪都超过50岁，会有单独一小片癌前病变细胞，但里面不含有人乳头瘤病毒。医生不知道什么原因造成这些外阴鳞状上皮内病变，但是怀疑其与慢性刺激有关。幸好，从高级别外阴鳞状上皮内病变进展到癌症的比例只有2%~4%。但这不表示你可以不管外阴癌前病变，只是让你了解它的侵犯性不强。事实上，外阴癌前病变对50岁以上的女性来说相当重要，可以让她们认识到停经后定期妇科检查的重要性。

外阴鳞状上皮内病变的诊断

医生如何知道你是否有外阴鳞状上皮内病变，它们是哪一种，进展到什么阶段？这种病没有一个典型症状，甚至不一定像乳腺癌一样会有肿块等征兆。女性有时会主诉外阴痒或性交不适，也可能有出血或疼痛，其他症状则很少出现，直到她们发现可能出现在外阴任何地方的小突起。就像前面提到的，年轻女性通常会有好几处的异常组织，50岁以上的一般只有一处。有时外阴鳞状上皮内病变是在例行检查或是因巴氏涂片结果异常而随访检查时发现的。

医生观察外阴时，会发现平坦或隆起的区域，伴有颜色改变，由白色、红色到深棕色。需要取一点组织样本，做切片检查以确定突起是什么，如果有好几处不同的皮肤变化，需要多采几处组织样本。

如果切片检查结果显示正常，那就不是外阴鳞状上皮内病变，请参考第16章外阴皮肤病的相关内容，其中有十多种不同的疾病变化。外阴鳞状上皮内病变容易和尖锐湿疣混淆，如果患者接受治疗，等待一段合理的时间，疣仍没有完全消失，我会在进行新的疗程前，先做切片检查以确定它到底是不是疣。

如果切片检查结果显示外阴鳞状上皮内病变，下一步要做的是诊断病变的范围。人乳头瘤病毒喜欢整个生殖器的皮肤和黏膜，医生需要观察所有人乳头瘤病毒可能存在的部位，看看是不是有其他问题存在。后续的检查包括巴氏涂片、子宫颈阴道镜检查，还有外阴和肛门检查。先用醋酸清洗待检查部位，再用阴道镜的亮光和放大镜检查每个部位是否有看起来不一样的组织，以判断是否有人乳头瘤病毒存在。有必要的话，也需要采样并切片，以便做准确的诊断。

好的病理检验单位以及有经验、合格的病理检验师对确诊疾病非常重要。如果你的外阴鳞状上皮内病变分布在多处，必须做密集的治疗，到大型医学中心寻求第二意见也很重要。

评估瘙痒的原因也很重要，不是只有真菌感染会引起瘙痒。当然，并不是痒就一定代表得了癌前病变或癌症，但出现外阴瘙痒时，请找医生诊治，做相关检查，治疗时间最多12周，治疗时应遵循医嘱。如果处方内的药物逐渐失效，咨询医生看你是否需要做阴道镜检查，或是更精确的外阴镜检查。

> **阴部笔记**
>
> ### 为什么没有阴部自我检查
>
> 定期乳房自我检查成为女性保健的标准程序，外阴自我检查也应该迎头赶上。你可能不会发现癌症，但可能会发现一些值得注意的东西。要熟悉健康外阴的模样，不论你是否感觉有症状，都应对任何可能的变化保持警觉，例如突起和隆起的区域、颜色改变或红疹等。就诊时，可以明确地指出有问题的地方。下次做乳房自我检查时，记得顺便检查你的阴部。告诉妈妈、奶奶，她们也应该这么做。

外阴鳞状上皮内病变的治疗

外阴鳞状上皮内病变可能没什么大不了，也可能是大麻烦，不论什么时候发现它，你必须确定自己得到了正确的诊断及了解了可能的变化，然后进行最简单却最有效的治疗。

你想问的第一个问题是："需要治疗吗？"现在一般认为低级别外阴鳞状上皮内病变是人乳头瘤病毒引起的轻微改变，会自己消失，患者需要的只是密切观察病变部位是否有任何的变化。3~6个月内需要做外阴镜检查，甚至是切片检查，确定轻微的外阴鳞状上皮内病变没有继续进展到下一阶段。如果确定观察即可，那么完成这些检查非常关键。

外阴癌前病变可能会进展为浸润癌，因此高级别外阴鳞状上皮内病变及分化型外阴上皮内瘤变通常都得用手术切除。过去治疗部分高级别外阴鳞状上皮内病变，会切除大部分的外阴，这被称为外阴切除术。现在这种手术已被激光手术和广泛局部切除术取代，采取广泛局部切除术时除切除外阴鳞状上皮内病变的病变部位外还会多切除一点组织，作为安全范围。这两种手术精确度很高，专为清除外阴鳞状上皮内病变设计，不会切除临近的正常外阴组织。这两种手术也一样有效，但现在激光手术比较受欢迎。激光束可以像刀一样，且非常精准。癌前病变的细胞可能藏在毛干下面生长，但激光手术对长着毛发的外阴区域无效。

激光手术是否成功，必须要看医生有没有先进的技术和激光仪器可不可以打出高能量的脉冲二氧化碳激光。使用激光仪器治疗的医生必须先受过基本训练和进阶训练。受过基本训练的医生可以处理如尖锐湿疣等表面的问题；要处理外阴鳞状上皮内病变的医生应接受过进阶训练，因为进行这方面的治疗时，激光要打得比除疣要深，医生需要了解有关外阴皮肤组织层及解剖方面的细节，好让激光的深度足够清除外阴鳞状上皮内病变。激光若打得太深则会破坏皮脂腺、汗腺和黏液腺，可能引起外阴皮肤干燥，导致性交疼痛。不要让没有接受过进阶训练及经验少的人为你进行去除外阴鳞状上皮内病变的激光手术。

如果经过病理检验，确定病变为深入组织的外阴鳞状上皮内病变，或是病灶已扩散至外阴生长毛发的部位，切除术是比较好的治疗方式。因为激光还是有治疗不到的地方，而一般的切除术就可以了。

较新的技术包括环形电切术，这是另一种通过手术去除单一区域异常组织的方法，第21章已有详述。超声波手术吸引仪则利用超声波治疗外阴鳞状上皮内病变。用来治疗尖锐湿疣的两种药物——咪喹莫特和干扰素，分别是抗病毒和提升免疫系统的物质，都可以用来治疗外阴鳞状上皮内病变。目前还没有关于这些新疗法治愈率的数据，你可以问医生是否可以尝试这些新疗法。

过去，外阴鳞状上皮内病变会以5-氟尿嘧啶软膏治疗。这种药物会使外阴皮肤脱落，引起剧烈疼痛，有时还会导致慢性外阴不适。现在已经不再建议使用，如果有医生开这种处方，请寻求第二意见。

关于治疗方案，必须个人化量身定制，依据外阴鳞状上皮内病变的程度、深度、分布在哪些区域及病史决定。在取过切片，可据以完整评估所有的病变部位之后，你的医生才有十足的把握宣布你没得癌症，得的只是外阴鳞状上皮内病变而已。你必须与医生详谈他建议的治疗方式，包括好处是什么、可能会遇到什么问题、治愈成功率如何，你可以询问任何与治疗相关的信息。

以下的例子说明诊断和治疗必须面面俱到的重要性。苏维亚来找我询问有关以激光手术治疗低级别外阴鳞状上皮内病变的第二意见。她的故事从会阴部的尖锐湿疣开始。她的家庭医生给她开了一些治疗疣的局部药物，让她在家使用。得了这个病，苏维亚非常懊恼，倾全力希望跟尖锐湿疣说再见，于是药用得勤，涂抹次数比医生指示的要多，药物灼烧了外阴。虽然最后还是好了，却留下了很可疑的厚皮，切片检查结果显示是低级别外阴鳞状上皮内病变。苏维亚跟着我重新开始治疗，她不抽烟，从来没有其他任何人乳头瘤病毒的相关疾病，她的巴氏涂片结果也显示正常，阴道镜、外阴镜检查结果只显示会阴部位有单一病灶，它看起来是在严重伤害后愈合的组织。苏维亚同意3个月后再来检查一次，我给她一些氢化可的松软膏以缓解炎症。3个月后，她做了一次切片检查，发现只有轻微的炎症；6个月时，我给她做阴道镜检查，已找不到任何可疑的需要再做切片检查的地方。苏维亚逃过了不必要的激光手术。

先不管治疗方式是什么，有1/3的患者外阴鳞状上皮内病变会复发，这就是鳞状上皮内病变的特性。在鳞状上皮内病变里，有一大堆不受规则限制的细胞，它们可不会轻易放弃。辛迪只有一个性伴侣，但有天晚上她发现，亲密爱人跟别的女性上过床。她来做性传播疾病检查时，其阴道口及会阴出现了一些棕色的突起。我接着让她做巴氏涂片、阴道镜检查与切片检查，她的巴氏涂片结果显示异常，她有高级别外阴鳞状上皮内病变。以激光手术进行治疗，但2周后，在进行术后追踪时发现突起又出现了。又做了两次激光手术，合并注射干扰素，以强化辛迪的免疫系统，外阴鳞状上皮内病变才终于被清除完毕。后来她的涂片结果还是显示异常，我们继续以巴氏涂片及阴道镜检查进行追踪，直到狡猾的人乳头瘤病毒消失。

> **怀孕与外阴鳞状上皮内病变**
>
> 怀孕时，免疫系统功能暂时减退，以耐受胎儿的细胞。就跟你想要你的宝贝一样的心情，你的免疫系统也要他（她）。免疫系统视胚胎为外来物，怀胎9个月时，若大自然不安排准妈妈的免疫系统休息一下的话，免疫系统就会攻击胎儿。孕期，外阴鳞状上皮内病变在没有免疫系统看守的情况下会快速生长。同时，因为身体的各个系统开始活跃，许多变化一个接着一个出现。痣从有点儿松弛的皮瓣里长出来，变成软疣。许多新的小斑点被忽略，或是藏在其他的皮肤变化之中。如果医生认为你的外阴突起和颜色变化需要进一步检查，那可以做阴道镜检查及切片检查，这都相当安全。

我要再次强调，外阴鳞状上皮内病变有可能会复发，但不代表所有得了这个病的患者都会复发。有较严重的外阴鳞状上皮内病变且有多处病灶的患者较容易复发。复发的病变可能是长在原来的部位，也可能长在新的地方。需要不断评估，根据发现的问题和患者的病史制订治疗计划。治疗后，患者需要定期进行阴道镜检查及外阴检查。

外阴癌

癌前病变的突起不一定就是异常，但实际上外阴癌相当罕见，大概每10万名女性中有1.9人罹患外阴癌，它占所有妇科癌症的5%。在12年的阴部诊疗过

> ### ▼ 如果你曾暴露在己烯雌酚中
>
> 己烯雌酚是一种人工合成的雌激素，1938—1971 年，在美国和欧洲有数百万的怀孕女性曾服用过这种药物以预防流产和早产。至 1971 年，医生已发现多名服用己烯雌酚的女性所生下的女儿患上了罕见的阴道癌，此后己烯雌酚被禁用于妊娠期女性。这种阴道癌被称为透明细胞癌，是癌症中最为罕见的一种，从阴道内的腺体样组织发病。如果你记得的话，阴道里是没有腺体的，但己烯雌酚会刺激阴道长出腺体样组织，并从中发展出癌症。
>
> 最近的研究显示，暴露于己烯雌酚之下不会增加罹患其他癌症的风险。然而，己烯雌酚却已经被证实要为引起其他子宫颈和子宫的异常负责，例如，子宫颈会出现像鸡冠一样隆起的组织，还有子宫变小等。因此，曾暴露于己烯雌酚的女性，特别容易出现受孕困难、宫外孕的情况。最年轻的透明细胞癌患者在确诊时只有 7 岁，发现时年纪最大的患者为 42 岁。
>
> 己烯雌酚的噩梦还没有结束，1971 年最后一个服药的女性的女儿在 2001 年时才 30 岁。但若母亲服用过己烯雌酚，不代表女儿的妇科状况一定会特别差，它只是代表曾暴露在己烯雌酚下的女性，应该每年接受特殊的涂片检查。从阴道壁及子宫颈采样，并用阴道镜检查子宫颈，如果发现阴道壁有肿块，要特别留意。

程中，我只遇到过两例个案，两人都是六十多岁，已经多年没有做过妇科检查，最后因为外阴肿块就诊。她们不认为停经后需要定期接受妇科检查。

我在前面提到，虽然可能性非常低，但人乳头瘤病毒引起的癌前病变还是有可能会进展成为癌症，尤其是对年轻女性而言。但其他攻击 50 岁以上女性的癌前病变又是如何进展为癌症的呢？长期以来医生不知道原因，但现在这方面的研究已经有了突破。经过仔细的问诊发现，这些女性有长期的阴部症状病史，特别是瘙痒，这提示她们存在由不同的阴部皮肤问题引起的长期阴部刺激和炎症。这些问题没有确诊，也没有在近期对身体造成威胁，但多年以后有可能引起癌症。

这也显示外阴癌症是可以预防的。如果你是 25~30 岁，有阴部不适、炎症和感染，应就诊找出原因并接受治疗，否则等到你 50~60 岁时，情况一定大大不同。外阴癌通常都到很晚才被诊断出来，因为有些患者长年外阴瘙痒或有隆起，但她们不只延迟就医，也不跟别人提起；另一方面，部分医生没有做出确切的诊断。

我想澄清一些观念：一旦出现瘙痒就会导致癌症是不可能的，但是异常皮肤的瘙痒可能与癌症有关。外阴癌症是从皮肤异常开始的，但你有会痒的皮肤病也不代表就会得癌症。这种癌症已经够罕见了，若你有外阴皮肤病且已就诊治疗，就可以把得癌症的风险降得更低。

大多数的外阴癌只出现在皮肤上，如出现在大阴唇、小阴唇、阴蒂和阴道前庭。身上其他部位的皮肤癌，例如黑色素瘤和基底细胞癌也可能会在外阴出现。

所有女性癌症中，外阴癌可说是最容易筛检的，通常表现为肿块、增厚的隆起区域或是溃疡，患者自己就可以看见，或在定期检查时由医生发现。外阴癌进展相当缓慢。

如果你的突起经切片检查后发现是癌症，你的医生会将你转诊给专科医生。过去以切除整个外阴的外阴切除术来治疗，腹股沟的淋巴结也会被一并切除。幸好，最近几年在外阴癌治疗上有了革命性的改变，就像乳腺癌的治疗一样，全乳房切除手术已经愈来愈少，外阴癌的治疗现在已经变得比较人性化。治疗也逐渐走向个体化，有时只要在切除肿块之后，再多切除一点周围的组织，确定癌细胞都清干净就可以了。如果癌细胞经淋巴结转移，患者可以在手术之后进行放射治疗，效果非常好。如果你的癌症病灶已经大到需要做外阴切除术，那么整形外科手术可以帮你重建外阴，与乳房切除后一样。

佩吉特病

就像外阴鳞状上皮内病变，佩吉特病是另外一种上皮内肿瘤，代表细胞分化，形成一种奇怪的外观，且可能长到不应该出现的地方。这是一种罕见的疾病，但我在这里讨论，是因为佩吉特病会引发难以忍受的瘙痒，让得这个病的女性非常痛苦。所以，任何痒、痛的症状出现时，都应考虑佩吉特病的可能。

没有人知道佩吉特病的病因，也没有人确定这是什么样的皮肤细胞病变。在皮肤切片检查中发现的异型细胞被称为佩吉特病细胞，病理检验师会确定它们的大小、形状和其他的特征。

佩吉特病几乎都发生在50~70岁的白种女性身上，也曾在年轻女性和非洲女性的身上发现，但这并不常见。

痒和痛是最主要的症状，瘙痒情况非常严重，且常用来止痒的可的松药物效果很差。由于不好意思，女性通常延迟就诊，瘙痒和疼痛早在确诊之前几个月就已经发作。佩吉特病会在外阴引起发红的病灶，在变厚的皮肤上出现白斑点——看起来就像是小岛一样。这些病灶可能是一小块斑，但也可能扩散至阴唇或肛门附近的皮肤。佩吉特病常和皮肤真菌感染混淆，但抗真菌软膏一点儿效果都没有。它也和多种病症，例如外阴鳞状上皮内病变和湿疹、硬化性苔藓等外阴皮肤病相似。切片诊断很容易让典型的佩吉特细胞现形。

如果确定得的是佩吉特病，在进行任何治疗之前需先检查身体其他地方。过去当外阴出现佩吉特细胞时，一般认为身体其他部位有癌症。当皮下的外阴腺体有佩吉特细胞时，约有1/5的患者会在身体其他部位，如乳房、肺或大肠发现它们的踪迹，但现在发现，与佩吉特病并存的癌症非常少见。不论如何，做个完整的检查总是比较保险的。

佩吉特病的治疗并不容易，因为异常细胞可能在皮肤下水平扩散，但皮肤表面看起来却正常得不得了，异常细胞也可能垂直向下扩散到组织深处。你需要一位有丰富佩吉特病治疗经验的外科医生，通常肿瘤方面的专家最好。你最好转诊到大型医学中心，找一位有经验的医生对付这种棘手的疾病。

外阴切除术是传统的标准疗法，但现在已经不再使用这种激进的手术方式，多采取个体化的治疗方式，有限度地手术切除病变组织。如果没有其他证据显示伴有浸润性腺癌，那么切除病灶及一定范围的周围组织，是较常见的治疗手法。可在手术室里用显微镜检查切除的组织边缘，以确定病变组织已被清除干净。如果在病灶下的深处组织发现癌症，则需要切除更大的区域，包括腹股沟的淋巴结也应切除。目前也尝试以激光手术治疗一些病例。

治疗佩吉特病的挑战在于，即使非常小心、尽力地移除所有的病灶，它还是会经常复发，因为佩吉特病的细胞有藏身在正常皮肤下的能力，难以被发现。因此，佩吉特病患者需要定期密切追踪评估，确定不再复发。

复发的话可以再次进行切除术或激光手术。治疗尖锐湿疣的药物咪喹莫特是目前相当值得期待的佩吉特病治疗药物，虽然这两种疾病并无关联，但是咪喹莫特可以刺激免疫细胞，攻击并消灭佩吉特病的恶性细胞。患者可以到大型医院皮肤科求诊，询问使用这种药物治疗的可能性。

多年前我诊治了两位动过手术的佩吉特病患者。艾莉丝复发了，痒得死去活来，任何可的松、可止痒的药物都没有用。她对手术的治疗效果失去信心，不想再接受二次手术，艾莉丝心想，如果病会复发，就会有第二次、第三次。于是她开始接受咪喹莫特治疗，截至目前病情有显著改善，这令她相当满意。

玛拉则没有任何复发的情况，但是她有外阴疼痛，可能是由手术切除病变组织后的创伤引起的，烧灼感让她觉得佩吉特病复发了。雌激素软膏效果一般，但她不想服用可以有效缓解疼痛的三环类抗抑郁药。

阴道癌前病变

子宫颈有宫颈鳞状上皮内病变，外阴有外阴鳞状上皮内病变，阴道的癌前病变被称为阴道鳞状上皮内病变。阴道癌前病变更不常见，因此不像宫颈鳞状上皮内病变一样，有许多相关的研究。常见于以子宫切除术治疗高级别宫颈鳞状上皮内病变的患者身上。跟其他两种癌前病变一样，阴道鳞状上皮内病变也是由人乳头瘤病毒引起的，因此建议因恶性肿瘤或癌前病变切除子宫的患者应从阴道壁采样做阴道涂片。阴道鳞状上皮内病变几乎都没有症状，经常是在诊断其他疾病而用阴道镜检查时顺便发现的。可以用切除术或激光手术去除病灶。

阴道癌

阴道癌主要生长在阴道的上层（鳞状上皮），可说是最罕见的癌症之一。大部分的阴道癌都是宫颈癌扩散的结果，阴道上皮几乎可以对自己的恶性变化免疫。最常见的症状是阴道出血。治疗方式通常依疾病的严重程度而定，放射治疗是主要的治疗方式。如果有阴道癌，就需要妇科癌症专家来帮你。

第23章

为阴部发声
结语与一些想法

现在你知道了很多以前不知道的身体秘密,虽然对我来说,这些信息都是非常基本的,每天都得处理,但阴部复杂的功能还是常让我觉得惊奇、不可思议。我希望你也觉得印象深刻,不然,至少也应该懂一些有用的知识,可以维护你的健康及提高生活质量。或许有些信息对你来说很陌生,或者会让你感到害怕。当然,如果你有特殊问题,没有就诊,也没有解决,在你认识它之前,会感到难以承受,但可以确定的是,几乎没有一个阴部问题是令人无助且无望的。

我要你做什么

将我所知的告诉你是我写这本书的主要目标,但并不是唯一的目标,现在我想请你将所学付诸行动。

▼ 你是幸运的。不到一个世纪以前,医生的办公室里几乎不谈阴部的信息,更别说是在其他的地方了。这是女性掌控自己身体和健康的最好时机,如果你有阴部的问题,得到专业协助的机会可比以前要大太多了。自从

古人认为雅尼值得赞美以来，没有比现在这个时代有更多与外阴和阴道有关的好消息了。

▼ 仔细看自己。我希望你至少熟悉身体上可以看得见的部位。我一再强调，学习与你的身体相处是所有阴部照护的开端，学会观察正常的身体，你才能在发现奇怪的问题时领先一步，清楚地解释症状。

▼ 对自己好一点。遵照本书中的阴部指南。它们可以帮你预防问题，如果你有问题了，它们也能帮你将不适减到最轻。

▼ 做个主动的患者。最近几年，女性开始有了这样的观念，真是谢天谢地。谈到阴部照护，这个观念更显重要。即使是替你看病多年、值得信任，甚至帮你接生、治疗月经不调的医生，也不见得掌握了最新的阴部检验及治疗技术。我没有一天不接到别的医生误诊的案例，或他们做了无效、不适合的治疗，或是针对疾病做了错误的处置，并持续了很长一段时间。我不是要你怀疑你的医生，只是希望你不要照单全收。多问问题，了解为何要做这种治疗，也要注意治疗及检查的结果，你可以带着这本书去看诊。如果医生建议你做侵入性的治疗，或治疗后问题仍未改善，请向有阴部诊疗经验的专科医生寻求第二意见，一定要积极主动。

▼ 买抗真菌软膏前请三思。我知道，到药房买种药来擦真的很简单，但你现在已经了解不是只有真菌会引起阴部问题，过度依赖自我诊断的结果往往坏处多于好处，还是先确定到底是什么问题比较好。

▼ 问一下妈妈、姥姥上次做妇科检查是在什么时候。可悲的是，女性在停经后几乎不再关心阴部照护的问题，但你现在了解了，妇科不是只涉及月经和生孩子！有太多的理由证明你必须一生关注阴部健康。有时年轻人或亲戚的提醒可以解决身体的不适，甚至可以救人一命。

▼ 与朋友谈谈。女性朋友间会交换关于饮食、隐私及其他很多事情的心得和小秘方，特别是许多年轻的女性，彼此会交换性事心得。如果会谈性，却把阴部健康问题排除在外，不是很奇怪吗？我们愈常讨论像真

菌感染、涂片结果异常、各种不同的阴道炎、阴部疼痛等，就会得到愈多可以利用的信息。

▼如果我的话对你有帮助，也请为普及阴部照护知识尽一份力。

为普及阴部照护知识尽一份力

即使整体的医学突飞猛进，诊治外阴疾病还是像个小婴儿学走路一样。以下是一些常遇到的问题，以及你可以做的事情。

问题：女性不知道医学界缺乏对外阴疾病的了解，医学界也没有完整的相关教学计划，因为传统的观念不认为这有什么重要。我们可不是在谈身体里不容易观察到的角落，或是一些一年只影响几百人的罕见问题。每个女性都有外阴、阴道，每个女性一生中总有些时候会有些麻烦。美国女性每年花 6 亿美元在抗真菌软膏上，这个数字透露出我们需要这方面的医疗信息和知识。一般的医生只花几天的时间学习女性的生殖器官，根本没有时间真正学到这本书里介绍的每件事。大多数的妇产科住院医生接到的指示是能学多少算多少，也没有正式地将焦点集中在重要的器官和问题上。12 年前，当我开始从事阴部医学专科时，我必须辛苦地拼凑支离破碎的信息，现在有严重问题的女性还是得历尽千辛万苦才能找到真的在阴部问题诊疗方面有丰富经验的医生。在女性许多健康的问题渐渐得到重视的情况下，阴部问题被独排在外，这是不对的。

策略：医学院的课程安排及住院医生教学计划里，阴部疾病应该与其他疾病相同，或至少有一定比例的课时。如果你觉得阴部照护是个重要的问题，可以写信或打电话给医学院院长或护校校长，临床护理系或妇产科的主任，或妇产科医学会，鼓励他们为学生设计更多及更好的阴部教育课程。告诉所有的妇产科主任，要彰显他们在 21 世纪女性健康上的努力及荣耀，应重视阴部疾病方面的进修教育课程。少了阴部照护，将是严重的不足和缺憾。

了解阴部疾病的医生越多，正确的诊断和恰当的治疗就可以越快实现，患者也没必要不断因为相同的问题未获改善及复发一再就医，可以省下大量的医疗成本和资源，以支持阴部照护的卫教系列演讲及医学院相关的研究。

未来的阴部照护得靠我们，大家都知道消费者的力量，大家也都知道女性的力量。女性不再被孩子牵绊，怀孕有问题时，有人会大力协助。更年期医学也已经在各处生长发芽。就让外阴健康也能跟怀孕、更年期一样，得到相应的技术和专业知识保障。

当初我小心翼翼地为我的诊所命名，担心说得太直接会吓跑患者。我没有想到，在纽约百老汇有一出卖座的舞台剧叫作"阴道独白"，获得奥比奖，一堆女演员抢着要在戏里轧一角。我没有想到会有一本苏珊娜·凯森的有关女性阴道疼痛的回忆录——《妈妈给我的相机》。我也没有想到，在电视剧《欲望都市》里，可以大谈"外阴疼痛"。

这些进步，难免让某些人士畏缩脸红，但还是有人视而不见。我想，人们对阴部的兴趣日渐增强，就已经够让我大声喝彩了。这本书可以带给大家一些阳光，让我们得到一些严谨的、完整的信息。

致谢

我愿向下列提到的诸位致上最深的谢意，若是没有她们，本书不可能诞生。

莉斯·布契勒医生在哈佛先锋医疗协会与我分享阴部医疗服务的观点，她的支持堪称无价之宝。玛西·理查森医生一直鼓励我写下去，由于她的建议，我才找到本书的经纪人和编辑。她花费了整整一个周末来读完全书，并给我提供了许多建议。苏珊·哈斯医生大力支持我。在协会里，罗伯特·巴比厘医生一直是我的一位挚友。当我想为女性写一本书时，我的工作伙伴黛安娜·帕克斯-富比士极力支持我，并对本书中的几个章节进行编辑，将书中的文字润色得更完美。

1990年，当我开设阴部医学专科时，协会里的医生同事帮我代班了1个月。她们不仅热心地支持我的诊所业务，也充当我诊所的临床护理人员及助产士。本书的内容有很大一部分来自斯图尔特-富比士诊所员工及护士执行的"蓝丝带计划"。

雷·考夫曼医生和史丹利·马里诺夫医生与我分享妇科医学的治疗经验，让我明白建立全书架构是写一本书的基本要务。杰出的外阴皮肤科医生林内特·玛格颂慷慨地为本书的相关章节提供专业意见。

我特别要感谢宝拉·斯宾塞，由于她的文学造诣，我生硬的医学用语宛如穿上了一袭美丽的华服并呈现在你面前。内容丰富的私处笔记是每一页内容的饰品，其中每句话都是令人惊艳的珍宝，在字里行间熠熠发光，让本书增色不少。

我的家人全力支持我，不断给我许多好建议。唐，身兼我的导师、经理、顾问、计算机魔法师、与众不同的啦啦队队长，他始终乐见女性向前走，以奔放的热情给予我多方的帮助。

如果没有我的经纪人洛雷塔·温婕-菲德尔，以及出版社编辑波宾-麦克尔森，这本书不会存在。我很高兴能与出版界的杰出专家合作。我要向斯塔西·范献上一束感谢之花，是她将一切融合凝聚，使本书得以出版。

最后，我要感谢我的双亲，他们始终教导我，激发我的灵感，鼓励我写作，甚至不惜扬言就算老得走不动了，他们爬也会爬到书店去买这样一本书，他们甚至容许我将他们也写进书中。

由于上面提到的每一位，我心头的灵光一闪，终能落实为一场灿烂的烟火。